Técnica Centrípeta

Etmoidectomia Endoscópica Endonasal

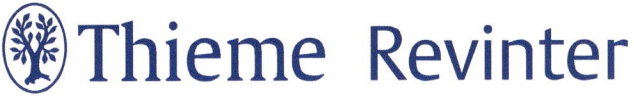

Técnica Centrípeta

Etmoidectomia Endoscópica Endonasal

Alexandre Felippu
Coordenador Chefe do Instituto Felippu de Otorrinolaringologia

Thieme
Rio de Janeiro • Stuttgart • New York • Delhi

Dados Internacionais de Catalogação na Publicação (CIP)
(eDOC BRASIL, Belo Horizonte/MG)

F315c
    Felippu, Alexandre
       Técnica centrípeta: etmoidectomia endoscópica endonasal/ Alexandre Felippu. – Rio de Janeiro, RJ: Thieme Revinter, 2023.

       21 x 28 cm
       Inclui bibliografia.
       ISBN 978-65-5572-186-7
       eISBN 978-65-5572-187-4

       1. Endoscopia. 2. Rinologia. 3. Otorrinolaringologia. I. Título.

                                   CDD: 617.51

Elaborado por Maurício Amormino Júnior – CRB6/2422

Nota: O conhecimento médico está em constante evolução. À medida que a pesquisa e a experiência clínica ampliam o nosso saber, pode ser necessário alterar os métodos de tratamento e medicação. Os autores e editores deste material consultaram fontes tidas como confiáveis, a fim de fornecer informações completas e de acordo com os padrões aceitos no momento da publicação. No entanto, em vista da possibilidade de erro humano por parte dos autores, dos editores ou da casa editorial que traz à luz este trabalho, ou ainda de alterações no conhecimento médico durante o processo de produção deste livro, nem os autores, nem os editores, nem a casa editorial, nem qualquer outra parte que se tenha envolvido na elaboração deste material garantem que as informações aqui contidas sejam totalmente precisas ou completas; tampouco se responsabilizam por quaisquer erros ou omissões ou pelos resultados obtidos em consequência do uso de tais informações. É aconselhável que os leitores confirmem em outras fontes as informações aqui contidas. Sugere-se, por exemplo, que verifiquem a bula de cada medicamento que pretendam administrar, a fim de certificar-se de que as informações contidas nesta publicação são precisas e de que não houve mudanças na dose recomendada ou nas contraindicações. Esta recomendação é especialmente importante no caso de medicamentos novos ou pouco utilizados. Alguns dos nomes de produtos, patentes e design a que nos referimos neste livro são, na verdade, marcas registradas ou nomes protegidos pela legislação referente à propriedade intelectual, ainda que nem sempre o texto faça menção específica a esse fato. Portanto, a ocorrência de um nome sem a designação de sua propriedade não deve ser interpretada como uma indicação, por parte da editora, de que ele se encontra em domínio público.

© 2023 Thieme. All rights reserved.

Thieme Revinter Publicações Ltda.
Rua do Matoso, 170
Rio de Janeiro, RJ
CEP 20270-135, Brasil
http://www.ThiemeRevinter.com.br

Thieme USA
http://www.thieme.com

Design de Capa: © Thieme Revinter

Impresso no Brasil por Forma Certa Gráfica Digital Ltda.
5 4 3 2 1
ISBN 978-65-5572-186-7

Também disponível como eBook:
eISBN 978-65-5572-187-4

Todos os direitos reservados. Nenhuma parte desta publicação poderá ser reproduzida ou transmitida por nenhum meio, impresso, eletrônico ou mecânico, incluindo fotocópia, gravação ou qualquer outro tipo de sistema de armazenamento e transmissão de informação, sem prévia autorização por escrito.

DEDICATÓRIA

*Este livro é dedicado a Teca Felippu,
minha mulher e companheira maravilhosa
e Minos Felippu, meu pai,
que foi um homem e cirurgião extraordinário.*

PREFÁCIO

ΜΙΝΩΤΑΥΡΟΣ

Minotauro é um personagem da mitologia grega.

Corpo de homem e cabeça de touro.

Vivia na ilha de Creta, dentro de uma complexa construção chamada "Labirinto", arquitetonicamente feita para tornar impossível a saída de qualquer guerreiro que ousasse entrar nessa estrutura com a missão de matar o monstro, algo necessário porque o Minotauro era alimentado obrigatoriamente por seres humanos.

O "Labirinto" era uma construção sem saída e mortal.

Harris Mosher, em 1929, relatou em outas palavras que penetrar no "Labirinto Etmoidal" é a maneira mais fácil de matar um ser humano.

Como entrar no labirinto e sair ileso?

No labirinto de Creta o jovem Teseu matou o Minotauro e saiu vivo, usando o fio de Ariadne.

Tenho me dedicado a tecer um fio parecido.

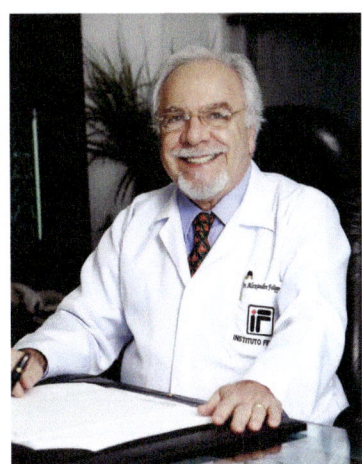

Dr. Alexandre Felippu

NOTAS DO AUTOR

Este trabalho foi realizado com documentação real de peças anatômicas e estudos radiológicos, ou com reconstruções digitais sobre estas imagens. Os modelos e reconstruções digitais foram integralmente construídos pelo próprio autor, assim como o texto. Algumas imagens de peças anatômicas foram cedidas por meu querido amigo, Prof. Francesco Bagatella (Itália).

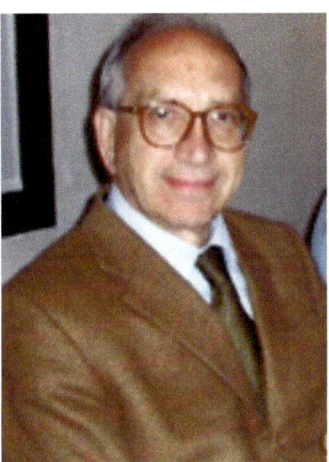

Prof. Francesco Bagatella

Utilizamos muitas vezes o programa "Nasal Vista", desenvolvido na Espanha por meu ex-*fellow* Guillermo San Juan e pelo autor, programa este construído após digitalização de 600 tomografias computadorizadas e que oferece imagens anatômicas detalhadas juntamente com o estudo radiológico, tornando-se uma ferramenta didática muito útil.

Meus filhos otorrinolaringologistas, Alexandre Wady Debes Felippu e Andre Wady Debes Felipppu, juntamente com meu ex-*fellow*, Filippo Cascio (Itália), foram revisores, críticos e entusiastas, importantes e atuantes.

Meu querido "*fellow*", Rodrigo Alvarez, foi companheiro de todas as horas, participando ativamente na construção do texto e organização geral do trabalho, sendo absolutamente fundamental na sua execução.

Tenho controle firme de minha atividade como médico e documentação completa dos casos que tratei durante muitos anos e apenas mostro o que faço e porque faço.

Não concluo, pois a versão final de uma experiência documentada não pertence ao autor, mas ao leitor.

BREVE HISTÓRIA DA TÉCNICA CENTRÍPETA

Alexandre Felippu Neto nasceu e passou sua infância na cidade de Apucarana, estado do Paraná. Desde criança acompanhava seu pai, Dr. Minos Felippu, cirurgião geral, em cirurgias e visitas que fazia aos pacientes. O Hospital São José localizava-se nos fundos de sua casa, facilitando o vai e vem dele ao local, o que despertou o gosto pela Medicina.

Aos 14 anos mudou-se para Curitiba, onde continuou seus estudos até graduar-se em Medicina.

Após a graduação decidiu ir a São Paulo cursar Otorrinolaringologia no Hospital Ibirapuera, que em 1975 era o hospital de maior volume de pacientes de otorrinolaringologia do Brasil.

Obteve uma formação completa desde Ouvido a Cabeça e Pescoço, porém, foi pela Rinologia que se apaixonou. No segundo ano de residência Felippu já realizava rinosseptoplastias, publicando em 1977 o artigo – Rinosseptoplastia – Experiência Inicial.

No mesmo ano de 1977 foi para Barcelona aprender a microcirurgia endonasal com o Prof. Jose Prades no Hospital de la Cruz Roja. Desenvolveu a microcirurgia e realizou, em 1979, o primeiro curso no Brasil, seguido de muitos outros. Patenteou espéculos nasais autostáticos e outros instrumentos cirúrgicos até hoje utilizados. Publicou também em 1979 o artigo Microcirurgia Endonasal na Revista Brasileira de Otorrinolaringologia.

Em 1984, durante uma cirurgia nasal onde o paciente já havia sido operado 4 vezes, deparou-se com uma anatomia distorcida e lamelas etmoidais destruídas. Diante disso optou por dissecar a órbita e a base do crânio e percebeu que, ao encontrar os limites da cirurgia como primeiro passo, a remoção das células tornava-se muito mais segura e efetiva. Nasceu daí a técnica centrípeta, que impõe limites cirúrgicos definidos e tem como princípio a dissecção e não a ressecção. O ponto básico da etmoidectomia pela Técnica Centrípeta está na identificação inicial da órbita e da base do crânio, com a remoção posterior da patologia no final do procedimento (tumor, pólipos, sinusite).

Felippu utilizou o microscópio para realização da técnica centrípeta até o ano de 1994, quando, após um curso que realizou em São Paulo junto com o francês Vincent Bouton, mudou para o endoscópio.

Fica evidente a evolução hierárquica na transição das técnicas empregadas. Primeiramente a externa, Ermiro de Lima, macroscópica, depois a transnasal centrípeta com microscópio e, finalmente, com o endoscópio, que foi publicada em 2011 no Annals of Otology, Rhinology & Laryngology e recebeu da revista um editorial inteiro.

Em 1994 fundou o Instituto Felippu para que fosse um Serviço de Formação em Otorrinolaringologia.

Desde então dedica seu tempo a ensinar e capacitar médicos do Brasil e de outras partes do mundo junto com seus filhos, Alex e André Felippu, que partilham com ele o gosto científico.

ORGANIZADORES

RODRIGO ALVAREZ CARDOSO
Fellowship em Cirurgia da Base do Crânio pelo Instituto Felippu de Otorrinolaringologia
Preceptor do Instituto Felippu de Otorrinolaringologia

ALEXANDRE WADY DEBES FELIPPU
Coordenador de Ensino e Pesquisa do Instituto Felippu de Otorrinolaringologia
Pesquisador do Grupo de Rinologia do Hospital das Clínicas da Faculdade de Medicina da Universidade de São Paulo (HCFMUSP)
Fellowship em Cirurgia da Base do Crânio pela Jikei University, Tokyo

ANDRÉ WADY DEBES FELIPPU
Coordenador do Serviço de Residência Médica do Instituto Felippu de Otorrinolaringologia
Fellowship em Cirurgia da Base do Crânio pelo Instituto Felippu de Otorrinolaringologia
Preceptor do Instituto Felippu de Otorrinolaringologia

FELIPPO CASCIO
Diretor do Serviço de Otorrinolaringologia do Hospital Papardo - Messina – Sicília
Fellowship em Cirurgia da Base do Crânio pelo Instituto Felippu de Otorrinolaringologia

INTRODUÇÃO

O endoscópio começou a ser utilizado na cavidade nasal desde os princípios do século XX, mas somente a partir da década de 1970 ganhou importância ao resgatar progressivamente a fossa nasal como via natural de acesso cirúrgico para os seios paranasais e base do crânio, diminuindo significativamente a morbidade dos acessos externos, muito utilizados na época.

A endoscopia evoluiu rapidamente nos últimos anos, associando lentes delicadas a tubos finos e iluminação eficiente, melhorando significativamente a qualidade da imagem ao desenvolver câmeras e processadores de alta definição, além de criar instrumentos cirúrgicos e materiais de apoio, como microdesbridadores, navegadores e outros.

Esta tecnologia favoreceu o mercado e impulsionou o uso clínico e cirúrgico do endoscópio através do nariz, provocando grande impacto na otorrinolaringologia, pois apenas para tratar a Rinossinusite Crônica (RSC) são realizadas cerca de 600.000 cirurgias/ano nos EUA, com custo anual de mais de 8,6 bilhões de dólares, representando, sem dúvida, um fator socioeconômico importante.

Nas patologias inflamatórias como a RSC, que afeta 6 a 16% da população, a cirurgia endoscópica, quando indicada, pretendeu ainda ser funcional ao tentar restabelecer a função das cavidades paranasais por meio de pequenas modificações na arquitetura anatômica dos seios, passando a ser chamada de Cirurgia Endoscópica Funcional dos Seios Paranasais (FESS).

Apesar do grande e justificado otimismo inicial, a literatura contemporânea tem mostrado resultados insatisfatórios que vão de 20-60% nos casos de RSC operados por FESS com aproximadamente 138.000 cirurgias revisionais ao ano nos EUA. É algo a ser considerado e sugere que embora tenha diminuído a morbidade, a FESS, segundo a literatura atual, não obteve os resultados que o investimento esperava.

O percentual de falhas e complicações da cirurgia dos seios paranasais justifica amplamente a busca constante de técnicas cada vez mais eficazes e seguras. A literatura disponível comprova este argumento mostrando um número considerável de publicações propondo mudanças na execução da FESS.

SUMÁRIO

1 ANATOMOFISIOLOGIA 1
   Segmento Vertical da Concha Média 21
      Placa das Conchas 21
      Placa do *Agger Nasi* 23
      Placa Meatal 25
      Cauda 27
   Segmento Horizontal da Concha Média 28
      Lamelas 28
      Lamela Basal 29

2 ETMOIDECTOMIA 31
   Cirurgia Endoscópica Nasossinusal 31
   FESS 33
   Falhas Cirúrgicas 37

3 ENTENDENDO AS MARGENS CIRÚRGICAS 57
   Anatomia do Limite Lateral 57
   Anatomia Limite Superior 74

4 TÉCNICA CENTRÍPETA 89
   Endoscópio 92
   Instrumentos 96

5 PASSO A PASSO 99
   Ressecção da Concha Média 101
   Etmoidectomia 103
   Incisão 104

6 DISSECÇÃO TÉCNICA CENTRÍPETA 125
   Caso 1 125

7 CIRURGIA TÉCNICA CENTRÍPETA 133
   Caso 1 133
   Caso 2 138
   Caso 3 144

BIBLIOGRAFIA 147

ÍNDICE REMISSIVO 151

Técnica Centrípeta

Etmoidectomia Endoscópica Endonasal

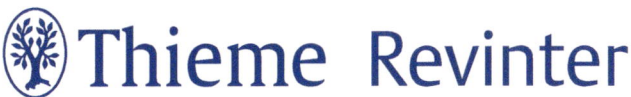

ANATOMOFISIOLOGIA

"Seios Paranasais" são espaços aéreos situados dentro dos ossos da face e próximos ao nariz, comunicando-se com a fossa nasal através de um orifício (óstio), e fazendo com que o fluxo aéreo entre e saia obrigatoriamente por uma única passagem, exigindo baixos níveis de pressão e fluxo aerodinâmico. É uma condição fisiológica muito vulnerável e explica parcialmente por que as sinusites são tão comuns no ser humano.

Existem 3 grandes cavidades faciais com essas características anatômicas que se relacionam com a fossa nasal: seio frontal (anterossuperiormente), seio maxilar (lateralmente) e seio esfenoidal (posteriormente), sendo únicas e semelhantes em vários aspectos, tendo forma levemente ovalada e possuindo geralmente um só orifício (óstio).

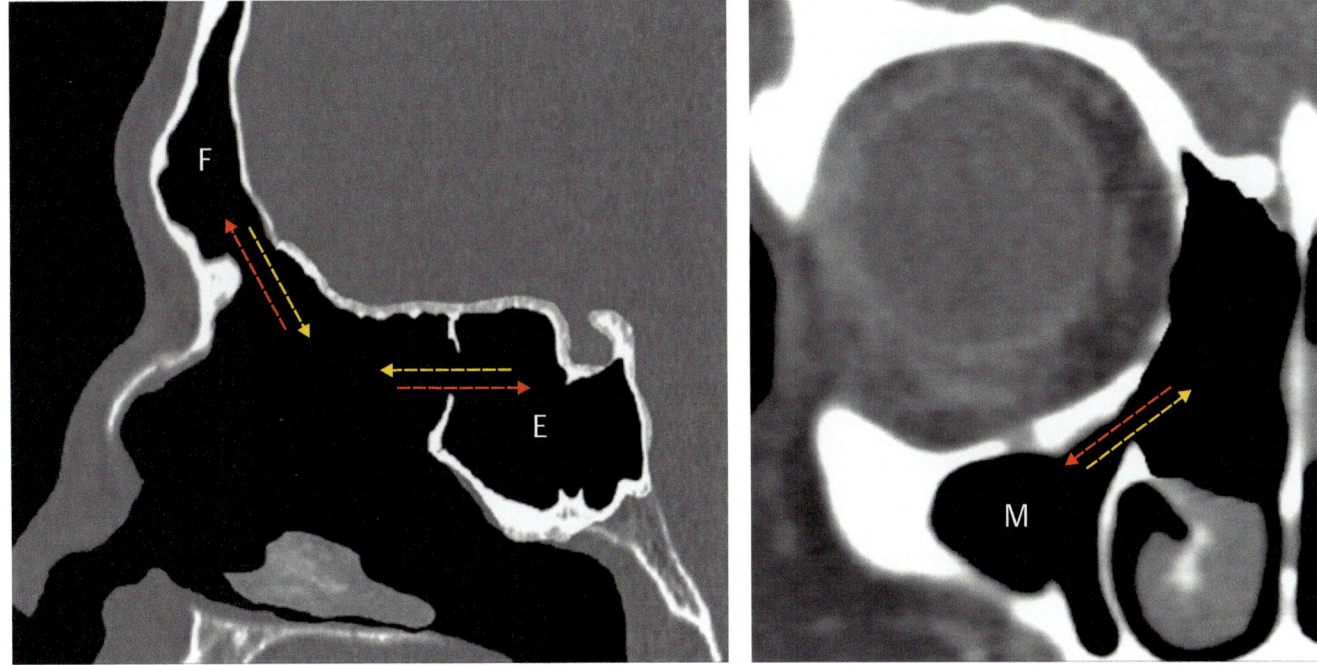

Fig. 1-1. TC de seios da face em corte sagital e coronal demonstrando os seios paranasais (frontal, esfenoide e maxilar) com seus óstios únicos. Setas demonstrando o movimento de entrada e saída do ar.

A fossa nasal é completamente diferente, pois possui um orifício de entrada e outro de saída, o que transforma esta cavidade em um canal de passagem e permite que seja submetida a altos e variáveis níveis de pressão e fluxo aéreo.

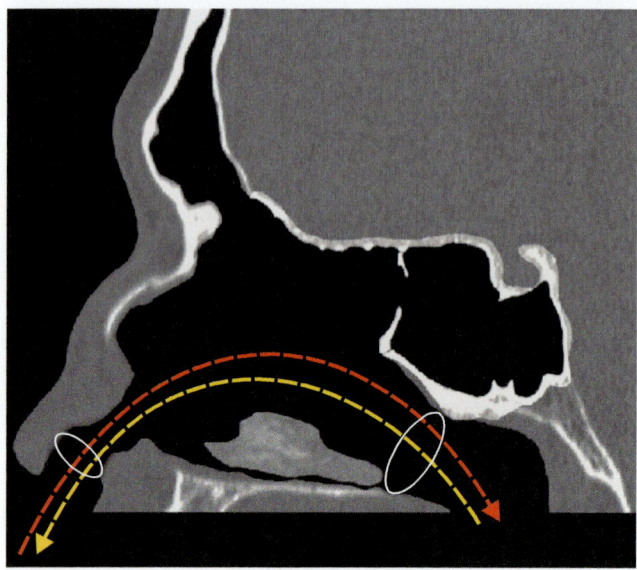

Fig. 1-2. TC de seios da face em corte sagital demonstrando a fossa nasal com seu orifício de entrada (narina) e saída (coana).

Os seios maxilares, frontais e esfenoidais são chamados de paranasais porque estão fora da cavidade nasal, porém, na mesma estrutura facial existe um grupo de cavidades aéreas com característica anatômica particular e muito diferente dos seios paranasais descritos. Este grupo de células constitui uma unidade fisiológica situada dentro da cavidade nasal, não sendo, portanto, "paranasal" nem exatamente um seio, constituindo-se num conjunto de elementos anatômicos que funciona aerodinamicamente para que o nariz interno permita o funcionamento dos verdadeiros seios paranasais. Esta estrutura anatômica tem o nome de seio etmoidal e faz parte do que anatomicamente chamamos de seios paranasais, embora não seja um seio e muito menos paranasal.

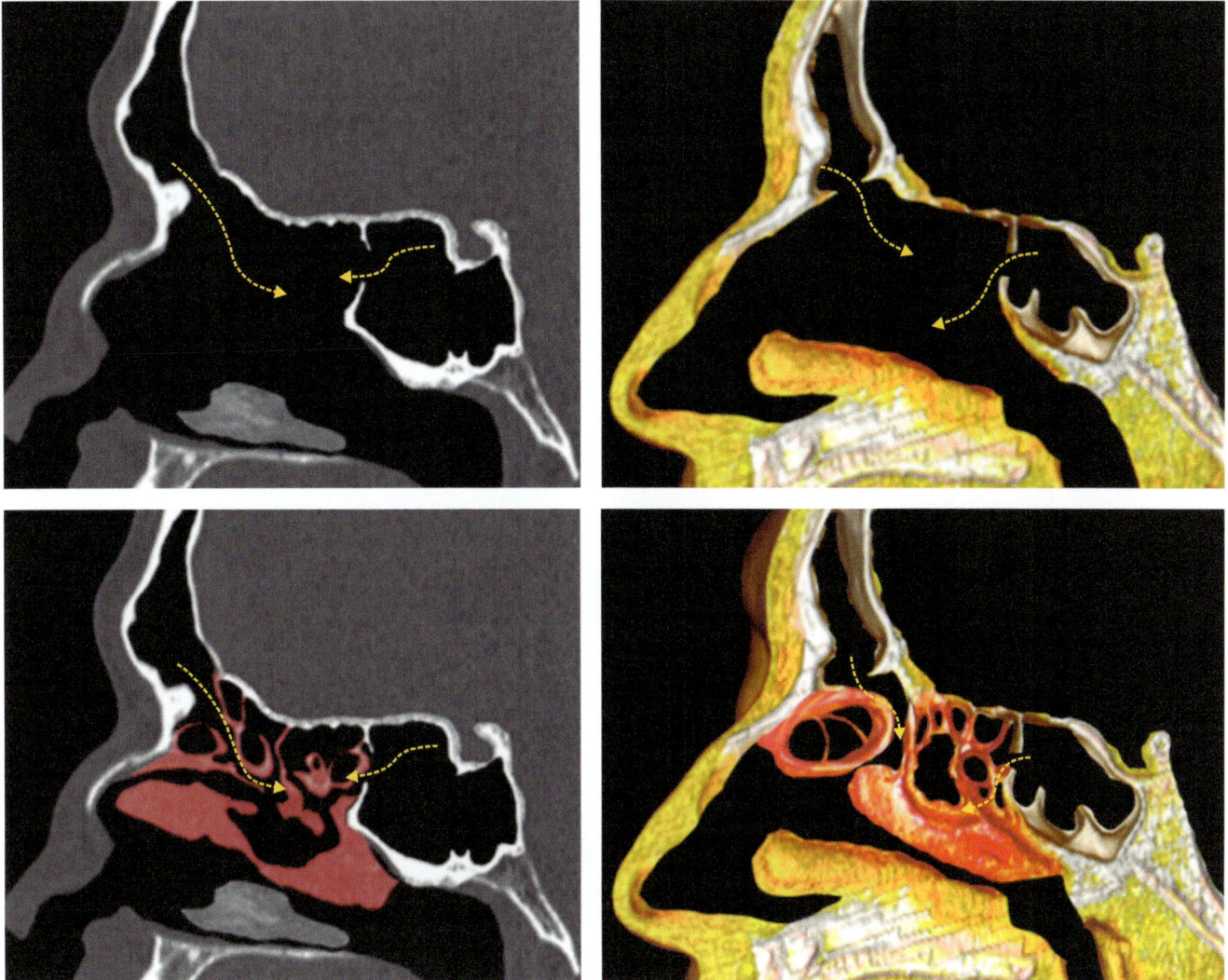

Fig. 1-3. TC e reconstrução 3D com destaque para estrutura etmoidal (em vermelho), funcionando como câmaras de baixa pressão para drenagem dos seios frontal e esfenoidal.

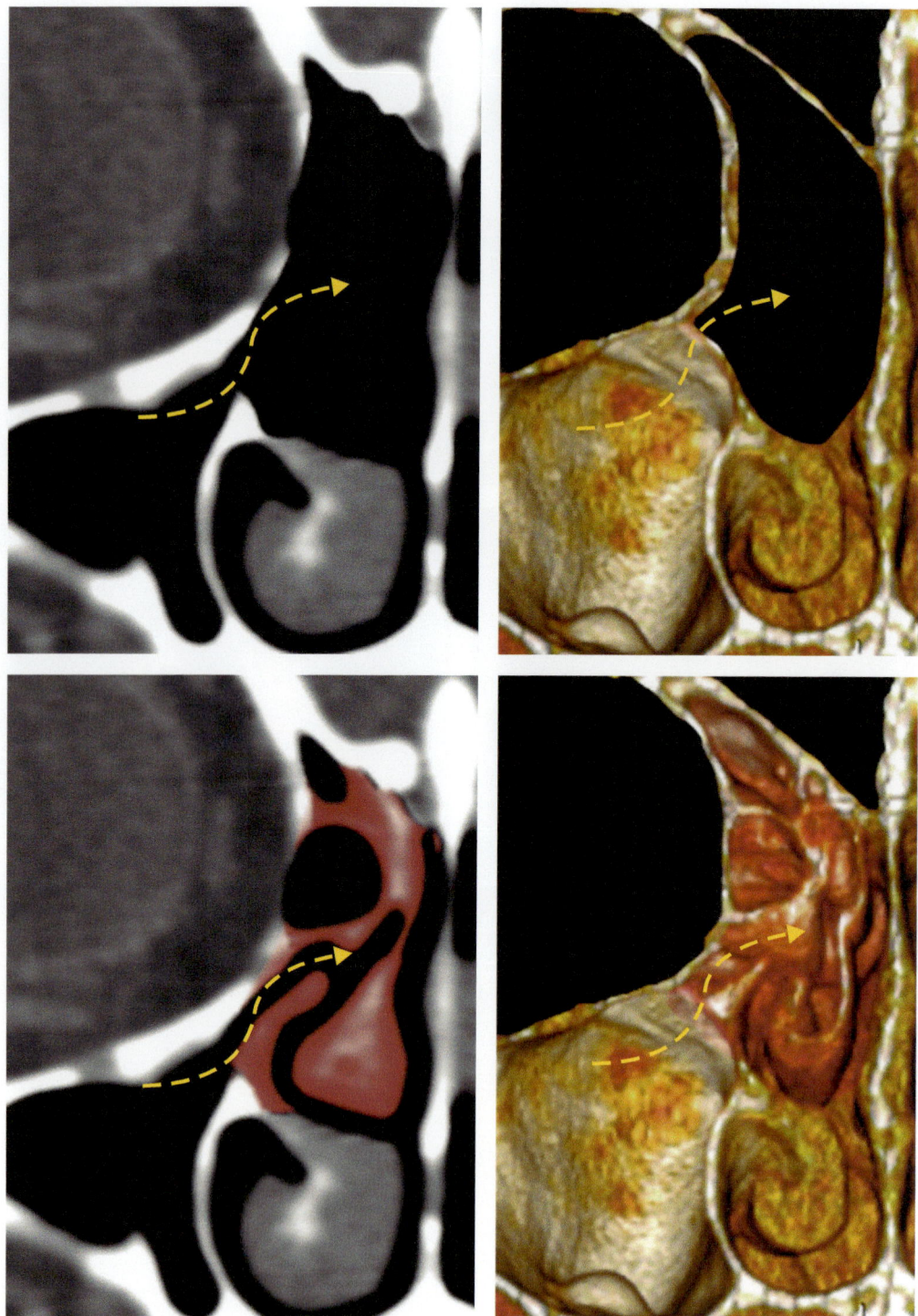

Fig. 1-4. TC e reconstrução 3D com destaque para estrutura etmoidal (em vermelho), funcionando como câmaras de baixa pressão para drenagem do seio maxilar.

ANATOMOFISIOLOGIA

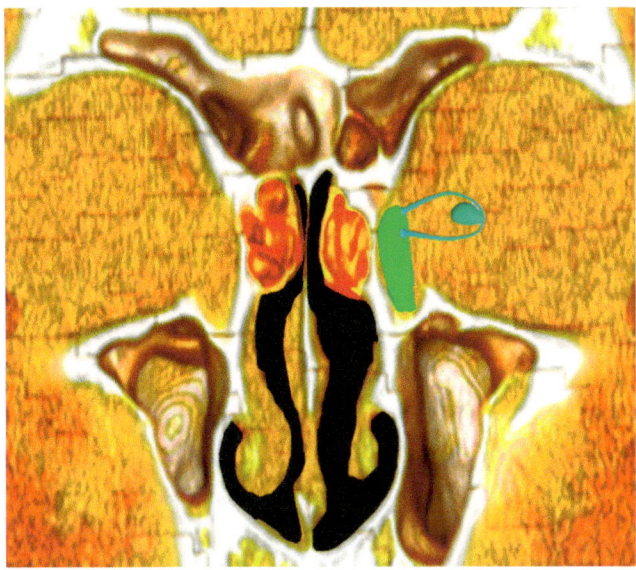

Fig. 1-5. TC com reconstrução 3D mostrando o etmoide anterior (vermelho) e sua relação com o seio frontal e via lacrimal.

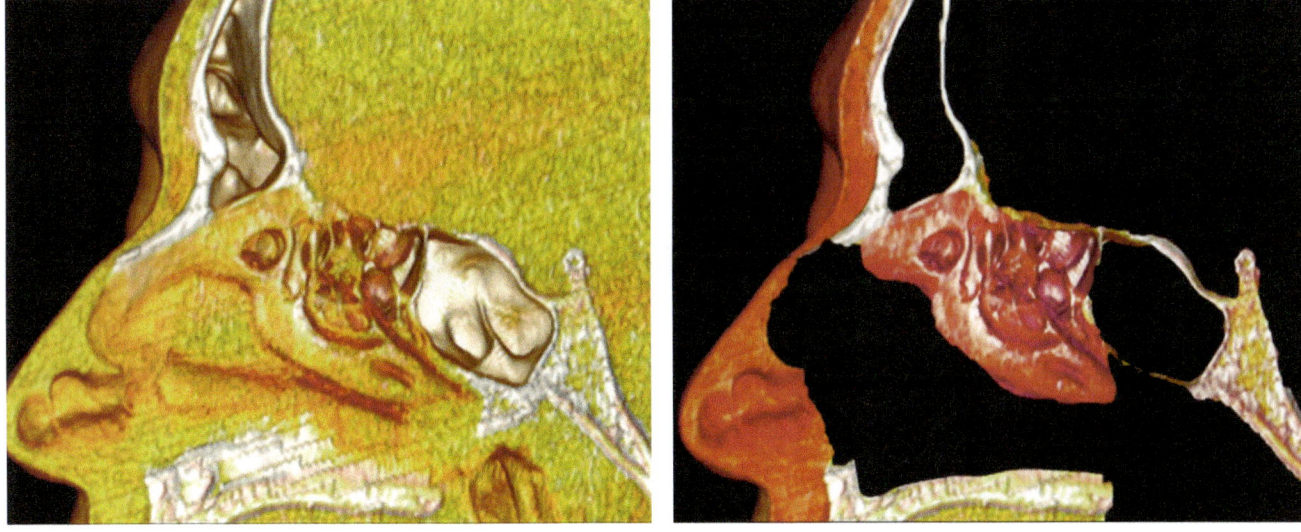

Fig. 1-6. TC com reconstrução 3D mostrando o seio etmoidal (vermelho) e sua relação com o seio frontal, seio esfenoidal e fossa anterior.

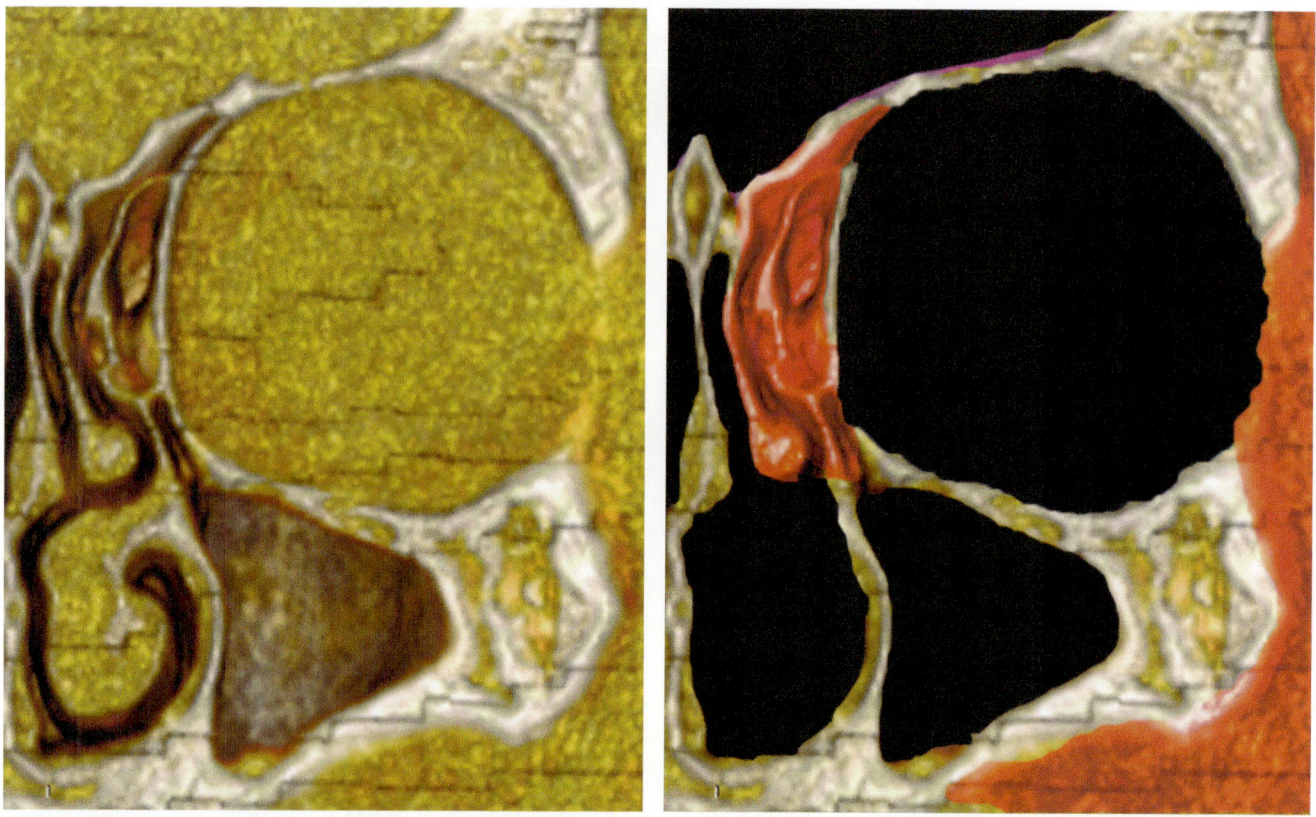

Fig. 1-7. TC com reconstrução 3D mostrando em vermelho apenas o seio etmoidal e não o osso etmoidal, e sua relação com a fossa nasal, o seio maxilar, órbita e fossa anterior.

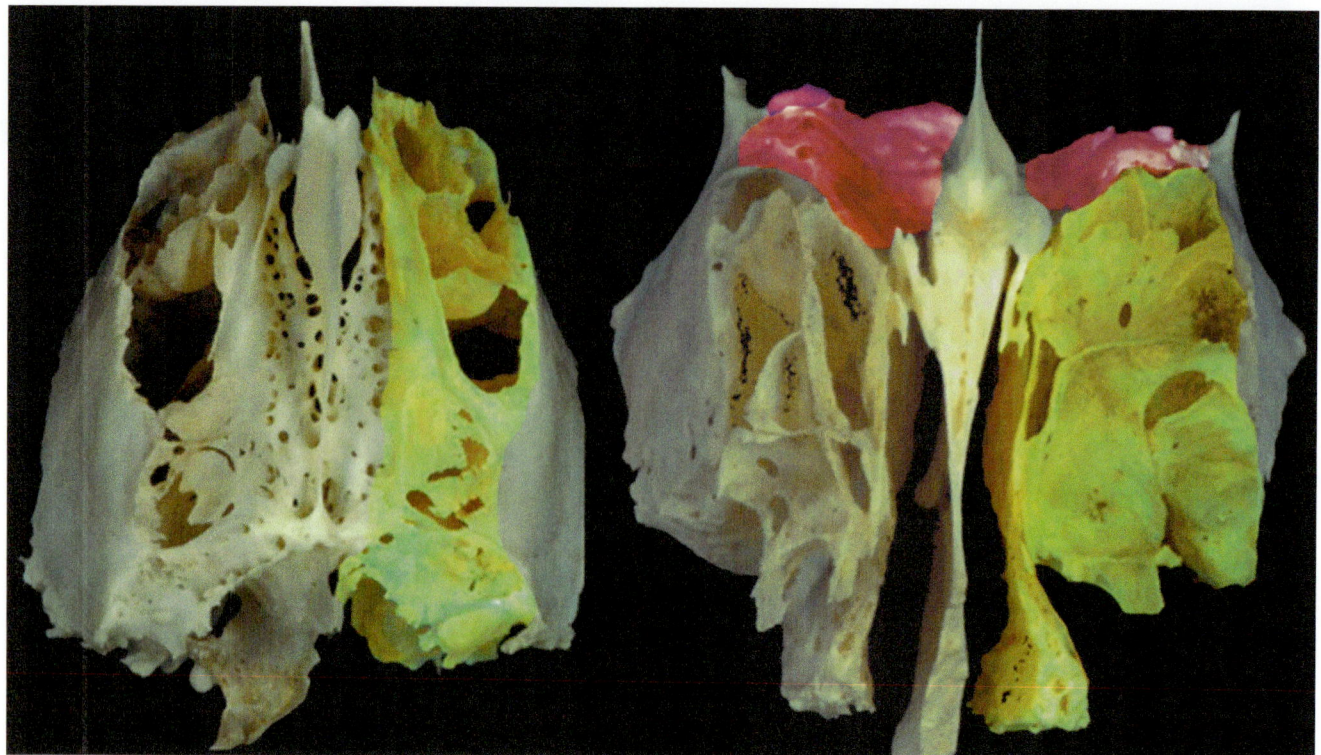

Fig. 1-8. Osso etmoidal e seio etmoidal (amarelo) observar o aspecto incompleto do teto do seio etmoidal que será coberto pelo osso frontal (rosa).

Este complexo anatômico chamado seio etmoidal, controla a pressão e o fluxo aéreo que penetra nos verdadeiros seios paranasais e pode ser interpretado como um sistema de câmaras aerodinâmicas de baixa pressão cuja topografia particular faz dele o centro anatomofuncional do aparelho rinossinusal.

Na estrutura do seio etmoidal as câmaras aerodinâmicas denominadas meatos, oferecem um espaço fisiológico definido para os seios esfenoidal, maxilar e frontal e são dispostas arquitetonicamente para impedir que o fluxo inspiratório (rápido, frio e seco) penetre nestas cavidades, e permitir a entrada do fluxo expiratório (lento, aquecido e úmido). Existem pelo menos duas e as vezes três câmaras etmoidais na parede lateral do nariz que são os meatos, médio, superior e supremo.

Entre a concha inferior e a concha média está o meato médio, e por sua vez, entre a concha média e a concha superior está o meato superior, e eventualmente, na existência de uma concha suprema, o espaço entre esta e a concha superior pode ser chamado de meato supremo.

A câmara esfenoidal não se situa entre conchas, não estando, portanto, dentro de um meato, sendo medial em relação à estrutura etmoidal e relacionando-se com o septo nasal.

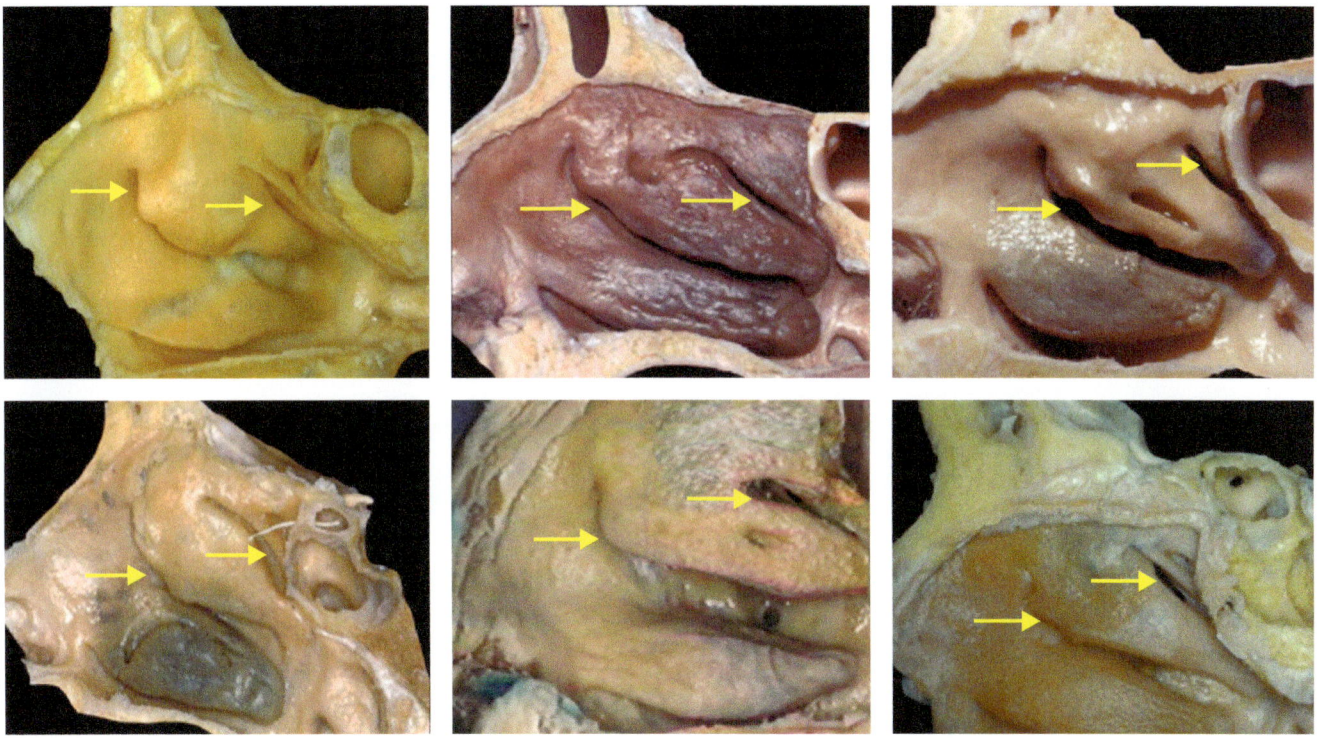

Fig. 1-9. Peças anatômicas em corte sagital, demonstrando a parede lateral direita do nariz. As setas indicam a área anatômica dos meatos médio e superior.

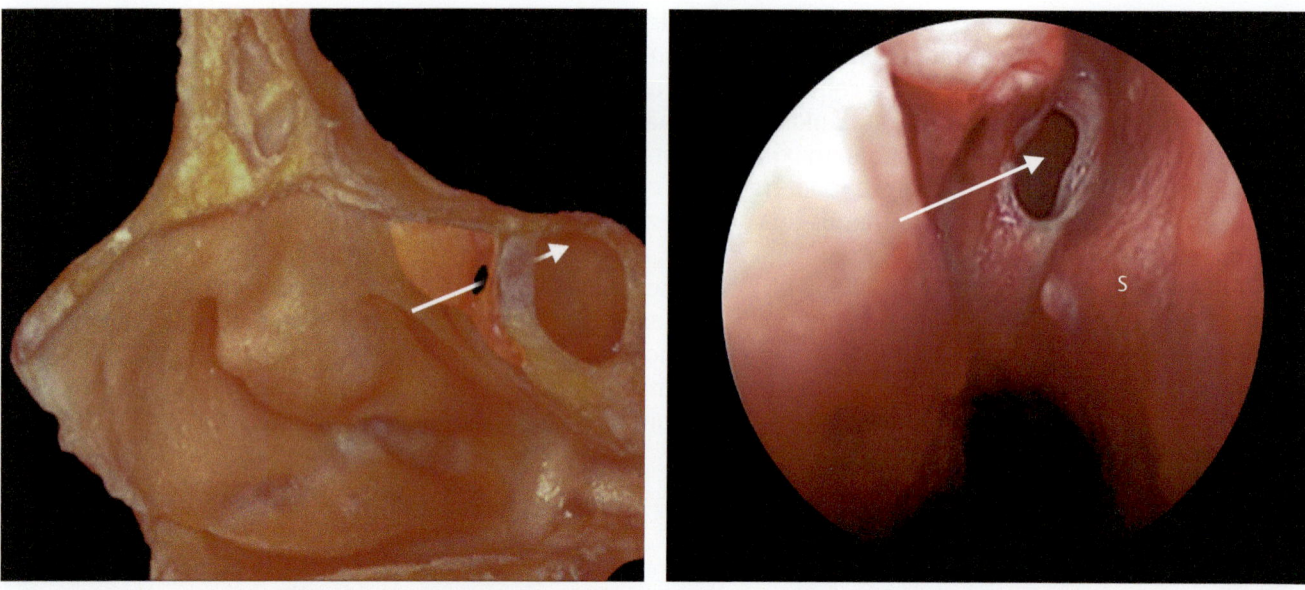

Fig. 1-10. Câmara esfenoidal direita e sua relação medial ao septo nasal (S).

No interior do meato médio, o processo uncinado (PU), situado anteriormente (barreira de fluxo inspiratório); a face meatal da concha média (internamente) e sua lamela basal (posterossuperiormente), formam uma grande **câmara aerodinâmica**. Esta, por sua vez, é dividida estrategicamente pela bulha etmoidal (BE) em vários recessos laterais que permitem o funcionamento e a drenagem dos seios maxilar e frontal além de eventuais células etmoidais vizinhas. Nenhuma cavidade do seio etmoidal é fechada.

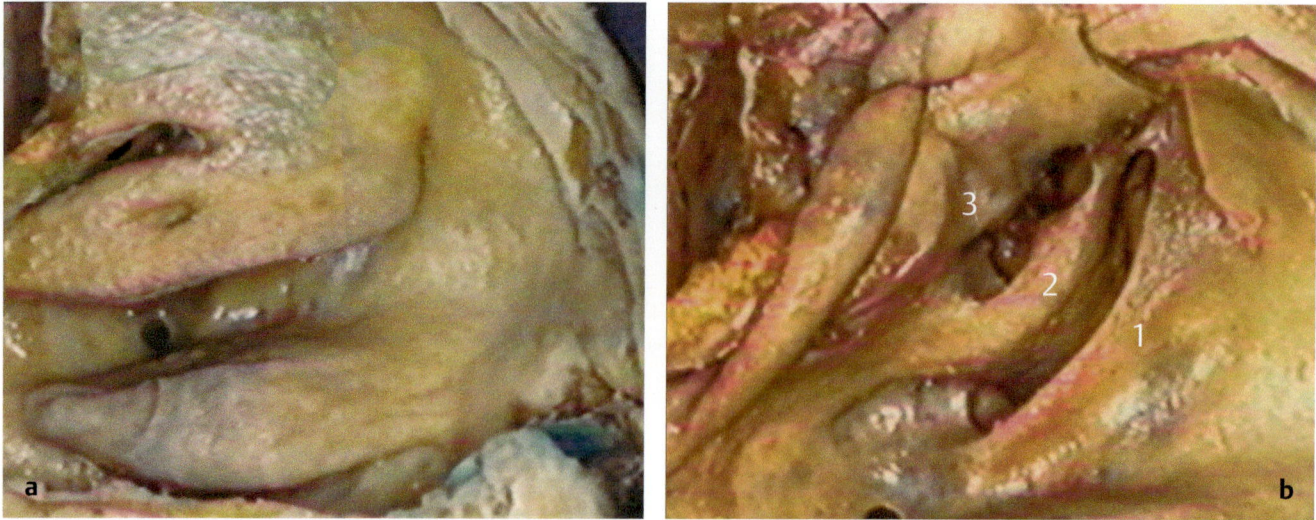

Fig. 1-11. (a) Peça anatômica da parede lateral do nariz. (b) Visualização do meato médio, após elevação da concha média: (*1*) processo uncinado; (*2*) bulha etmoidal; (*3*) lamela basal da concha média.

ANATOMOFISIOLOGIA

O processo uncinado e a bulha etmoidal limitam entre si um espaço vazio em forma de meia-lua (hiato semilunar) que se continua numa profunda depressão (infundíbulo), recebendo superiormente a drenagem do seio frontal e inferiormente do seio maxilar. A posição exata destes orifícios é variável dentro deste espaço anatômico.

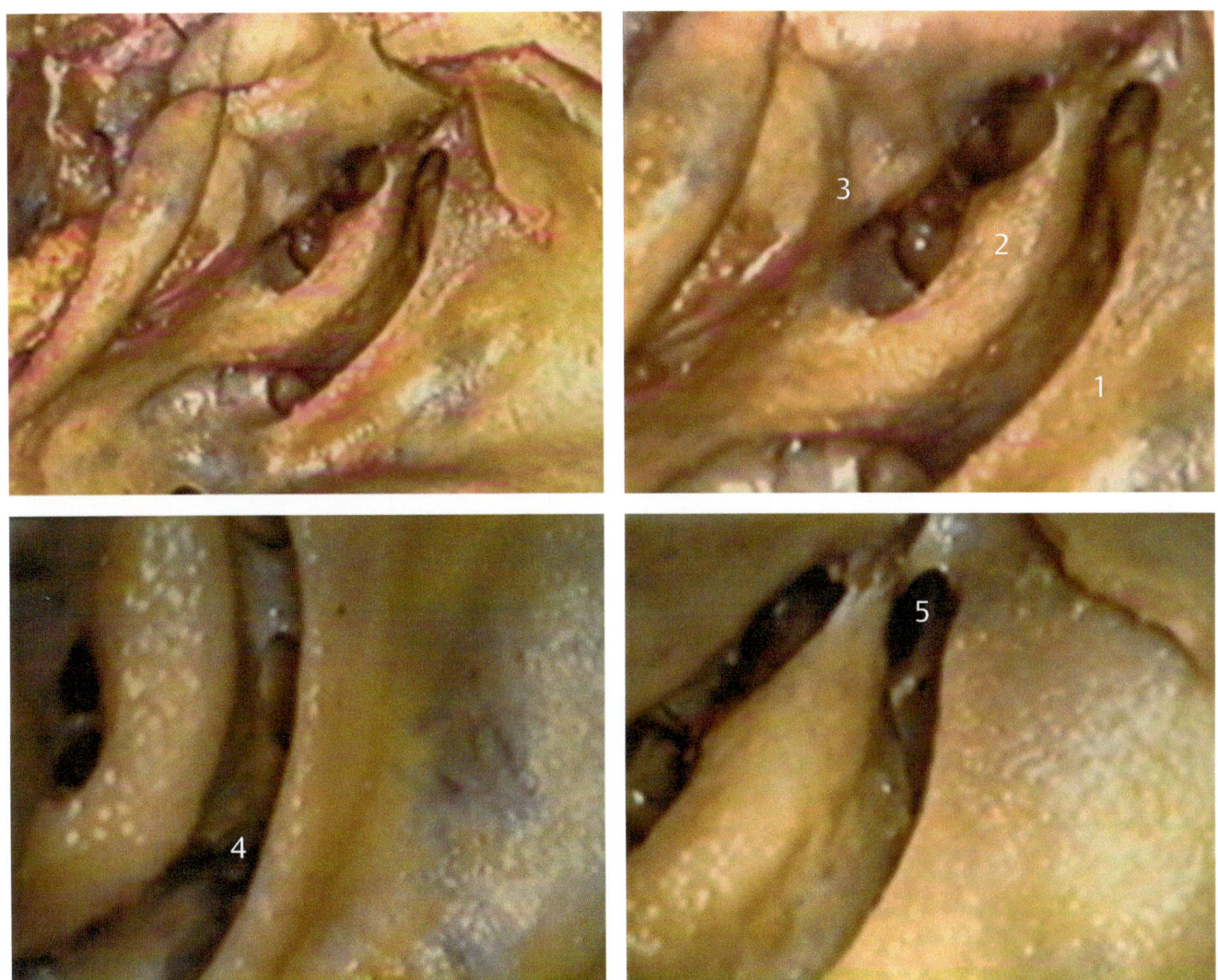

Fig. 1-12. Peça anatômica com destaque em meato médio, mostrando o processo uncinado e sua relação com o óstio do seio maxilar e frontal. (*1*) Processo uncinado; (*2*) bulha etmoidal; (*3*) lamela basal da concha média; (*4*) óstio do seio maxilar; (*5*) óstio do seio frontal.

O meato médio, por servir fisiologicamente aos seios frontal e maxilar, é o mais complexo e o comportamento anatômico do processo uncinado e da bulha etmoidal é arquitetonicamente combinado para exercer função predeterminada. Ambas as estruturas, embora com formatos distintos, ancoram-se ou estão acopladas à parede medial da órbita.

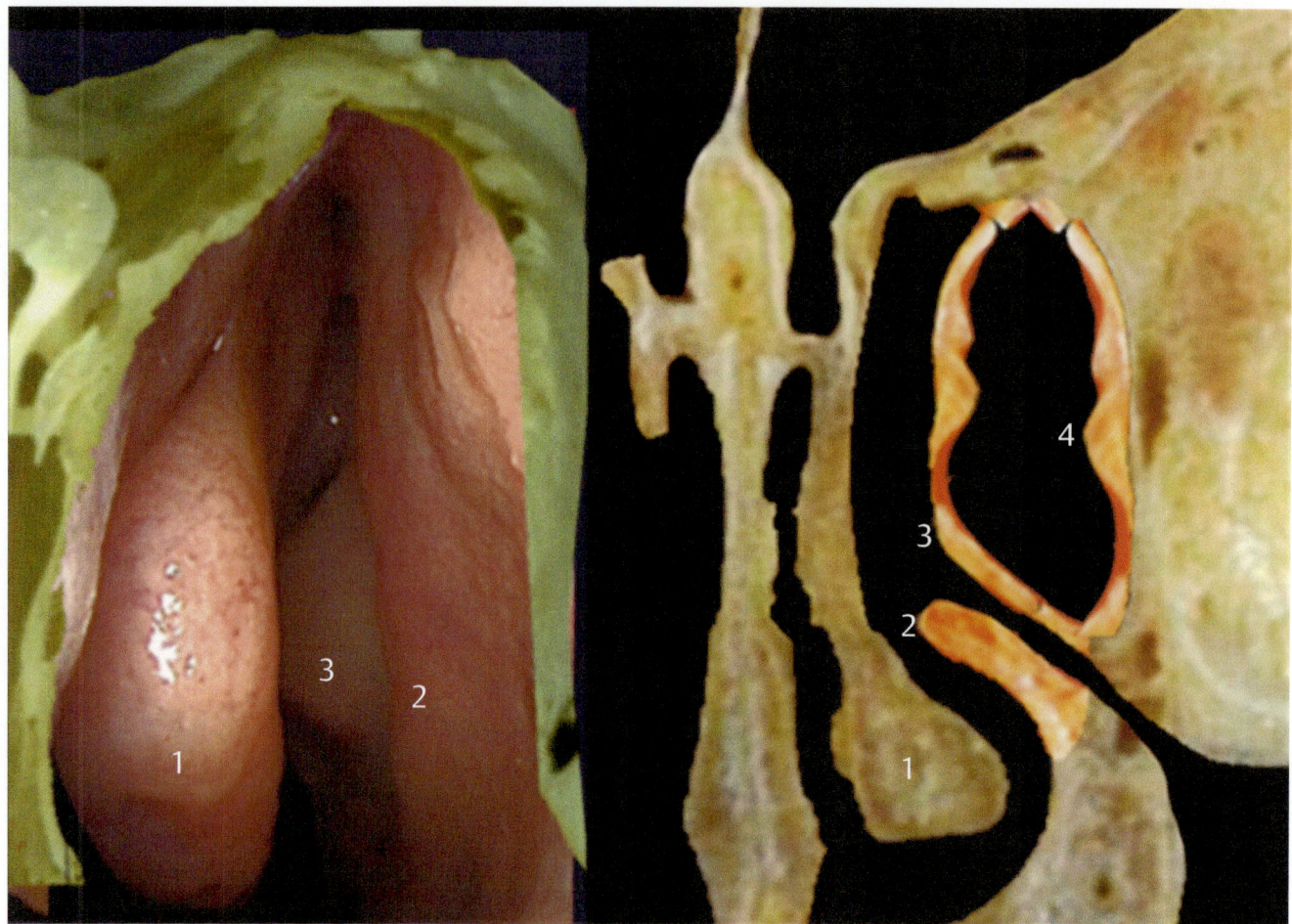

Fig. 1-13. Montagem em aspecto endoscópico e peça anatômica (Bagatella) demonstrando a relação do processo uncinado e bulha etmoidal com a parede medial da órbita: (*1*) porção meatal da concha média; (*2*) processo uncinado; (*3*) bulha etmoidal; (*4*) parede medial da órbita.

ANATOMOFISIOLOGIA

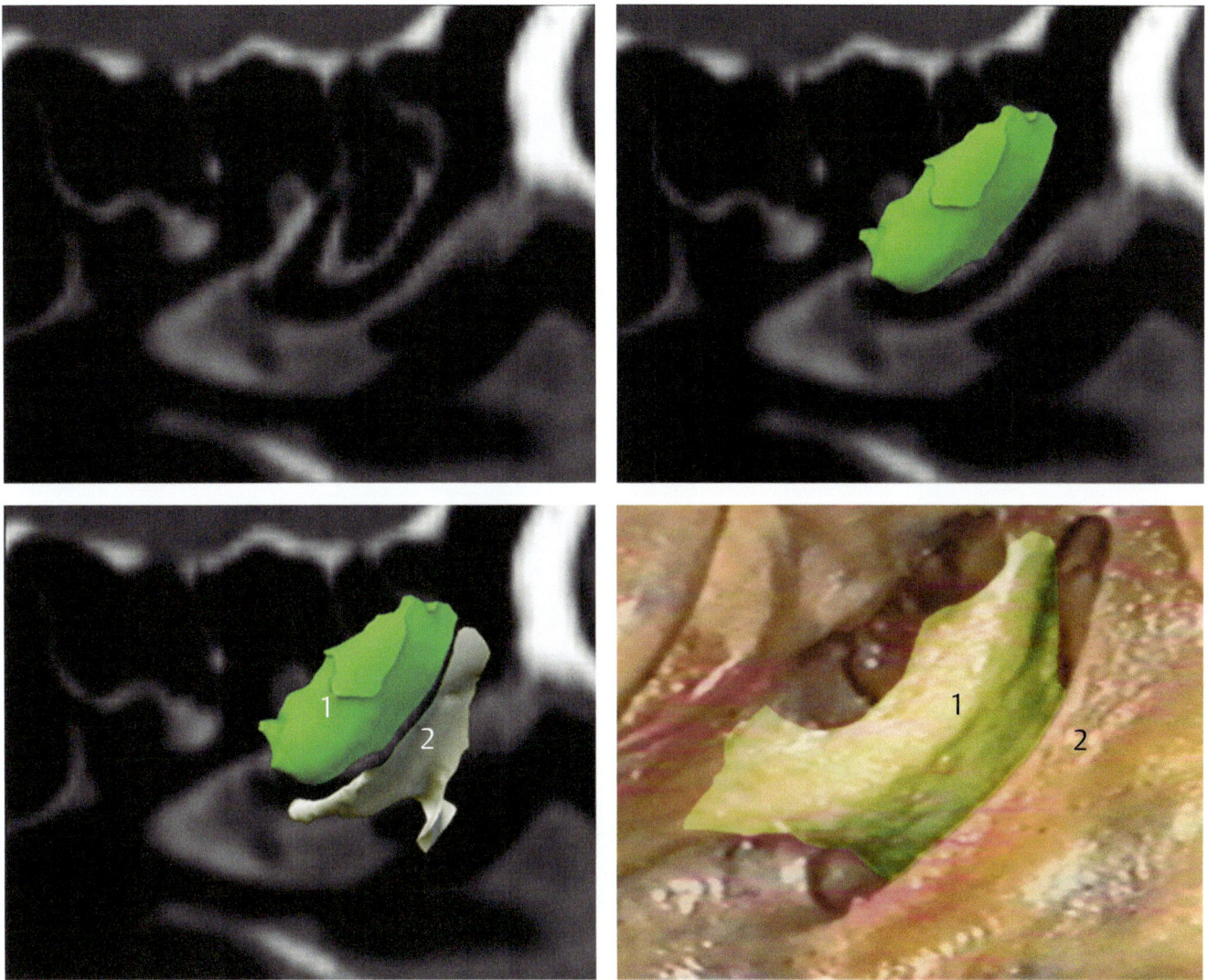

Fig. 1-14. TC de seios da face e peça anatômica em corte sagital com representação da bulha etmoidal (*1*) processo uncinado (*2*).

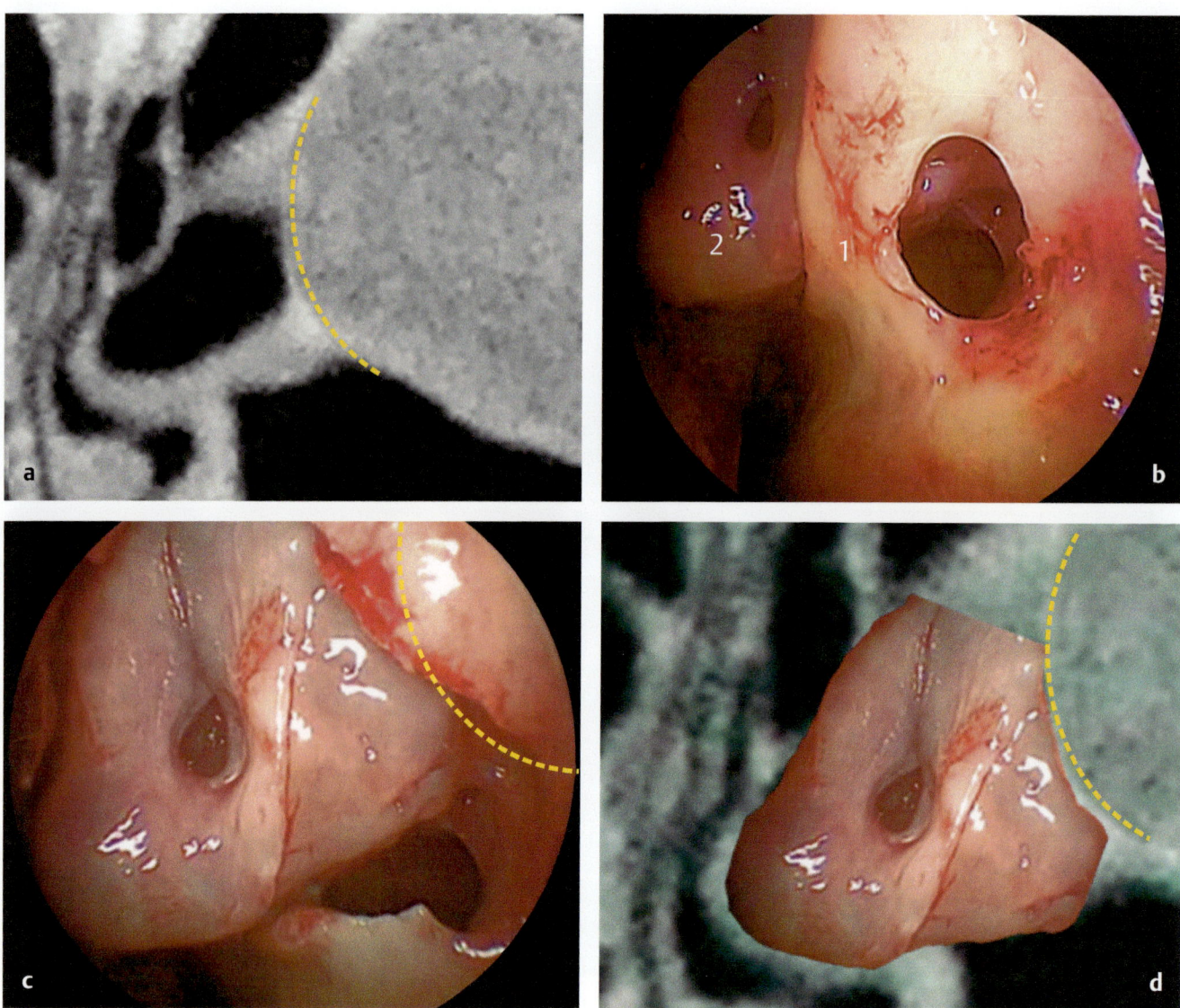

Fig. 1-15. (a-d) TC de seios da face e imagem endoscópica do processo uncinado (1) e da bulha etmoidal (2) e sua relação com a parede da órbita (linha pontilhada).

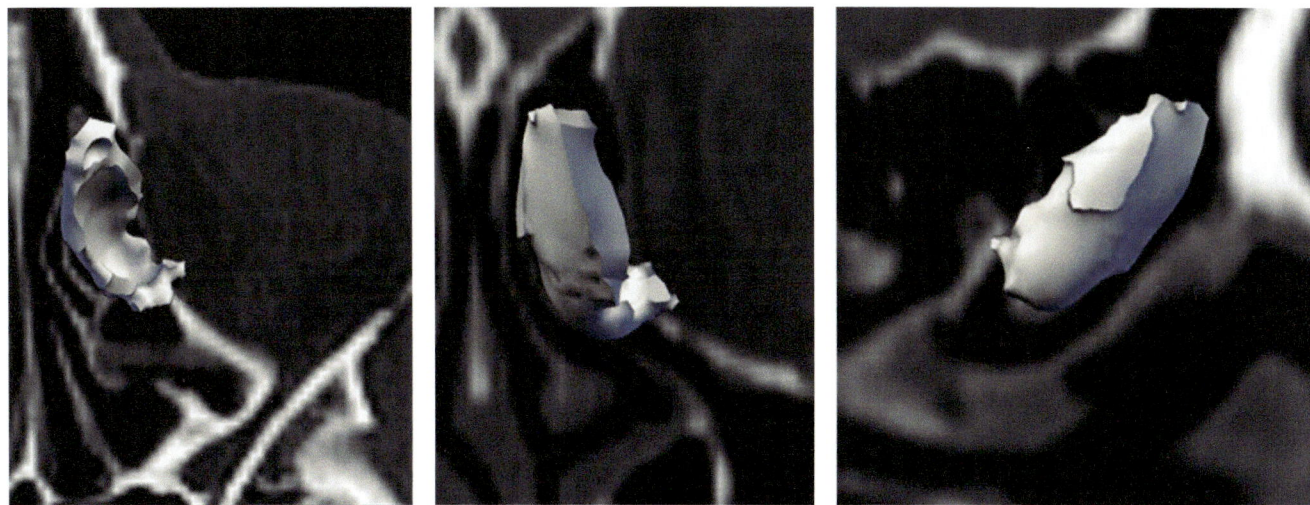

Fig. 1-16. Relação da bulha etmoidal com a órbita em corte axial, coronal e sagital, respectivamente.

A bulha etmoidal lembra a forma de uma meia-lua e se encaixa na parede medial da órbita (lâmina papirácea) criando, posterossuperiormente (em sua relação com a porção vertical da lamela basal), um recesso algumas vezes chamado de seio lateral e outras de recesso suprabulhar, onde se abrem a própria bulha e cavidades etmoidais vizinhas.

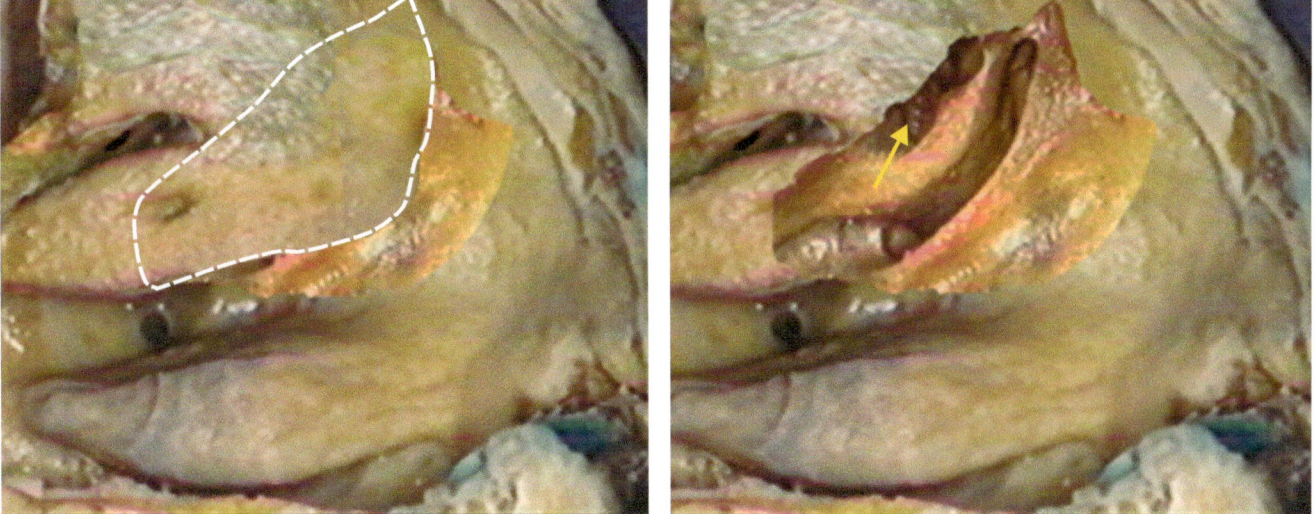

Fig. 1-17. Peça anatômica demonstrado o meato médio. Seta amarela indicando o recesso suprabulhar.

Posterior à bulha etmoidal encontra-se a principal estrutura que fixa a concha média na órbita e na base do crânio: a lamela basal. Esta lamela, como a própria concha média, é oblíqua em relação à lâmina papirácea tanto no sentido anteroposterior como no superoinferior e delimita posteriormente a câmara anterior.

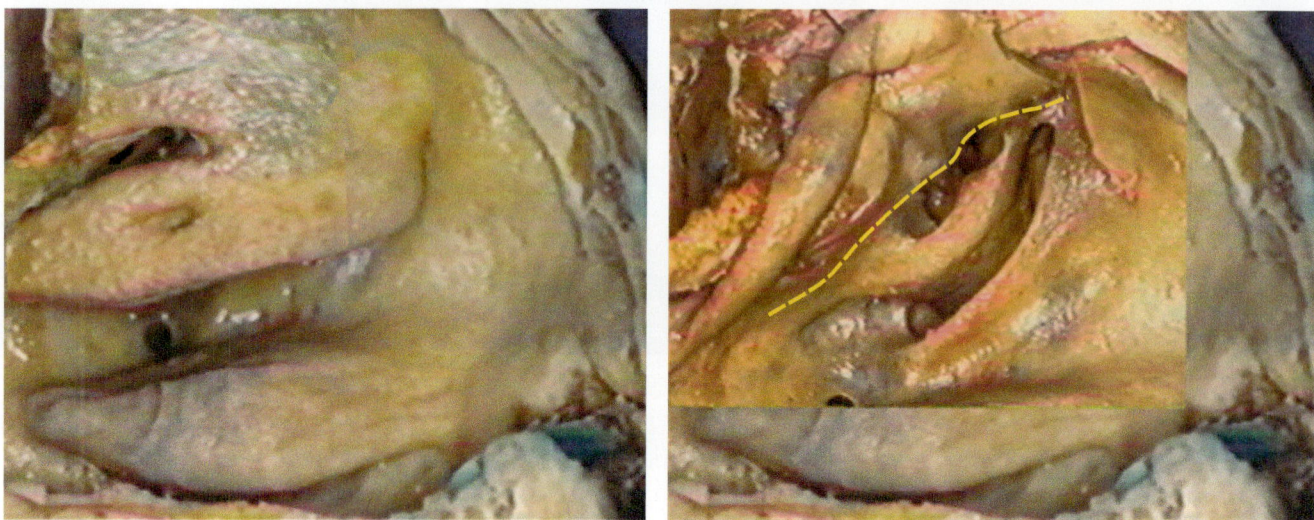

Fig. 1-18. Peça anatômica com visualização do meato médio. Linha tracejada indica a lamela basal.

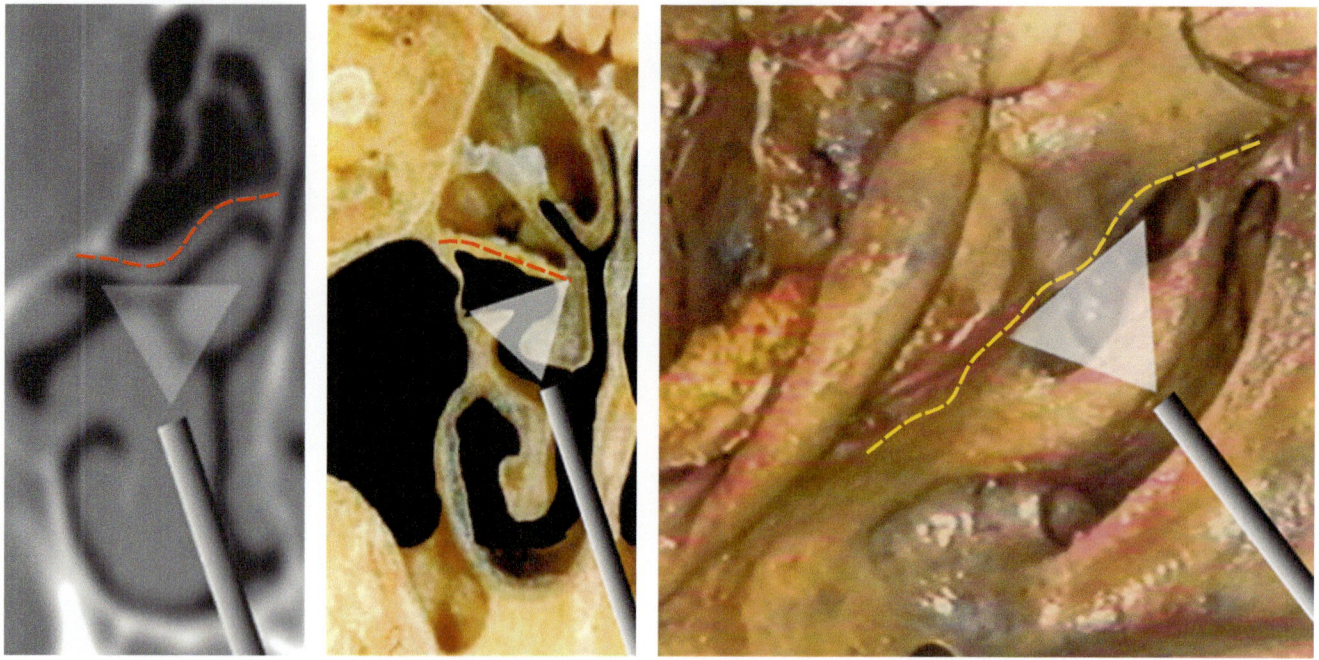

Fig. 1-19. Lamela basal em pontilhado na tomografia e em peça anatômica em cortes coronal e sagital, respectivamente.

ANATOMOFISIOLOGIA

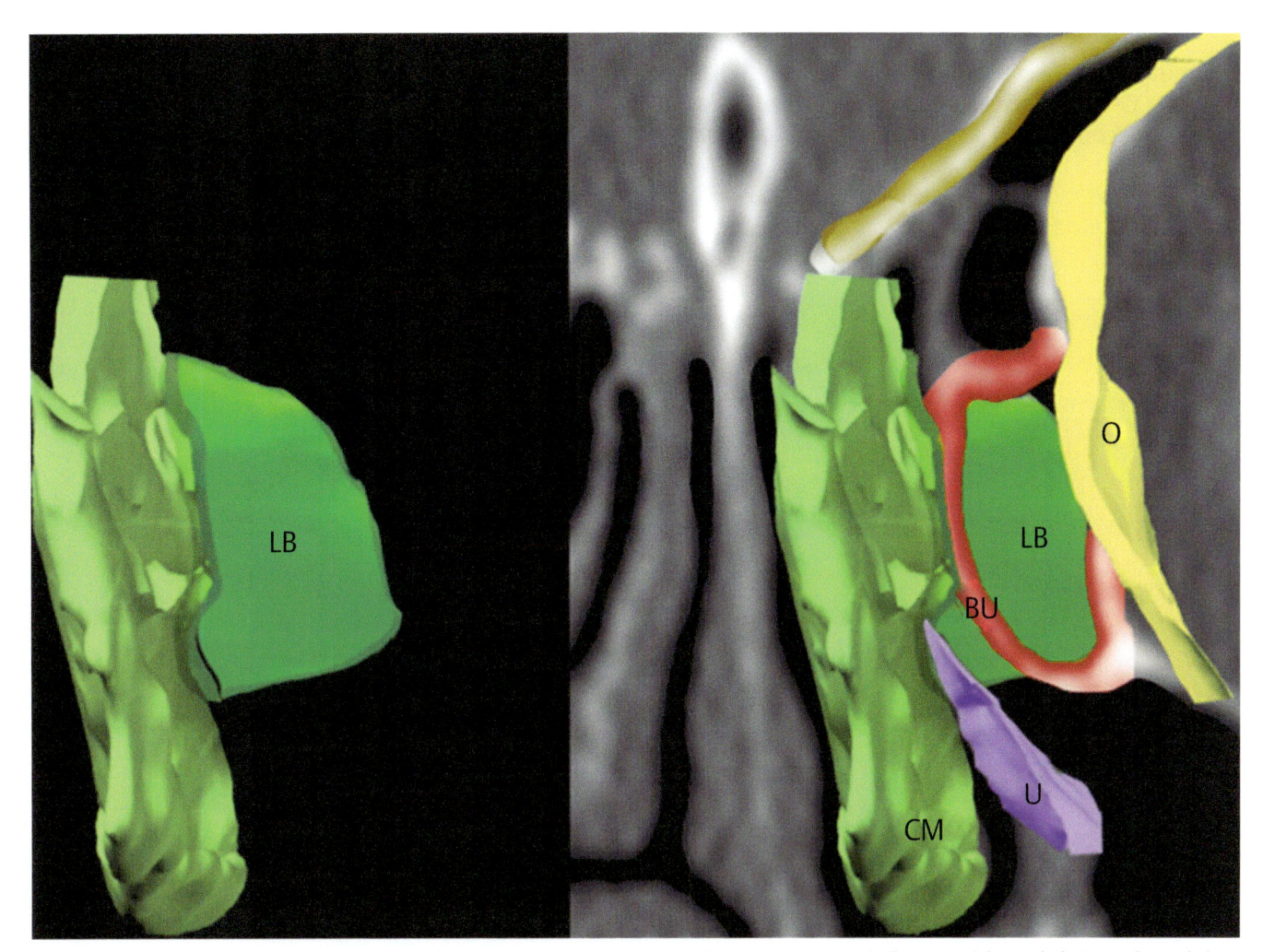

Fig. 1-20. Reconstrução tridimensional de TC demonstrando a lamela basal situada posteriormente à bulha etmoidal, acoplada à parede medial da órbita, fechando a câmara anterior: verde – concha média; vermelho – bulha etmoidal; amarelo – parede medial da órbita; lilás – processo uncinado.

A lamela basal da concha média é a parede anterior do meato superior que é limitado posteriormente pela lâmina basal da concha superior, que será o limite anterior do meato supremo que vai ser limitado posteriormente pela face anterior e lateral do seio esfenoidal.

Cada concha tem sua lamela conectada à parede medial da órbita, mas podem também se conectar ou seguir em direção à base do crânio.

O seio etmoidal não é uma estrutura desorganizada, pelo contrário, é constituído anatomicamente de forma ordenada, em função de fluxo aéreo e do transporte mucociliar.

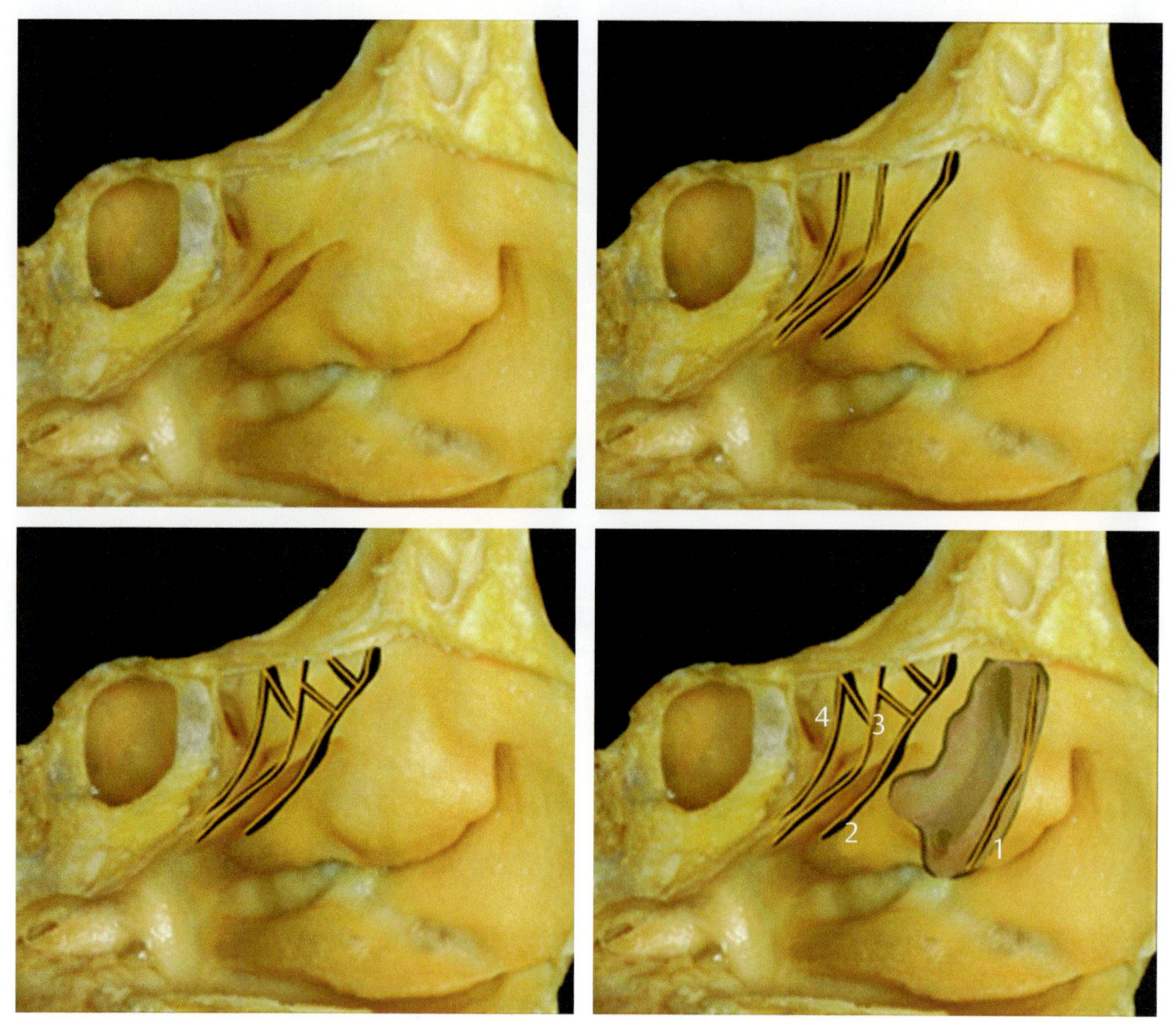

Fig. 1-21. Montagem sobre peça anatômica da parede lateral com demonstração das lamelas de inserção: do uncinado (*1*), da concha média (*2*), superior (*3*) e suprema (*4*).

ANATOMOFISIOLOGIA

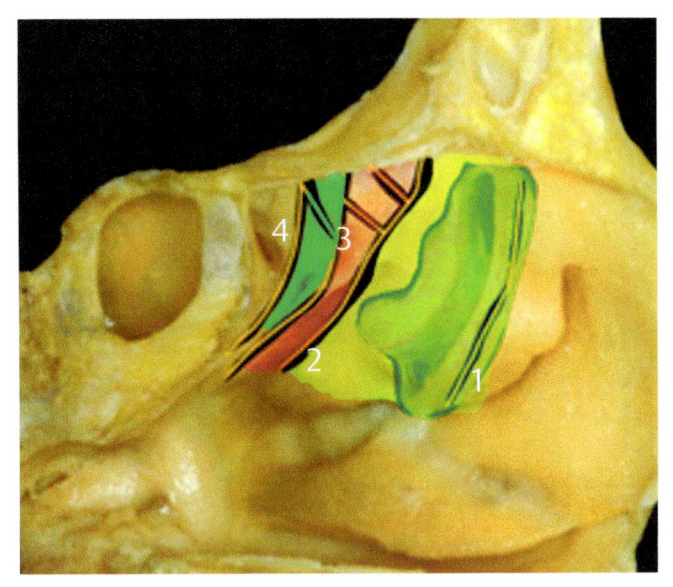

Fig. 1-22. Meato médio (amarelo), meato superior (vermelho), meato supremo (verde).

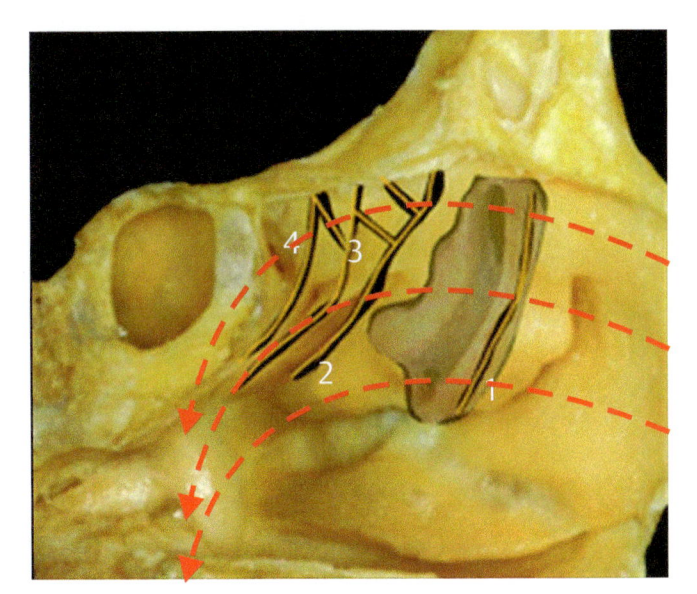

Fig. 1-23. O seio etmoidal não é uma estrutura desorganizada, pelo contrário, é constituída aerodinamicamente ordenada em função do deslocamento do fluxo aéreo e da direção e sentido do transporte mucociliar.

Situado acima do dorso caudal da concha média, protegido lateralmente pela concha superior e medialmente pelo septo nasal, está o óstio do seio esfenoidal. O espaço entre estas estruturas é delimitado superiormente pelo plano esfenoidal e aberto inferiormente em direção à coana, constituindo a **câmara esfenoidal**, que não faz parte da parede lateral.

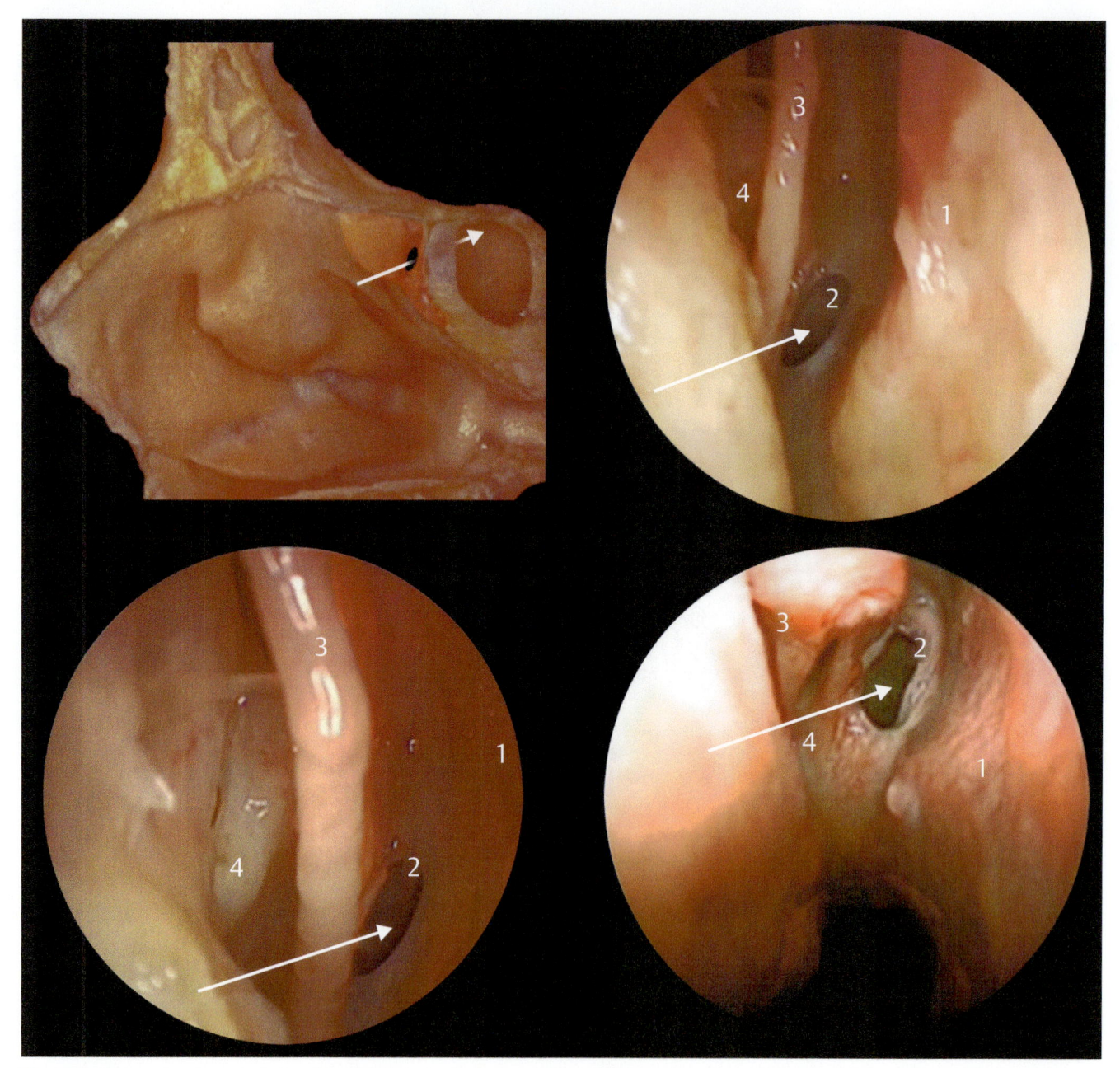

Fig. 1-24. Visão endoscópica do óstio esfenoidal direito – observar posição medial à concha superior; (*1*) septo, (*2*) óstio esfenoidal, (*3*) concha superior, (*4*) meato superior.

ANATOMOFISIOLOGIA

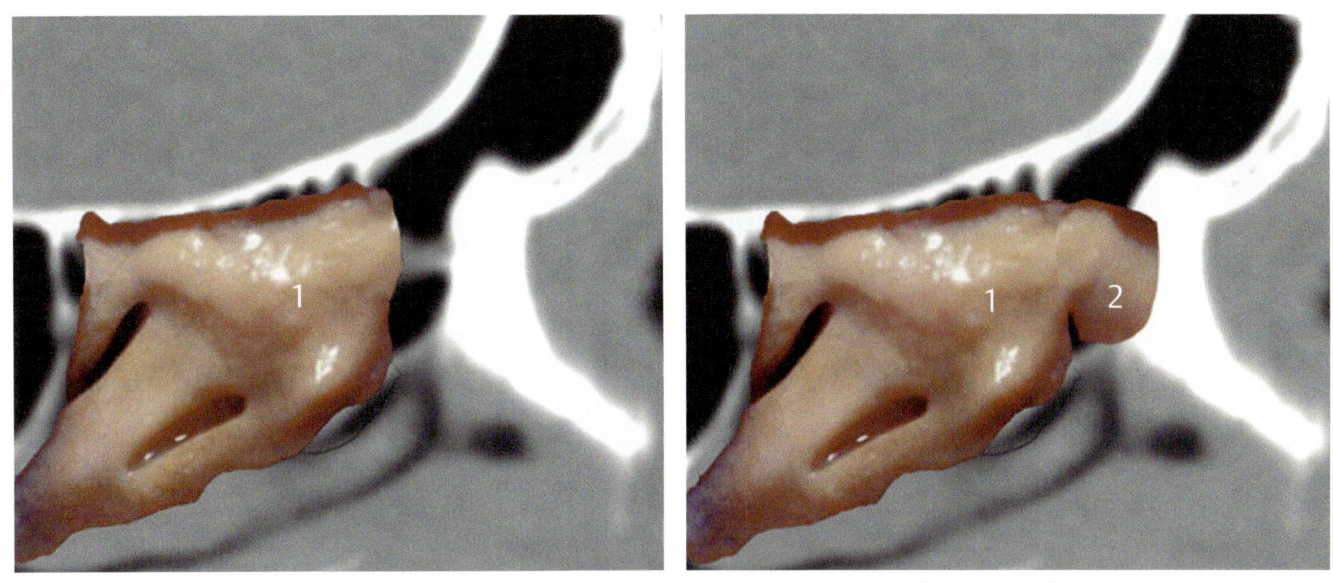

Fig. 1-25. Concha média não é apenas cabeça e corpo (*1*), mas uma estrutura que se inicia no processo frontal do maxilar pela placa do *agger nasi* (*2*).

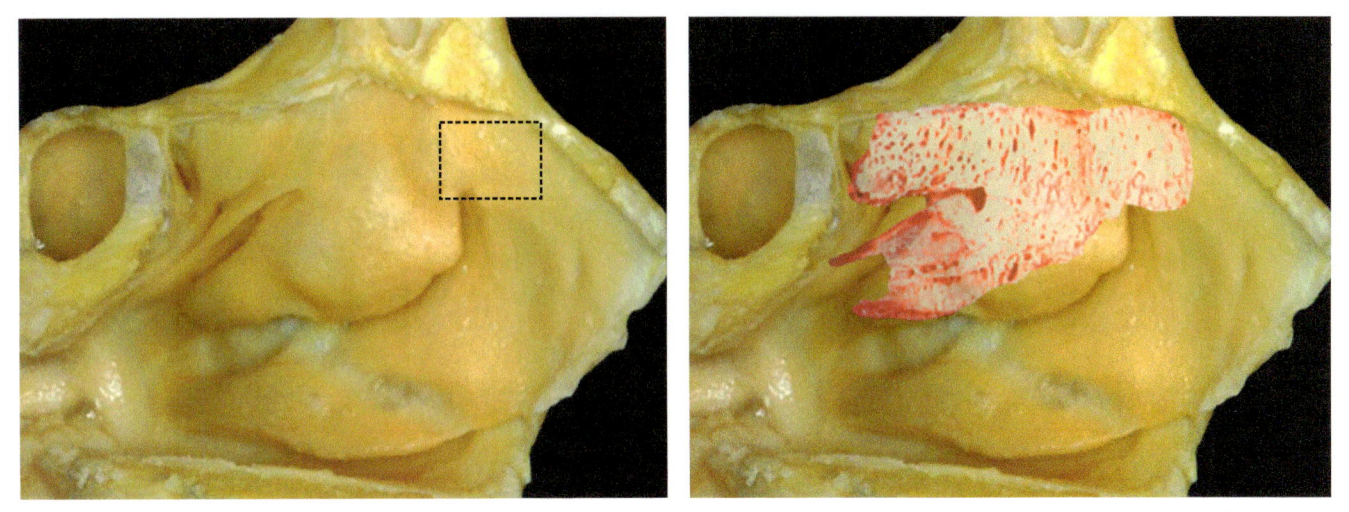

Fig. 1-26. Estrutura da cocha média, mostrando a posição e forma de sua parte óssea. Observamos seu prolongamento anterior (placa do *agger nasi*) inserindo-se no processo frontal do maxilar para formar exatamente o espaço chamado *agger nasi*.

As conchas média, superior e suprema (quando presente) são sempre originárias de uma única placa óssea que se acopla à porção inferior da lamela vertical da lâmina cribriforme e formam em conjunto uma única e individualizada estrutura anatômica: a placa das conchas.

As conchas superior e suprema não são elementos anatômicos independentes, mas apenas partes da concha média. Quando nos referimos à concha média cirurgicamente, estamos incluindo sempre as conchas superior e suprema com suas lamelas.

A estrutura complexa chamada "concha média" é constituída por um segmento vertical e um horizontal ou oblíquo.

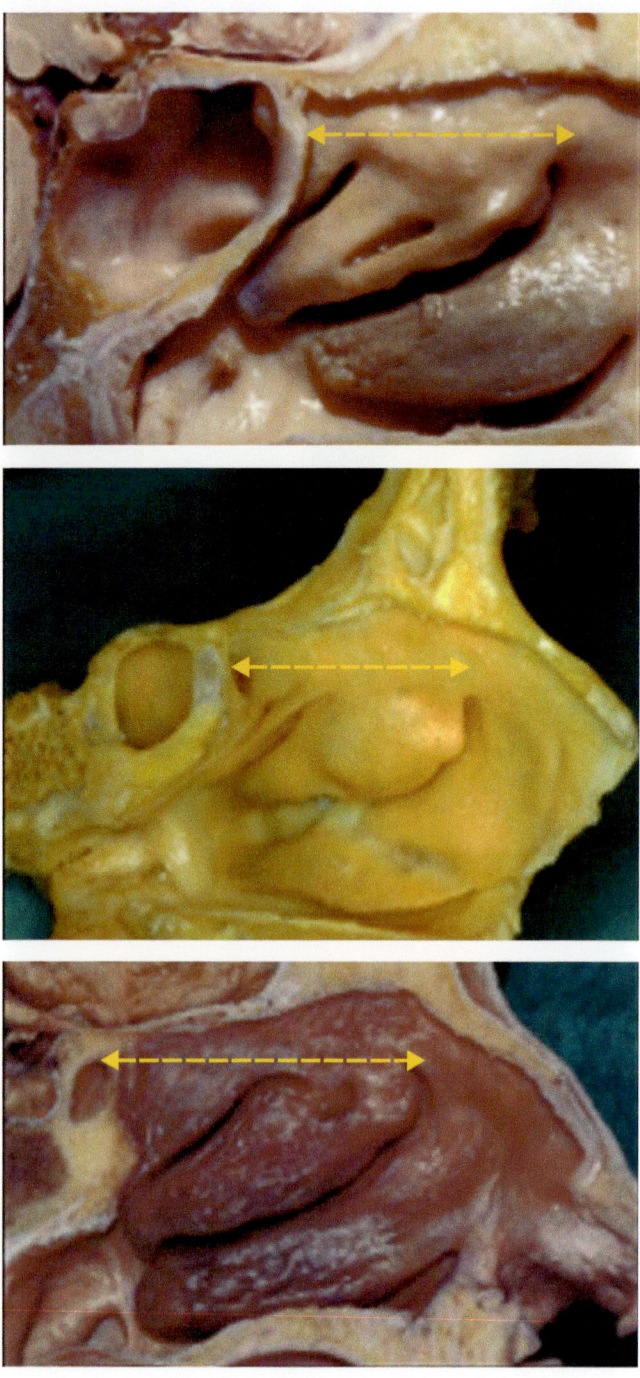

Fig. 1-27. Peças anatômicas da parede lateral esquerda com linha tracejada demonstrando a **placa das conchas**. Observa-se que concha superior e concha média derivam-se de uma única estrutura anatômica.

SEGMENTO VERTICAL DA CONCHA MÉDIA
Possui 4 partes distintas:

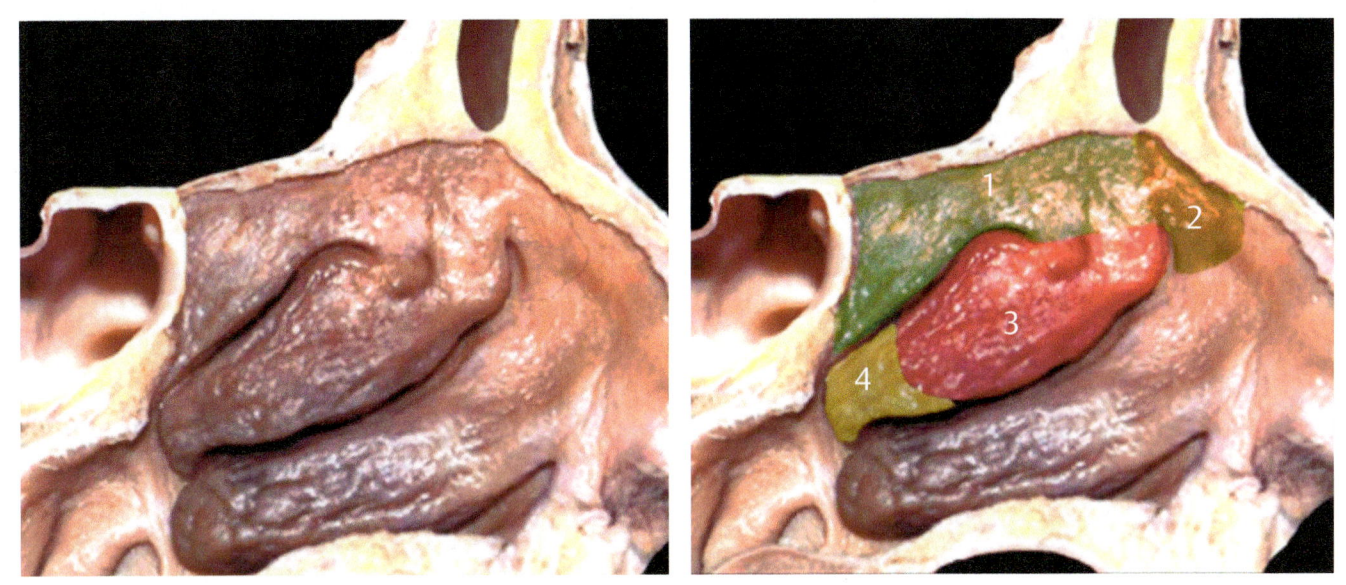

Fig. 1-28. Peça anatômica com detalhe para a porção vertical da concha média e suas partes: (*1*) placa das conchas; (*2*) placa do *agger nasi*; (*3*) placa meatal; (*4*) cauda.

Placa das Conchas
Parte fixa, acoplada à porção inferior da lamela lateral da cribriforme e perpendicular à base do crânio, de onde recebe, principalmente em seu terço posterior, os filetes do nervo olfatório, e projeta-se posteroinferiormente para formar a concha superior.

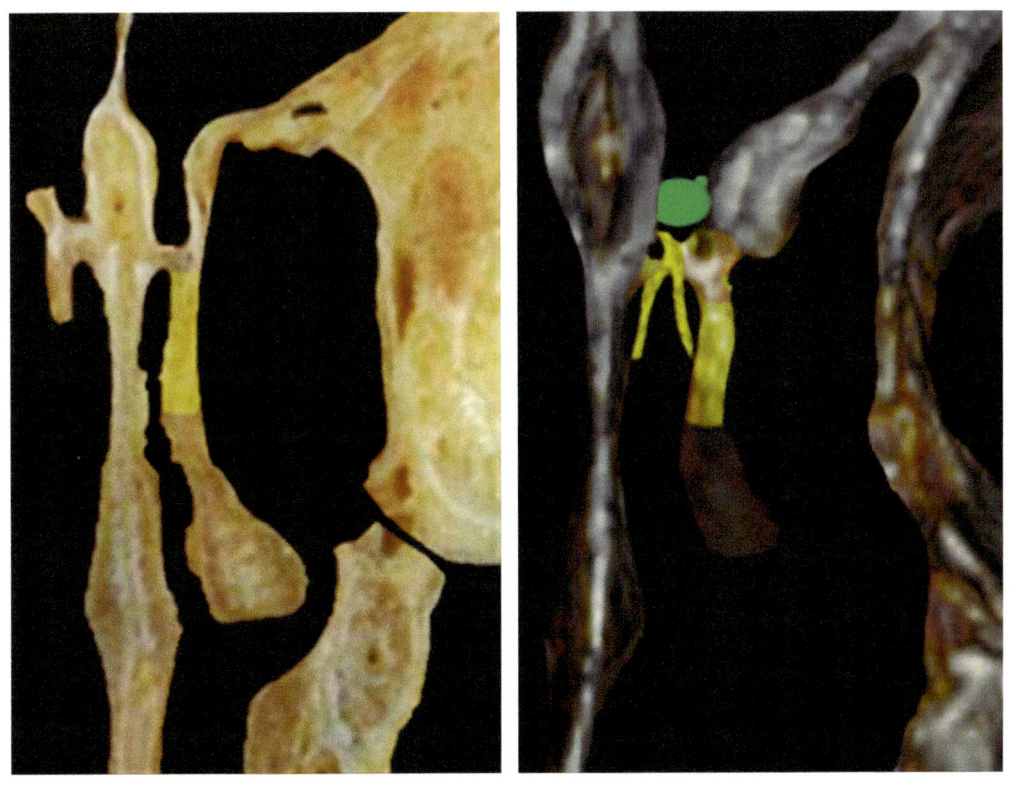

Fig. 1-29. Placa das conchas (amarelo) acoplada na porção vertical da cribriforme.

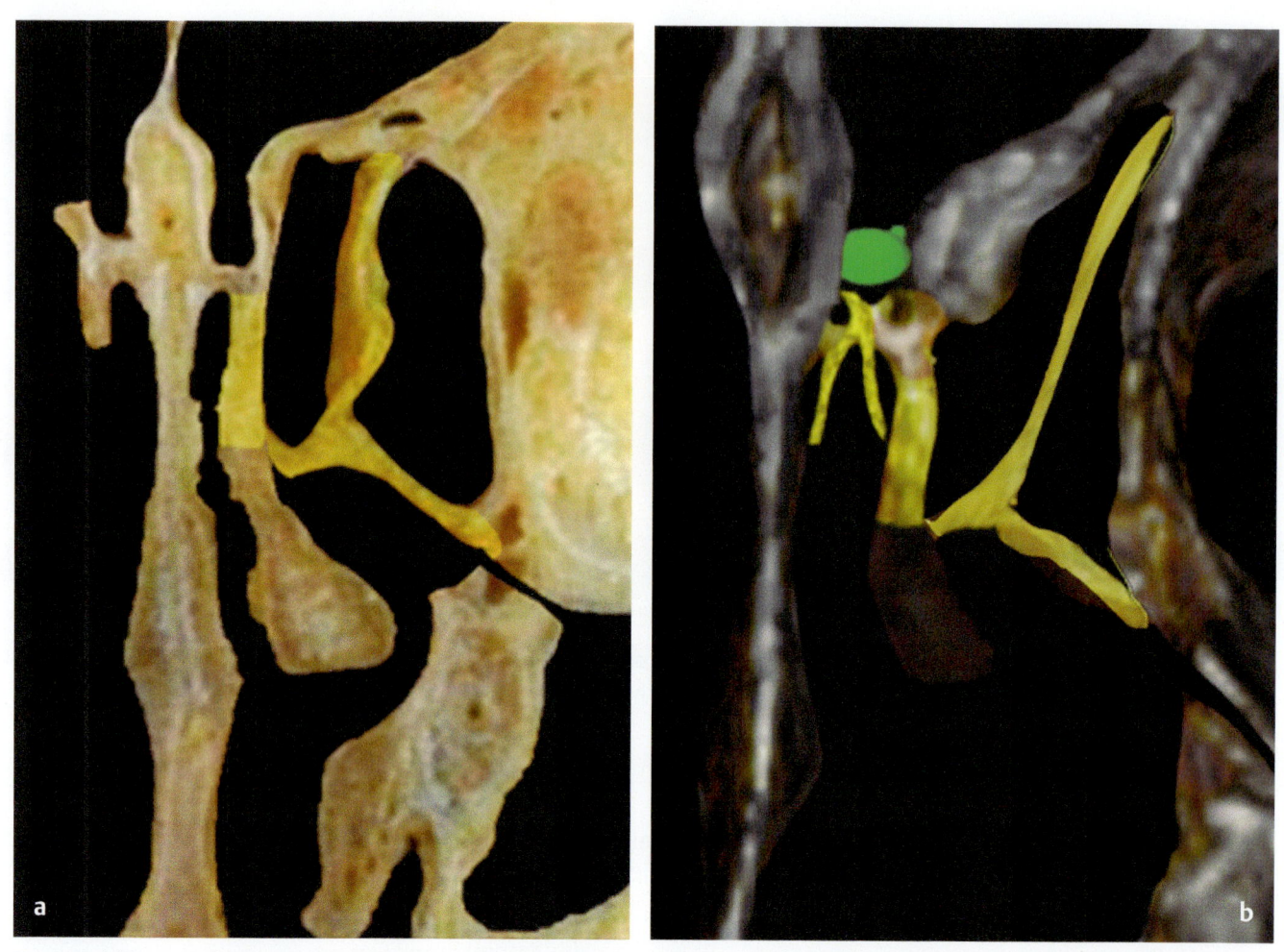

Fig. 1-30. (a) Peça anatômica em corte coronal demonstrando a placa das conchas acoplada à porção inferior da lamela lateral da cribriforme e sua fixação na parede medial da órbita e na base do crânio. (b) Reconstrução tridimensional de TC com destaque para distribuição dos filetes do olfatório.

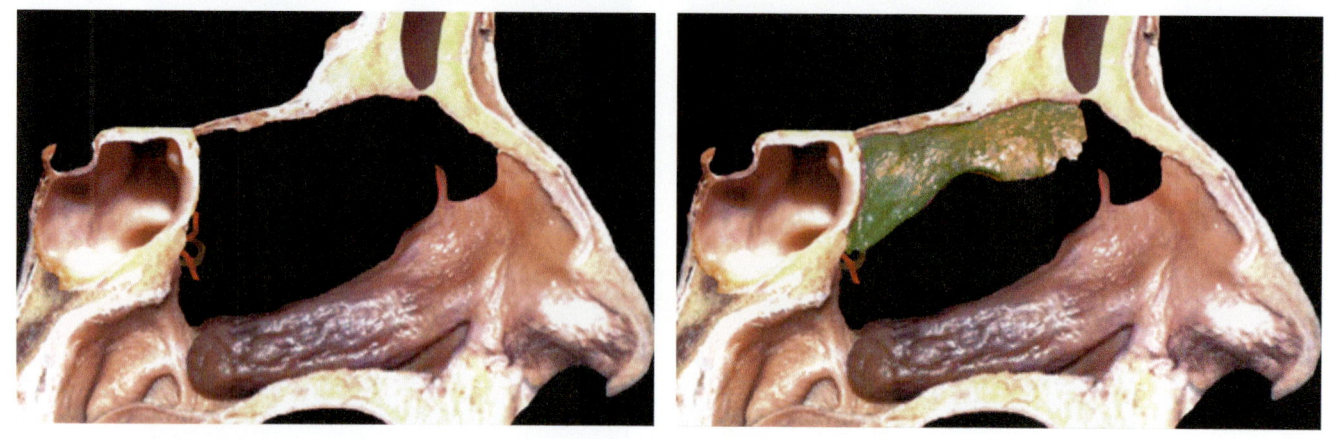

Fig. 1-31. Parede lateral do nariz com destaque para a placa das conchas (verde).

ANATOMOFISIOLOGIA

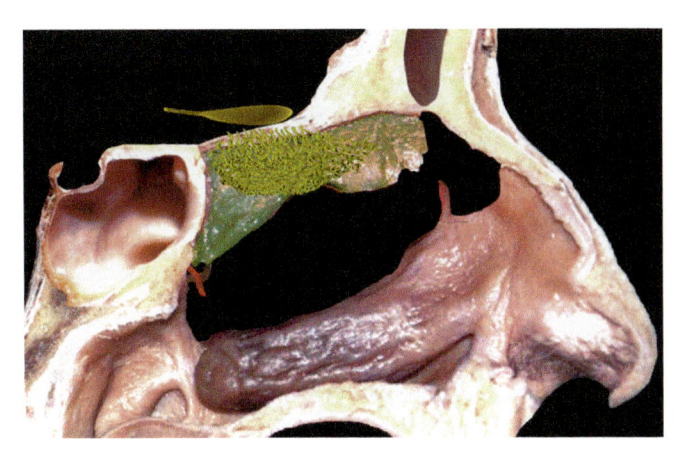

Fig. 1-32. Parede lateral do nariz – disposição dos filetes olfatórios em região posterior e medial da placa das conchas.

Placa do *Agger Nasi*

Projeção mais anterior da placa das conchas que se prolonga até o processo frontal do maxilar, estabelecendo claramente o limite anterior do seio etmoidal e constituindo-se também na parede medial do *agger nasi*. O *agger nasi* não é uma estrutura isolada ou independente, sendo formado pelo ângulo entre a placa do *agger nasi* e a lâmina ascendente do osso maxilar, ou processo frontal do maxilar.

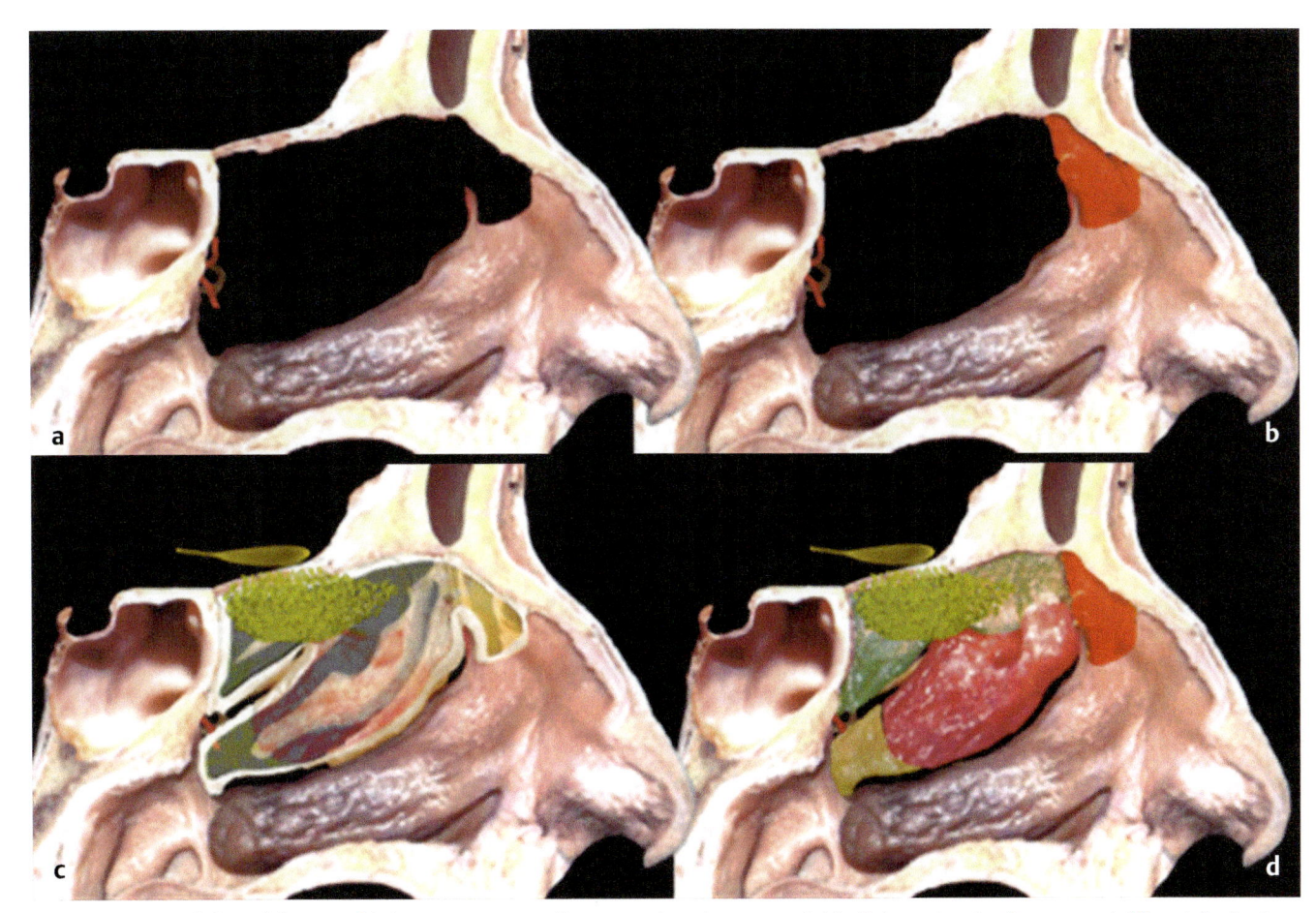

Fig. 1-33. (**a**) Parede lateral do nariz; (**b**) destaque em vermelho para a placa do *agger nasi*; (**c**) células no interior do *agger nasi*; (**d**) posição da placa do *agger nasi* (vermelho) na parede lateral do nariz.

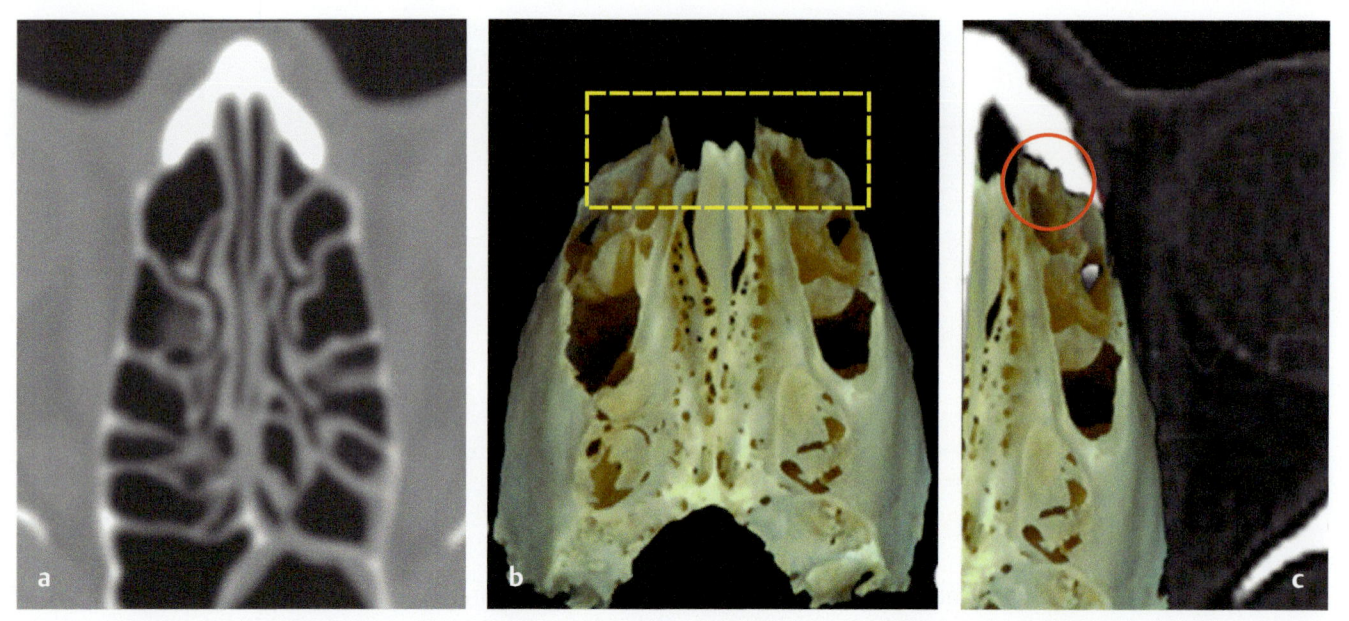

Fig. 1-34. (**a**) TC do osso etmoidal; (**b**) peça anatômica do osso etmoidal; (**c**) montagem da sobreposição de peça anatômica em TC com destaque na junção da lâmina ascendente do maxilar com a terminação anterior do corneto médio formando o *agger nasi*.

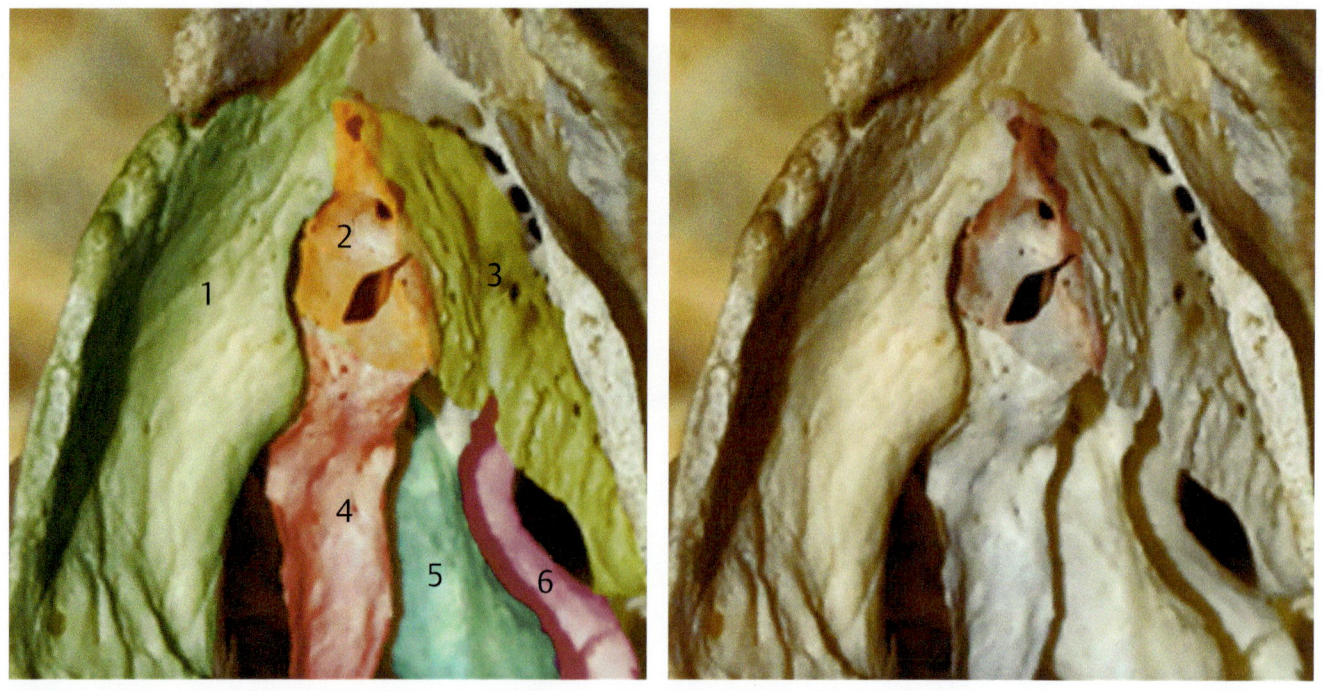

Fig. 1-35. Anatomia óssea da parede lateral direita – (*1*) lâmina ascendente da maxila; (*2*) placa do *agger nasi* inserindo-se na lâmina ascendente; (*3*) placa das conchas; (*4*) processo uncinado; (*5*) bulha etmoidal; (*6*) lamela basal.

Placa Meatal
Porção livre que inclui cabeça e corpo da concha média. Constitui o bordo interno do meato médio.

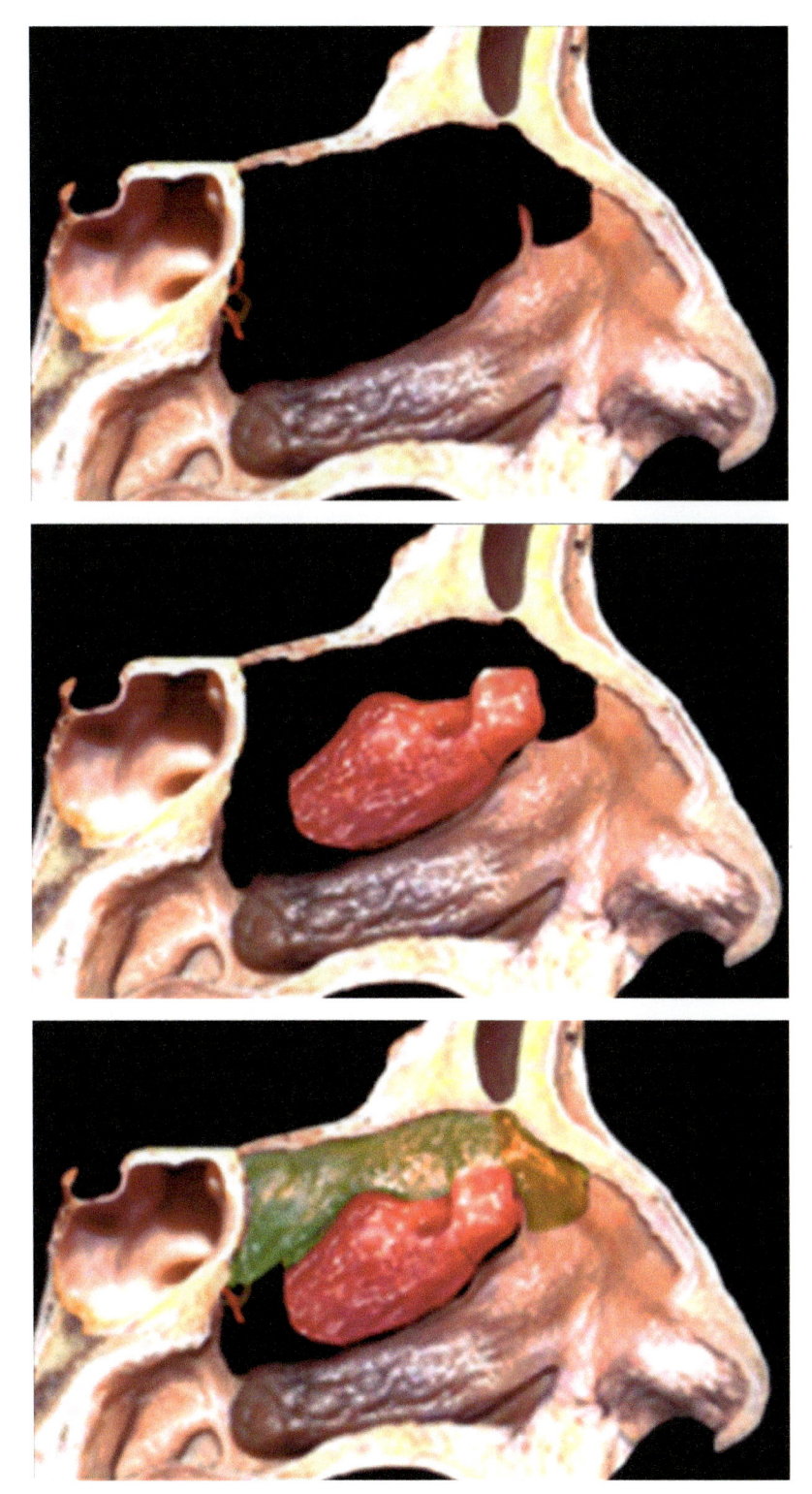

Fig. 1-36. Parede lateral do nariz com destaque em vermelho para porção meatal da concha média.

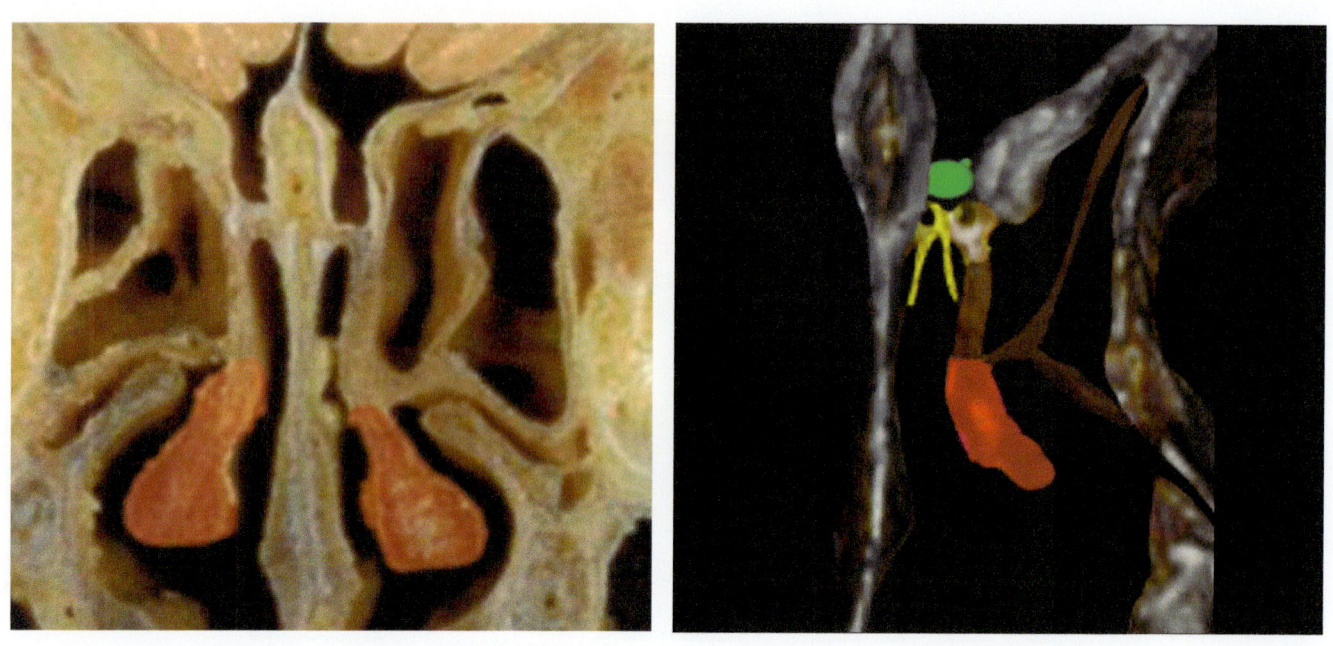

Fig. 1-37. Parede lateral demonstrando a placa meatal protegendo o meato médio, sem relação com filetes do olfatório.

Cauda

O forame esfenopalatino e suas artérias, situado junto ao ângulo superoexterno da coana, é recoberto pela cauda da concha média e a transforma na parte mais vascularizada dessa estrutura.

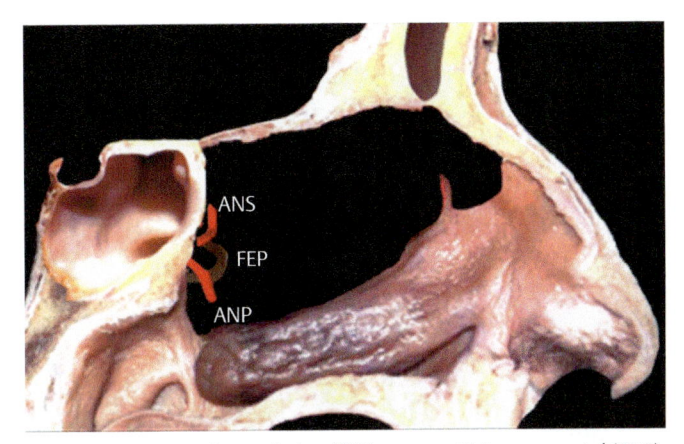

Fig. 1-38. Forame esfenopalatino (FEP) com a artéria nasosseptal (ANS) para cima e nasal posterior (ANP) para baixo.

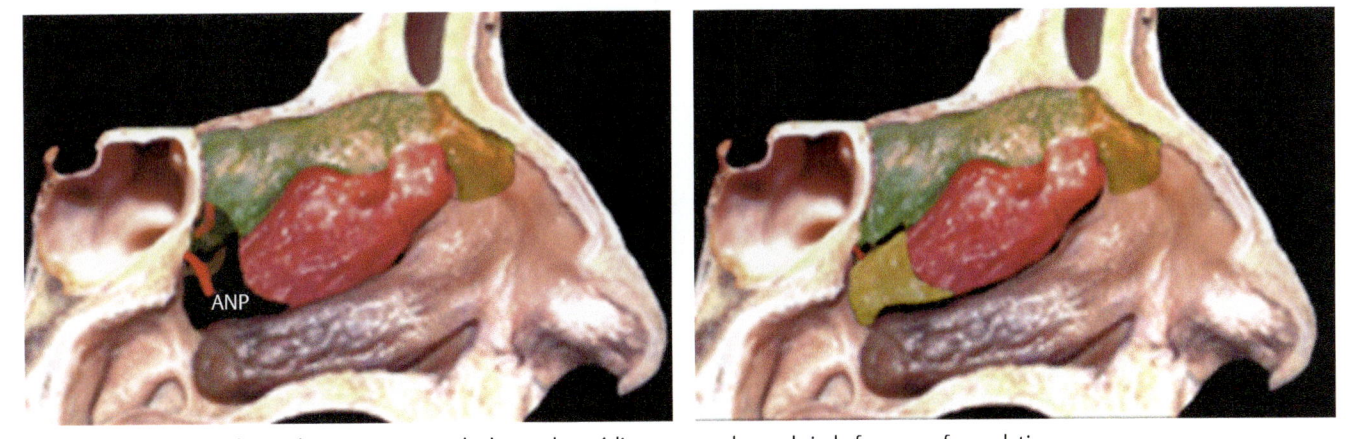

Fig. 1-39. Parede lateral com destaque para cauda da concha média em amarelo recobrindo forame esfenopalatino.

SEGMENTO HORIZONTAL DA CONCHA MÉDIA

A placa das conchas, juntamente com a concha média, é mantida arquitetonicamente estável por lamelas ósseas (lamelas basais da concha média e superior) que vão terminar na parede medial da órbita e no piso da fossa anterior.

Lamelas

As lamelas da placa das conchas são irregulares, tendo, com frequência, várias subdivisões, na maioria das vezes não paralelas e que formam no seu conjunto uma estrutura constituída por cavidades desiguais e definitivamente limitada pelo piso da fossa anterior, superiormente, e pela lâmina papirácea externamente. Por seu aspecto complexo esta estrutura por vezes é chamada de "labirinto".

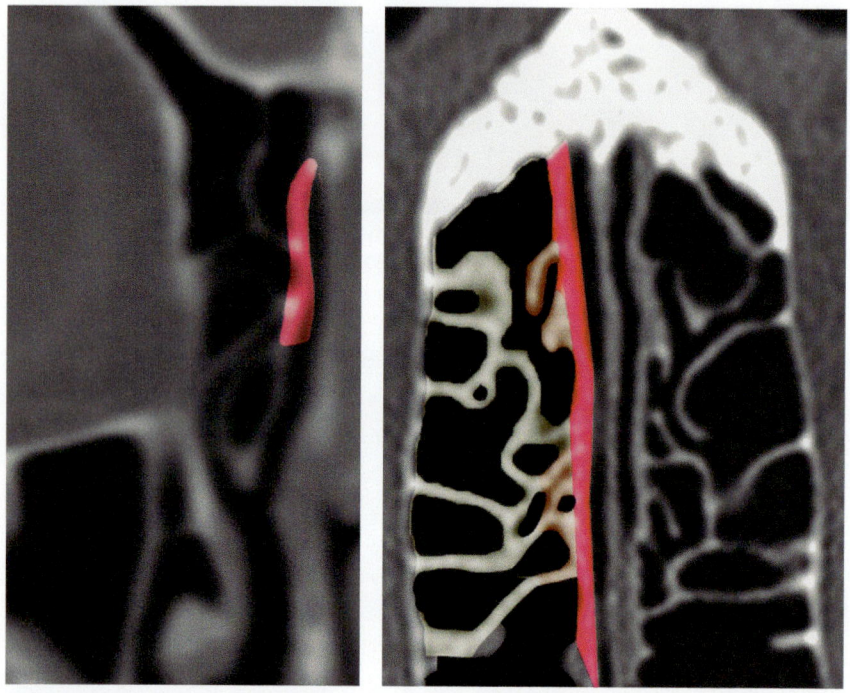

Fig. 1-40. TC de seios da face em cortes coronal e axial demonstrando as lamelas que acoplam a placa das conchas (vermelho) na parede medial da órbita.

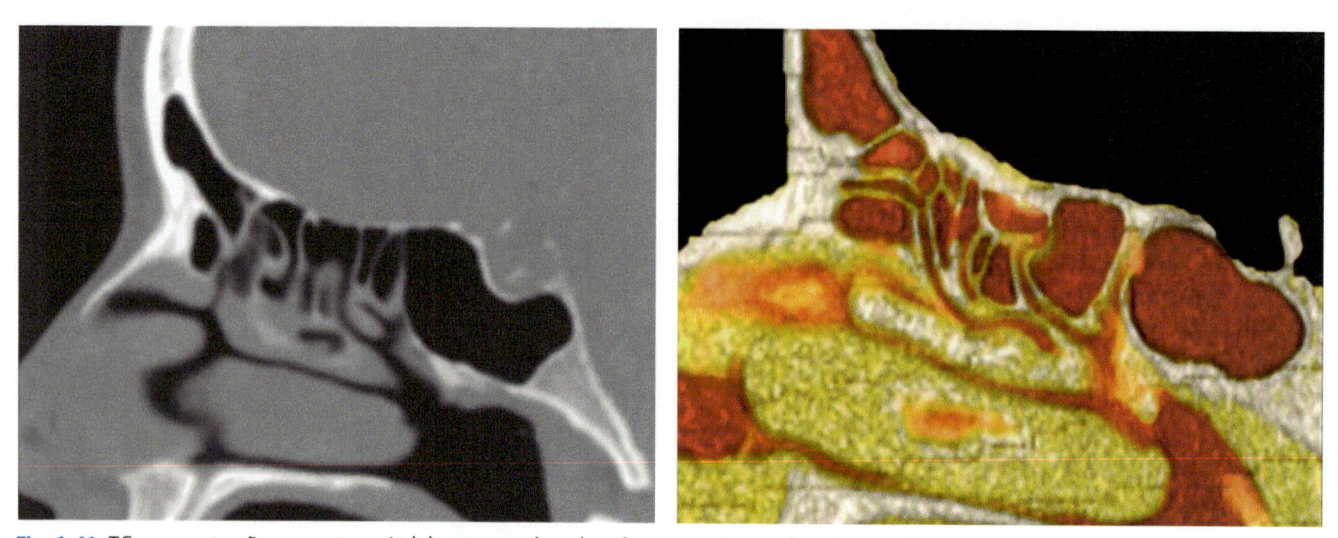

Fig. 1-41. TC e reconstrução em corte sagital demonstrando as lamelas que apoiam a placa das conchas na base do crânio.

Lamela Basal

Porção oblíqua que parte da face meatal da concha média e se insere na lâmina papirácea e base do crânio. É a parede posterior do meato médio, ou o limite posterior da câmara anterior.

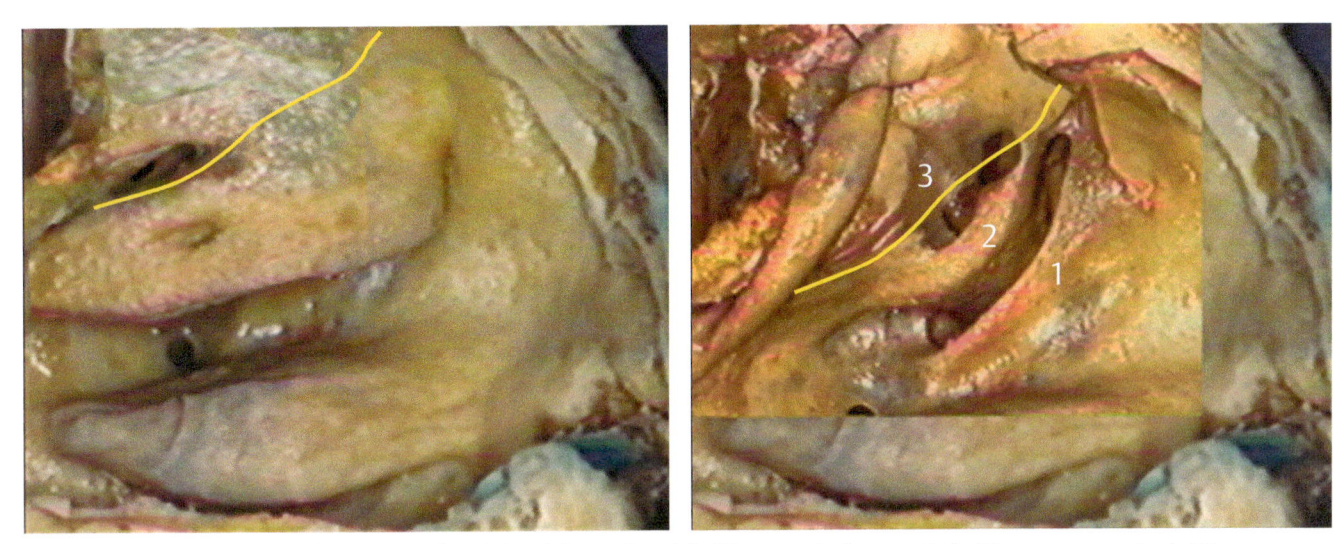

Fig. 1-42. Peça anatômica com destaque para lamela basal da concha média (3), e sua relação com a bulla (2) e processo uncinado (1).

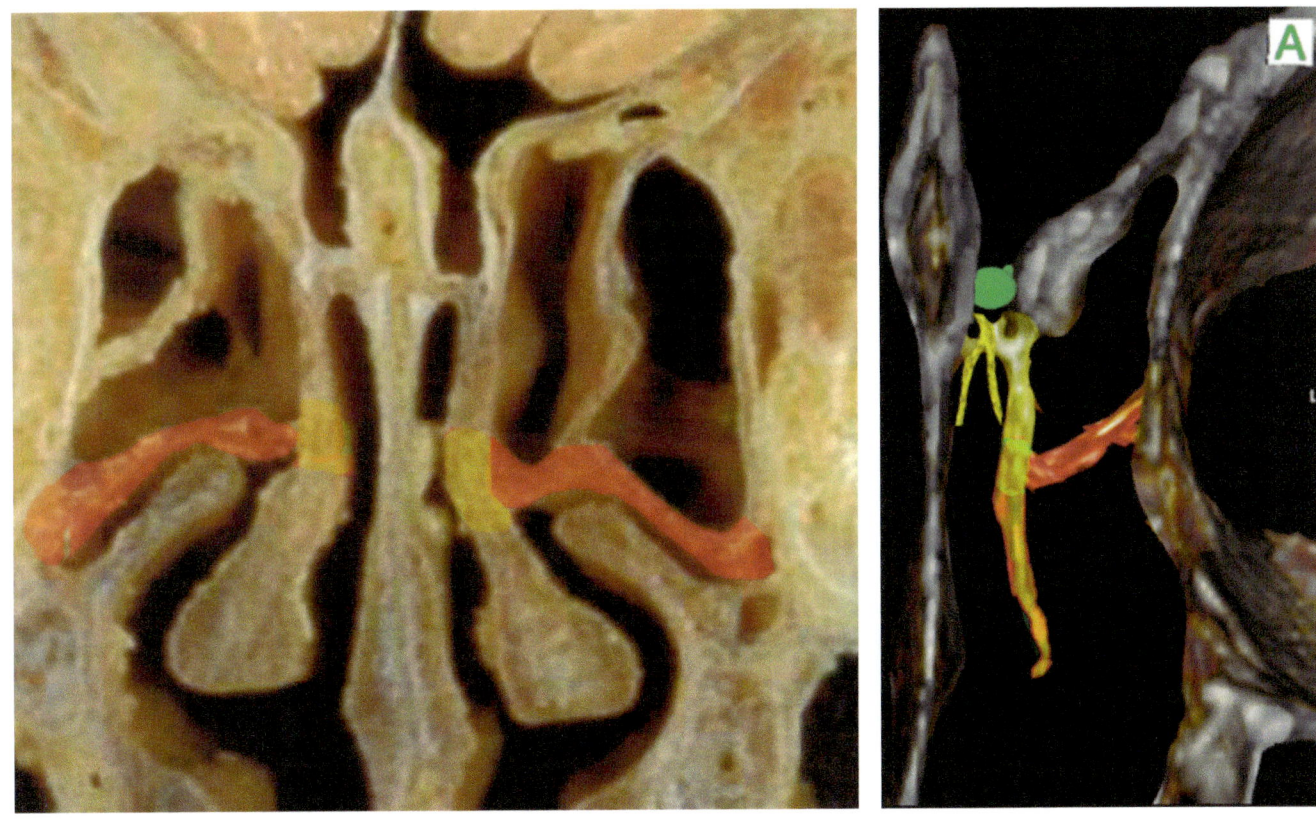

Fig. 1-43. Lamela basal (vermelho) fixando a concha média na órbita.

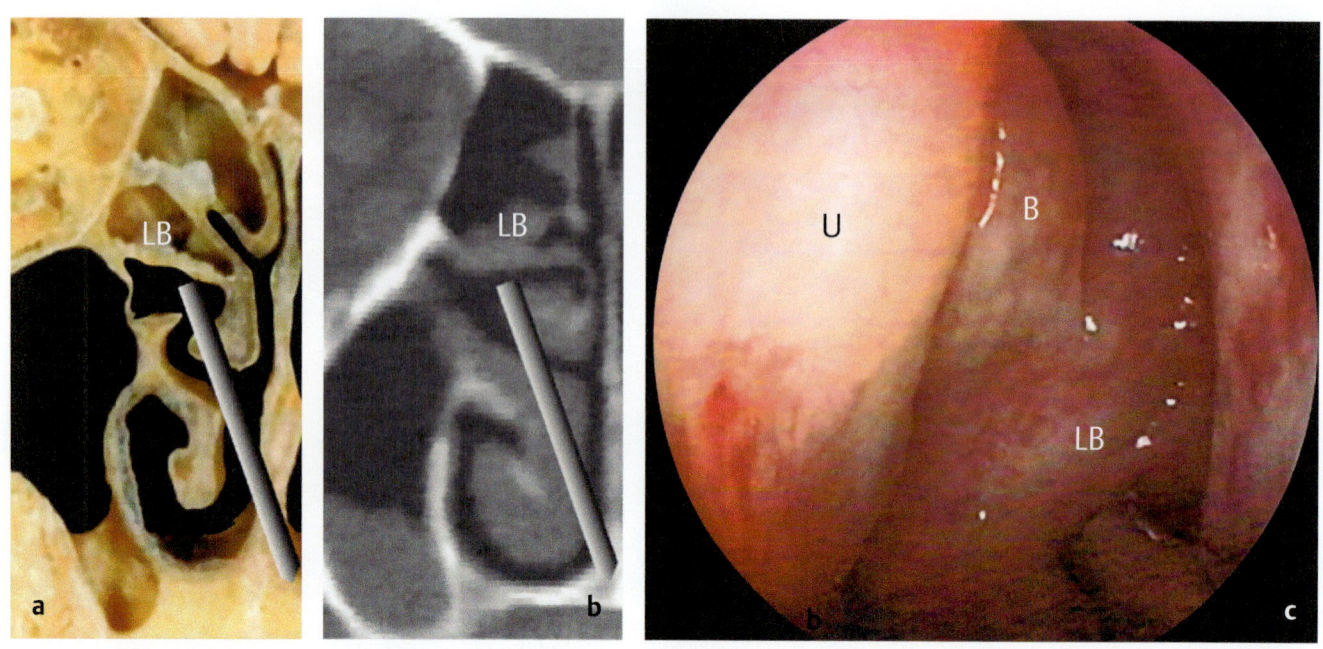

Fig. 1-44. (a) Peça anatômica (Bagatella), (b) TC e (c) visão endoscópica da lamela basal (LB). Bulha etmoidal (B); uncinado (U).

Com pouco parênquima funcional, a concha média é o limite medial do seio etmoidal. Atua aerodinamicamente para impedir que o fluxo inspiratório (rápido, frio e seco) penetre nas câmaras de baixa pressão, além de fechar medialmente estes espaços para que o fluxo expiratório possa ser retido tempo suficiente e permitir ação funcional adequada para os seios frontal, maxilar e esfenoidal.

Sendo assim, o seio etmoidal apresenta limites bem estabelecidos:

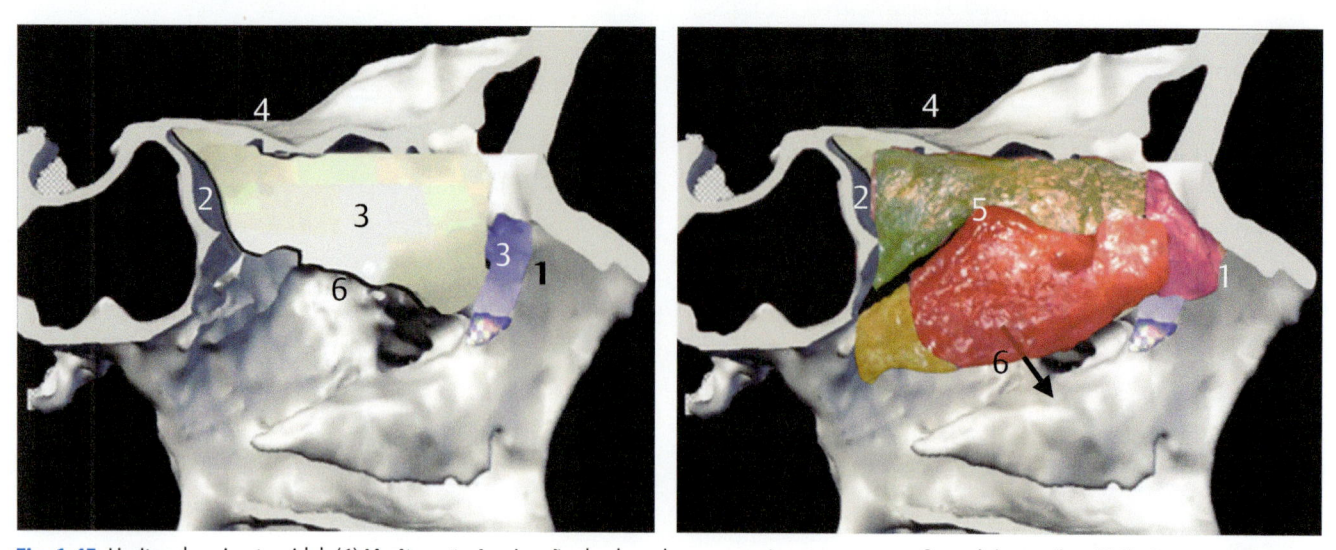

Fig. 1-45. Limites do seio etmoidal: (*1*) **Limite anterior**: junção da placa do *agger nasi* com o processo frontal do maxilar; (*2*) **limite posterior**: parede anterior do seio esfenoidal; (*3*) **limite lateral**: processo frontal do maxilar mais anteriormente, osso lacrimal (unguis) e a parede medial da orbita (lâmina papirácea) posteriormente; (*4*) **limite superior**: piso da fossa anterior, composto anteriormente pela parte medial do processo orbital do osso frontal e posteriormente pelo plano esfenoidal; (*5*) **limite medial**: estrutura vertical da concha média; (*6*) **limite inferior**: o seio etmoidal comunica-se livremente com a fossa nasal.

ETMOIDECTOMIA

CIRURGIA ENDOSCÓPICA NASOSSINUSAL

Espaços estreitos com extensa vascularização e limitados por estruturas nobres como: órbita, fossas cranianas, fossas pterigomaxilar e infratemporal tornam a cirurgia endoscópica dos seios paranasais complexa e alongam sua curva de aprendizado. O treinamento precisa ser intenso e adequado, pois os riscos e os resultados insatisfatórios estão sempre presentes. Dissecções orientadas são essenciais, assim como diagnóstico preciso e planejamento prévio.

Na mesma medida, as estruturas anatômicas envolvidas precisam ser estudadas individualmente e em conjunto, e a compreensão tridimensional da face, tendo o nariz e as cavidades paranasais como um sistema interdependente, é muito necessária.

O seio etmoidal é a estrutura anatomofuncional mais importante dos seios paranasais e qualquer ato cirúrgico a este nível interfere de alguma maneira no funcionamento dos outros seios, o que faz da etmoidectomia o ato mais relevante no tratamento cirúrgico da RSC.

Embora a estrutura etmoidal funcione em conjunto, cada célula ou compartimento osteomucoso etmoidal tem sua independência funcional, possuindo uma drenagem individual. Este fato anatomofisiológico é a razão do aparecimento de mucoceles mesmo em estruturas etmoidais aparentemente normais.

A etmoidectomia parcial ou a permanência de células etmoidais residuais é um procedimento de resultado imprevisível, porque as cavidades etmoidais que permanecem intactas ainda dependem individualmente de seus orifícios de drenagem e agora devem funcionar em conjunto sob condições aerodinâmicas completamente modificadas pela cirurgia parcial realizada. Além disso, a persistência de enfermidades inflamatórias crônicas como alergia ou polipose pode manter o quadro inicial, fato comum na indicação de reoperações.

Eventualmente pode-se ter um resultado satisfatório mesmo com células residuais, mas sem dúvida é mais razoável obter-se um bom resultado a partir da ressecção completa das células etmoidais.

O cirurgião não tem influência direta sobre o processo inflamatório, apenas modifica a arquitetura para transformar o seio etmoidal em uma cavidade única.

A cirurgia dos seios paranasais pode ser considerada funcional nos seios maxilares, frontais e esfenoidais porque suas estruturas anatômicas originais são quase inteiramente preservadas no fim da intervenção, que objetiva o restabelecimento de suas características aerodinâmicas normais, obtido mediante modificações arquitetônicas nos próprios óstios e/ou nas áreas adjacentes.

O seio etmoidal, por sua vez, tem sua própria estrutura obrigatoriamente destruída pelo ato cirúrgico, perdendo de forma definitiva suas particularidades anatômicas originais e nenhuma alteração deste tipo pode ser considerada funcional.

A etmoidectomia, mesmo destrutiva, é o procedimento mais relevante nos seios paranasais na patologia inflamatória rinossinusal, não importando a técnica ou os acessos utilizados e atualmente é realizada através da fossa nasal, com auxílio de endoscópios rígidos, utilizando a cavidade nasal como via de acesso natural à alterações anatômicas ou lesões a este nível, possibilitando o uso desta mesma via para regiões relacionadas, reduzindo a morbidade operatória, diversificando as indicações e melhorando os resultados.

Nos seios paranasais a cirurgia endoscópica denominada funcional (FESS) tem como regra geral a manutenção das linhas de transporte mucociliar através da ressecção de áreas de contacto e preservação da mucosa, criando um conceito abstrato e equivocado de "cirurgia minimamente invasiva".

A FESS tradicionalmente começa com uma incisão vertical no terço médio da porção também vertical do processo uncinado que é então removido parcialmente. Prossegue-se, então, medial e posteriormente, ressecando parte da bulha e em seguida as lamelas posteriores, removendo porções da arquitetura etmoidal e buscando a maior conservação possível de mucosa.

A FESS é uma etmoidectomia parcial realizada de forma centrífuga, ou seja, do centro para a periferia, e costuma associar-se a uma meatotomia maxilar média, seguida, se necessário, da abertura da parede anterior do seio esfenoidal e do recesso frontal.

FESS

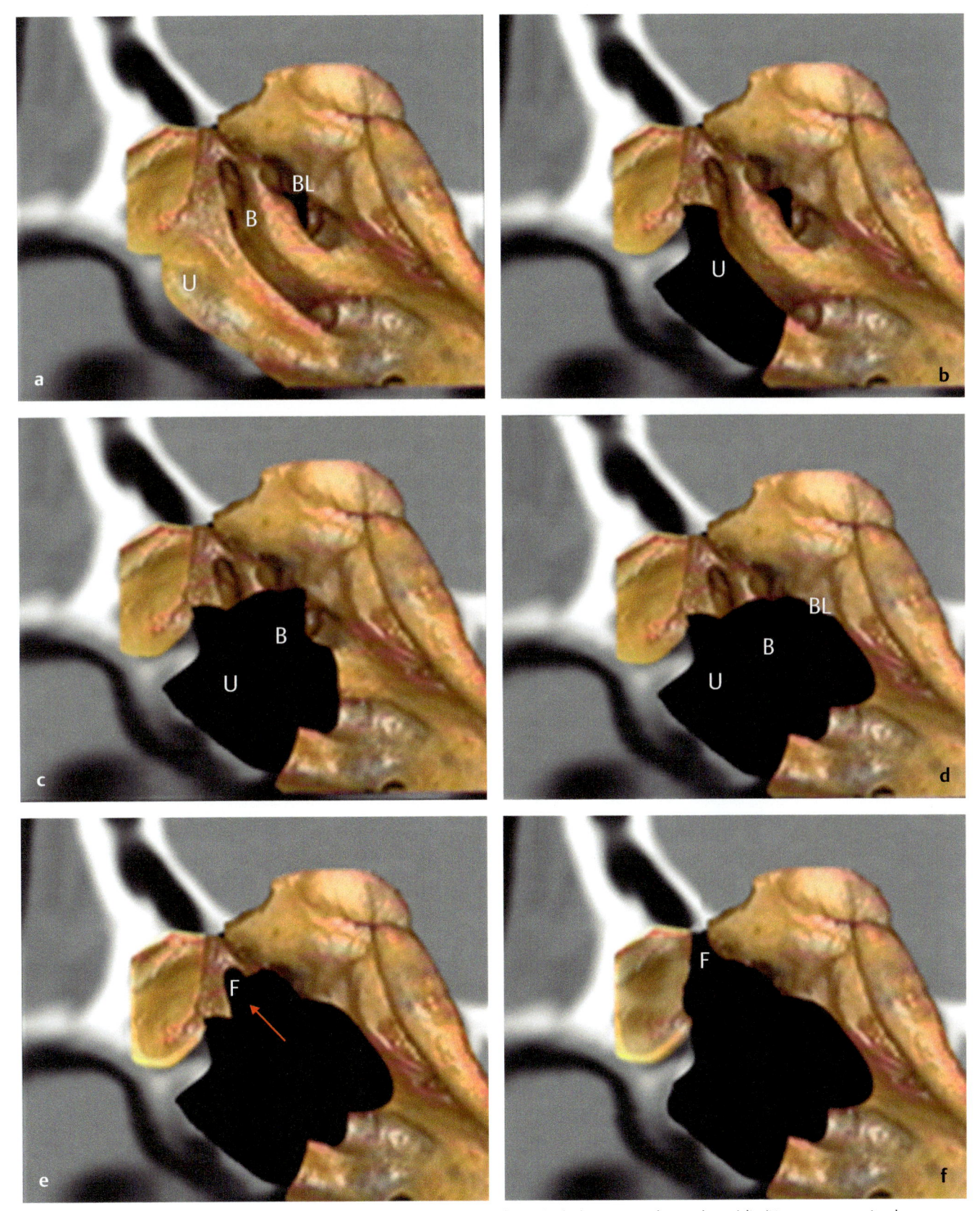

Fig. 2-46. FESS. Representação da ressecção das estruturas: (a) meato médio após deslocamento da concha média (U: processo uncinado, B: bulha etmoidal, C: lamela basal, D: recesso frontal); (c) ressecção inferior do processo uncinado; (c) ressecção da bulha etmoidal; (d) ressecção da lamela basal; (e) abertura do recesso frontal; (f) instrumentalização do recesso frontal.

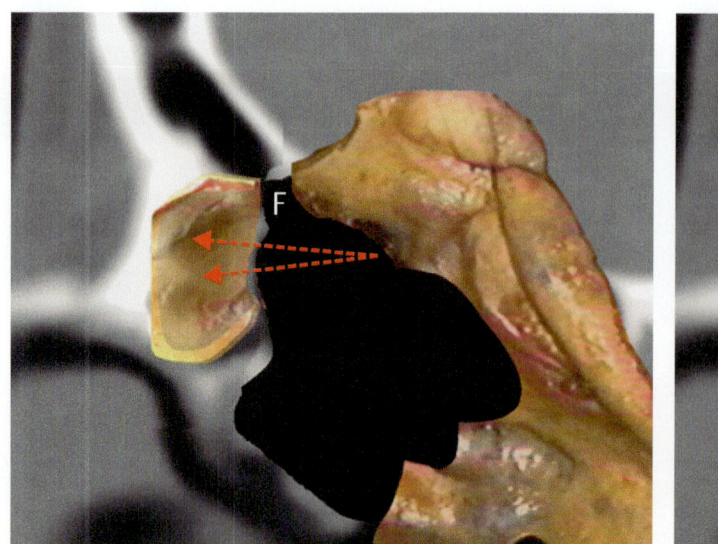

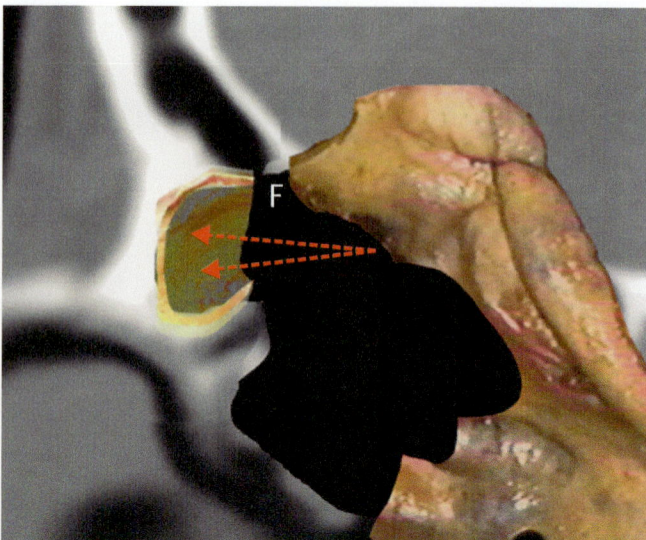

Fig. 2-47. Observar como ao final da FESS, o *agger nasi* permanece como estrutura semifechada com células no seu interior.

A descrição técnica da FESS é baseada em anatomia normal ou parcialmente preservada e oferece poucas alternativas quando a anatomia está prejudicada por cirurgia prévia ou pela própria patologia, como é observado frequentemente nas poliposes e nas reoperações.

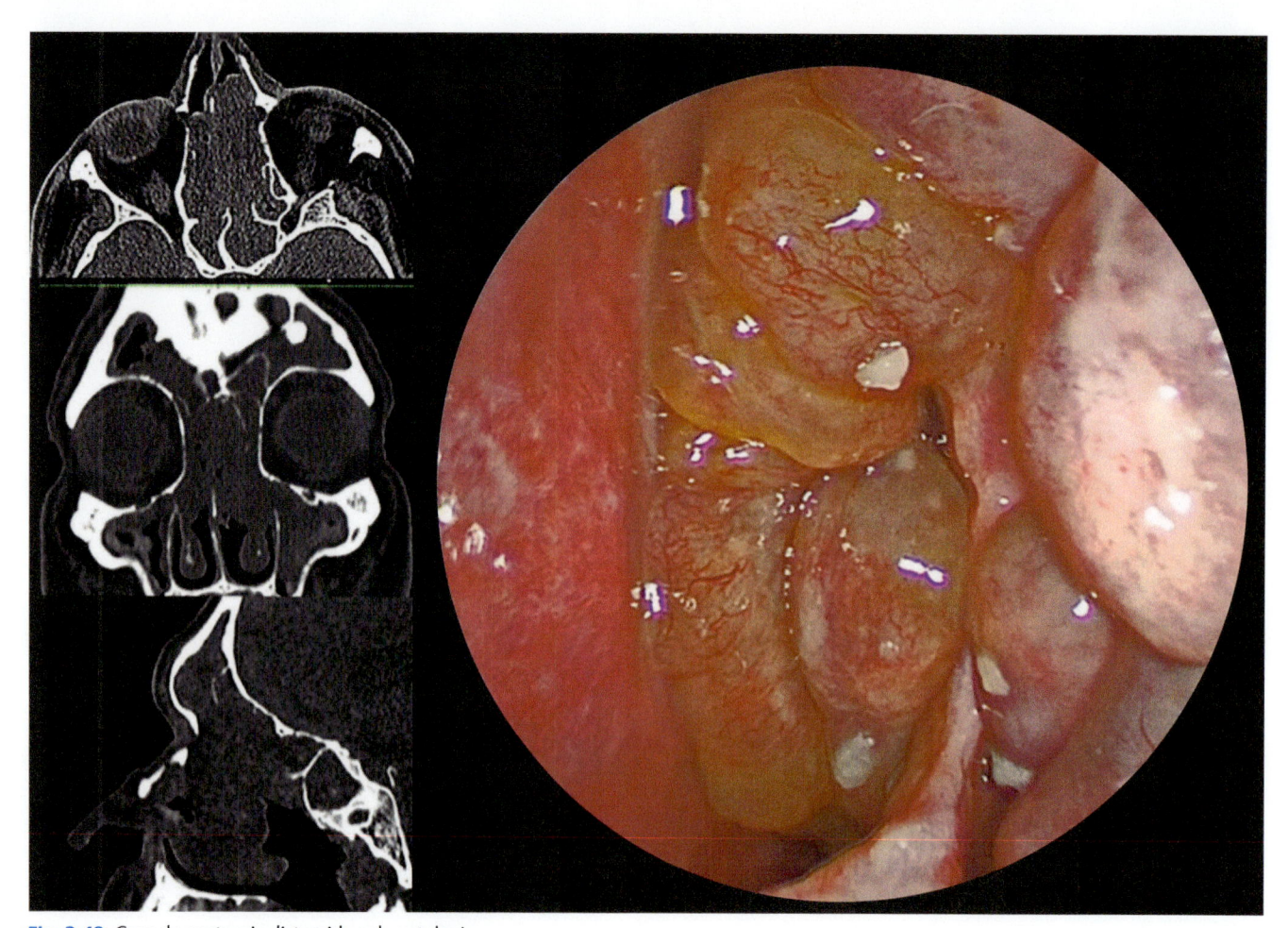

Fig. 2-48. Caso de anatomia distorcida pela patologia.

Com a impossibilidade cirúrgica de preservação da unidade funcional do etmoide, o termo funcional foi suprimido por alguns autores e FESS passou a ser chamada somente de ESS, e vem sofrendo modificações em sua técnica original, passando a ser realizada de forma cada vez mais radical e extensa, recebendo denominações como "Nasalização", *"Full House"* ou ainda *"Reboot"*.

Tanto na execução original da FESS como nas etmoidectomias radicais preconizadas atualmente, o cirurgião trabalha sempre inferior e medial, ressecando do meio para a periferia, célula após célula (anatomia preservada), ou fragmento após fragmento (anatomia não preservada), como nos casos de polipose, tumores ou reoperações. É a ressecção em pedaços ou *"piece meal resection"*, frequentemente realizada com o auxílio de microdebridadores, que são aparelhos destinados exatamente para otimizar a ressecção.

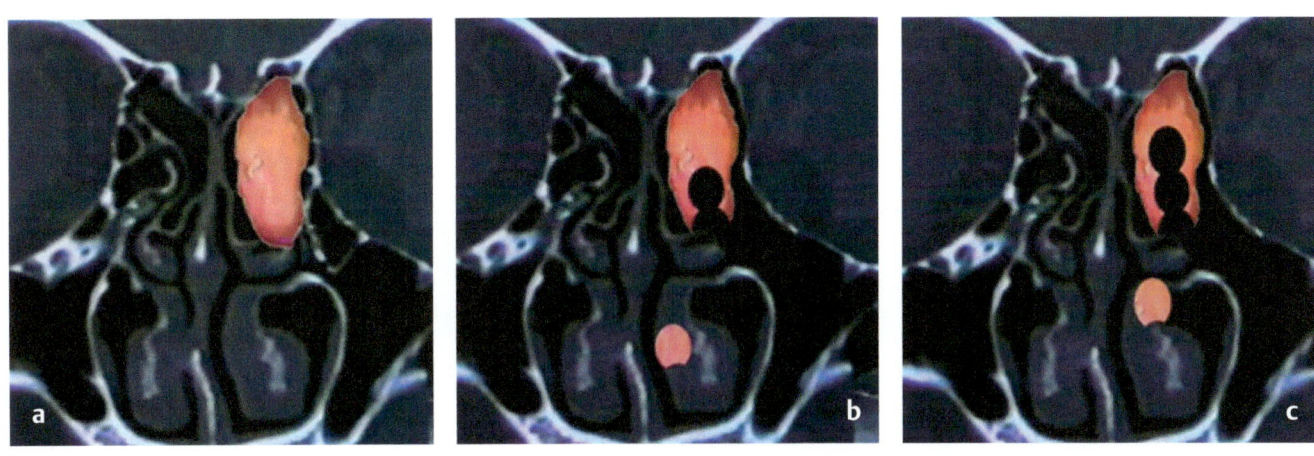

Fig. 2-49. (a-c) Representação da FESS com ressecção de fragmento por fragmento, do centro para periferia, de forma centrífuga.

A FESS e as técnicas mais radicais são semelhantes, sempre realizadas por ressecção centrífuga, diferindo apenas na amplitude. Enquanto a FESS preconiza remover apenas as variações anatômicas que causam obstrução, as técnicas radicais buscam, a rigor, transformar o seio etmoidal em uma única cavidade, com ou sem ressecção parcial da concha média ou mesmo da linha mucosa.

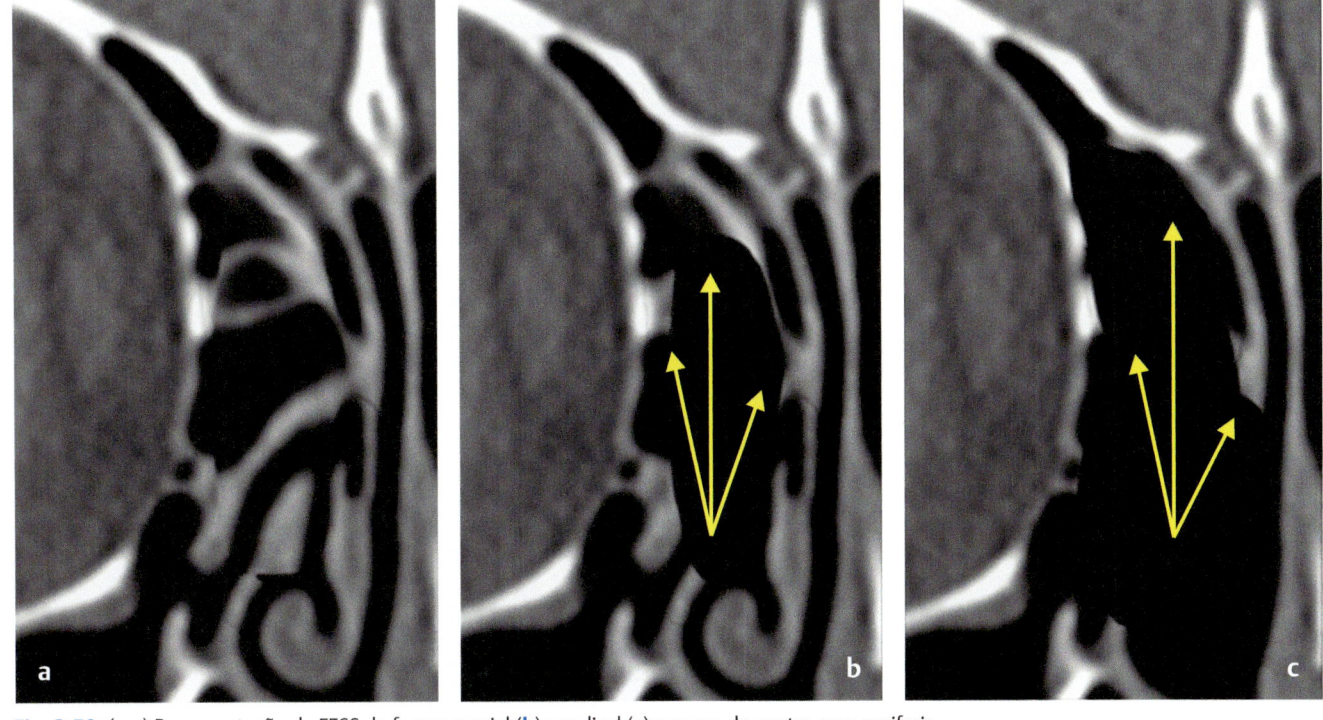

Fig. 2-50. (a-c) Representação da FESS de forma parcial (b) e radical (c) sempre do centro para periferia.

Nos casos em que a anatomia sofre modificações importantes provocadas pela própria patologia ou por cirurgias anteriores, as lamelas etmoidais e outras referências estão parciais ou totalmente ausentes e as ressecções centrífugas tornam-se confusas e dependentes da experiência e habilidade do cirurgião, fator que aumenta o risco e pode comprometer o resultado.

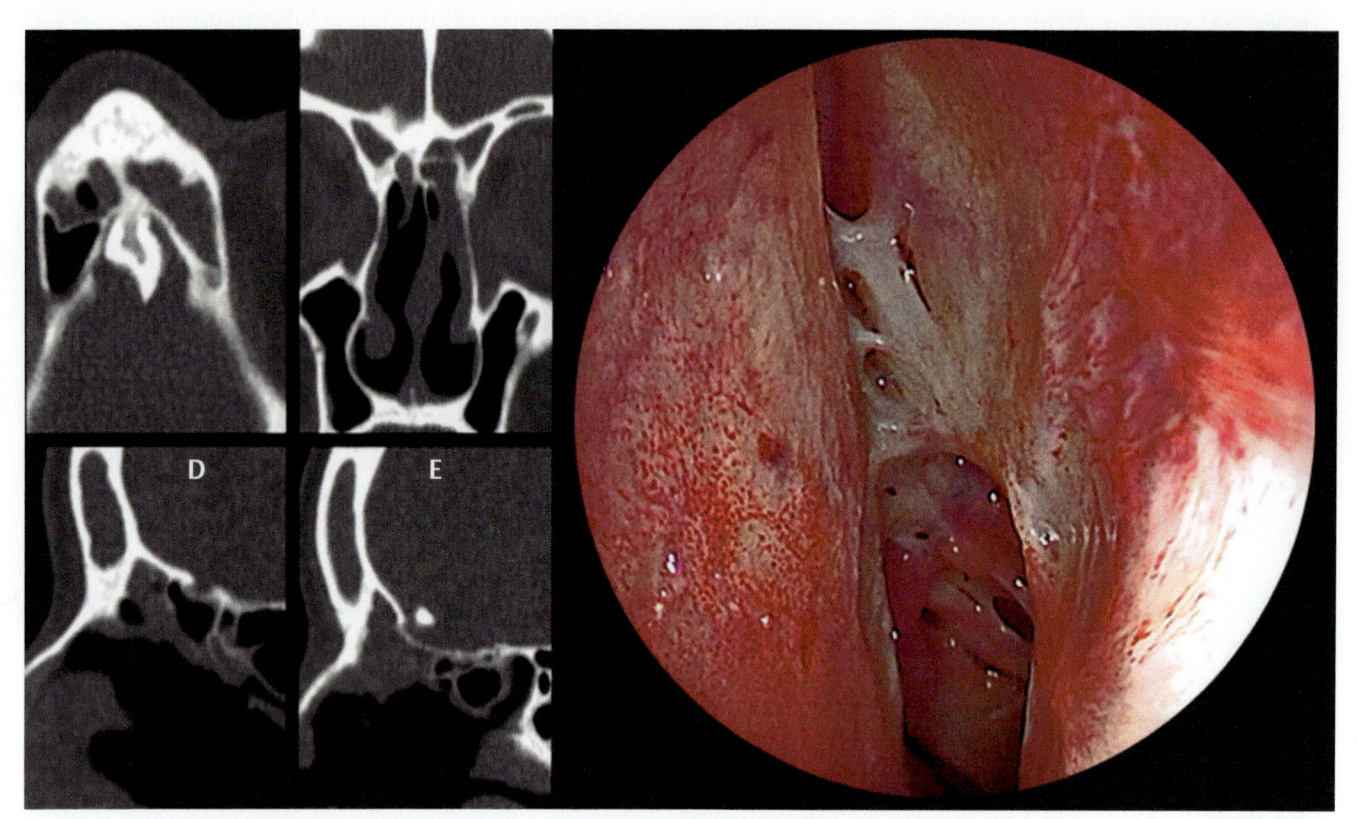

Fig. 2-51. TC de seios da face e imagem endoscópica com anatomia prejudicada por cirurgia anterior.

O sucesso de qualquer técnica cirúrgica depende sempre de fatores como morbidade, complicações e resultados. A FESS reduziu a morbidade ao evitar incisões externas, mas não diminuiu as complicações, e os resultados obtidos, segundo a literatura, foram aquém do esperado. Este quadro é mais evidente quando percebemos que complicações e resultados ruins são fatores sabidamente subnotificados.

FALHAS CIRÚRGICAS

Nas publicações dos casos de recorrência de RSC em pacientes operados percebe-se claramente que a causa mais comum do insucesso está na presença de células etmoidais residuais situadas no etmoide anterior e mais precisamente no recesso frontal.

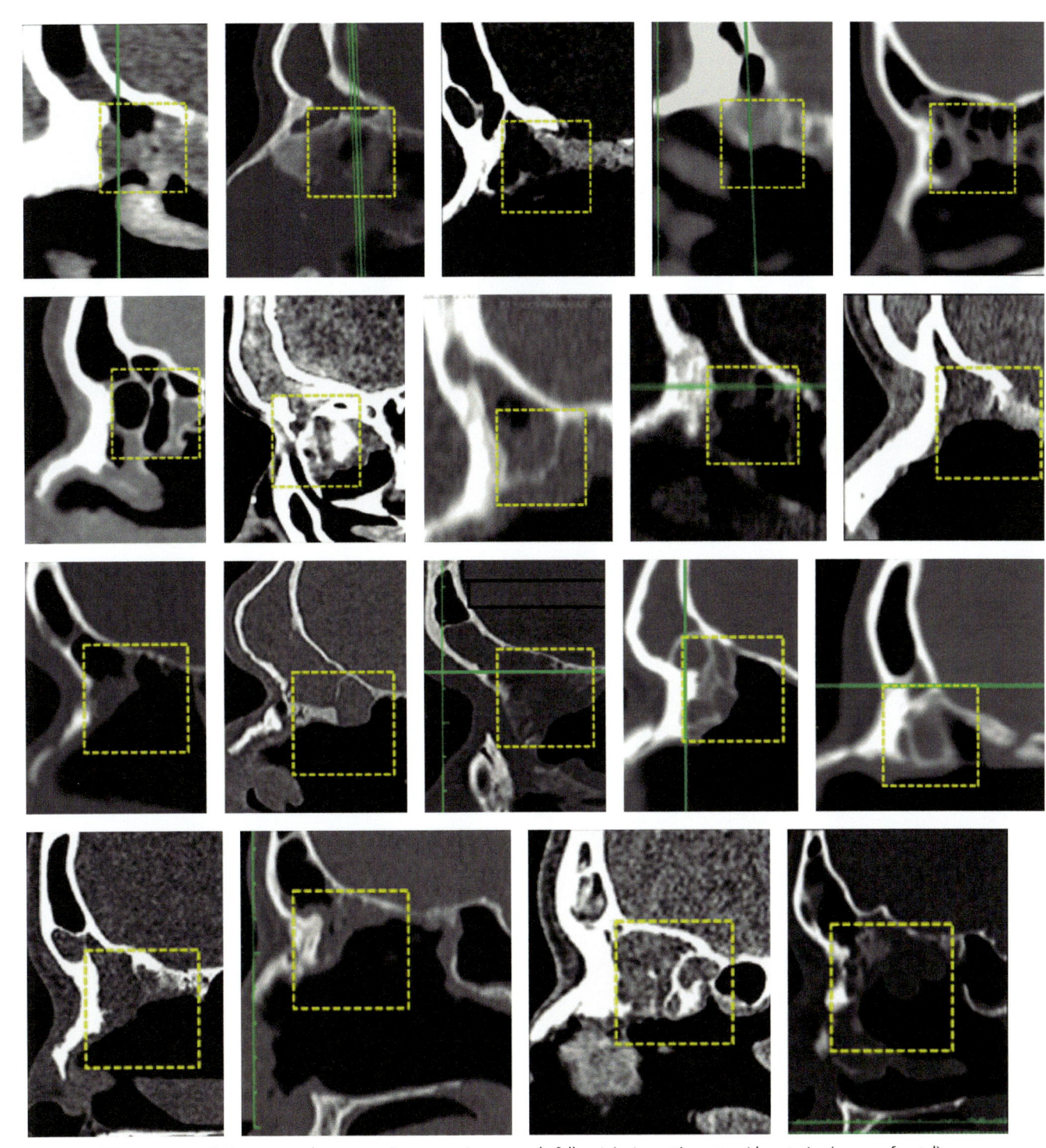

Fig. 2-52. TC em corte sagital em casos de reoperação nos quais a causa da falha cirúrgica está no etmoide anterior (recesso frontal).

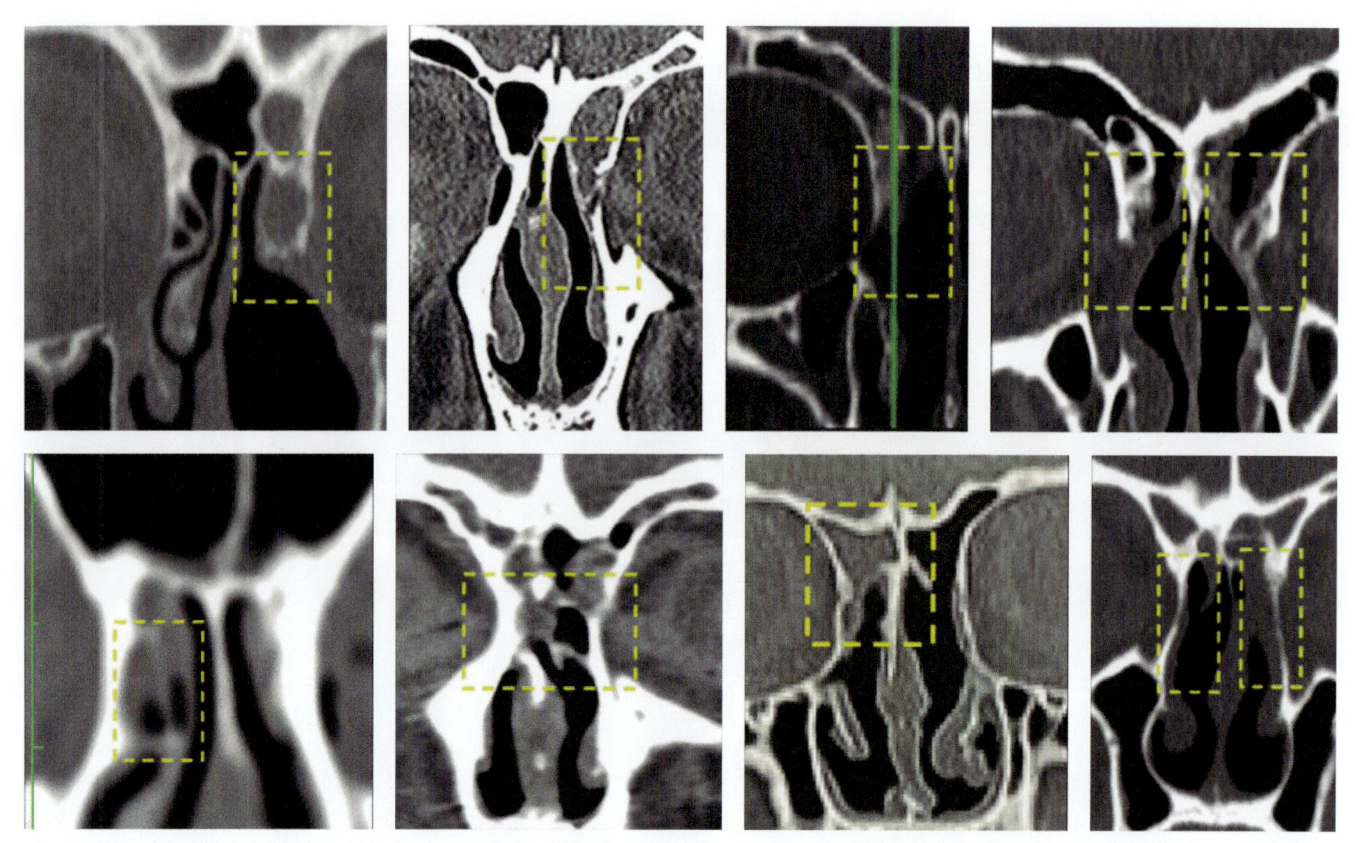

Fig. 2-53. TC em corte coronal em casos de reoperação. A causa da falha cirúrgica está no etmoide anterior (recesso frontal).

Gustav Killian (1860-1921) chamou de "recesso frontal" a fissura mais alta e mais anterior do meato médio. É um infundíbulo formado anteriormente pela lâmina ascendente do maxilar, posteriormente pela face anterior da bulha etmoidal, medialmente pela placa do *agger nasi*, lateralmente pelo osso lacrimal e lâmina papirácea e superiormente relacionando-se com o seio frontal. Na parte central desta região anatômica está a porção superior do processo uncinado.

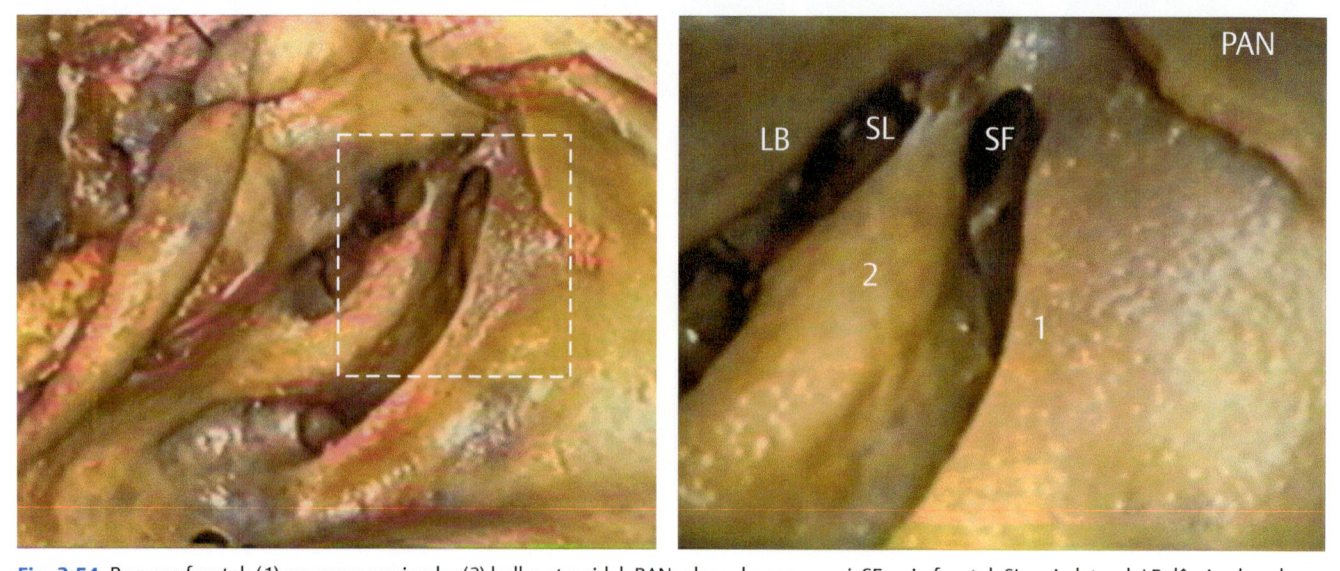

Fig. 2-54. Recesso frontal: (*1*) processo uncinado; (*2*) bulha etmoidal; PAN: placa do *agger nasi*; SF: seio frontal; SL: seio lateral; LB: lâmina basal.

ETMOIDECTOMIA

Mosher, em 1913, percebeu a importância do *agger nasi* e da porção superior da unciforme, e chama atenção para esta região anatômica em 1929.

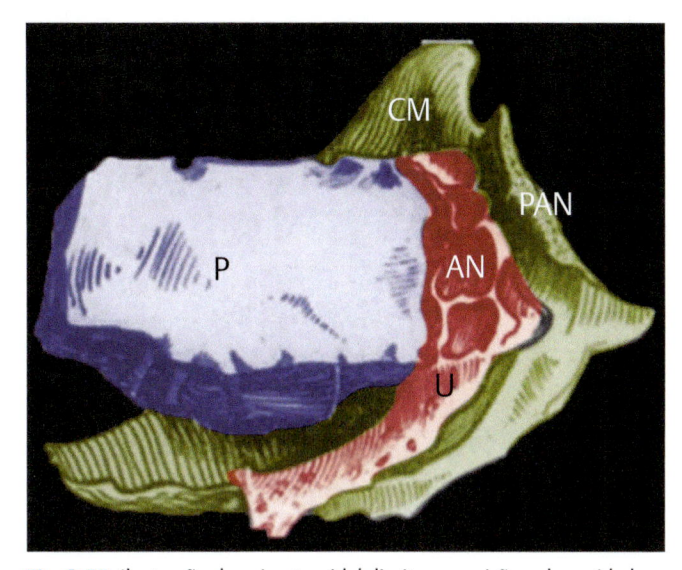

Fig. 2-55. Ilustração do seio etmoidal direito com visão pela cavidade orbitária com destaque para o *agger nasi* (AN), papirácea (P), unciforme (U), concha média (CM) e placa do *agger nasi* (PAN).

A FESS é executada em *"double-pass"*, ou seja, primeiro o cirurgião resseca anteroposteriormente: processo uncinado, bulha etmoidal, membrana basal e lamelas posteriores, e depois retorna anteriormente para abordar, se necessário, o recesso frontal, com uso de instrumentos angulados.

A FESS não propõe a ressecção do *agger nasi* ou da parte superior do processo uncinado. A abertura do seio frontal, quando efetuada, é realizada no sentido posteroanterior, pelo centro do *agger nasi* até encontrar o seio frontal, significando geralmente o término do procedimento.

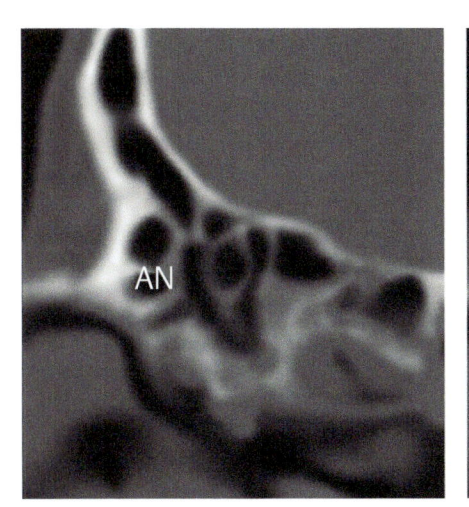

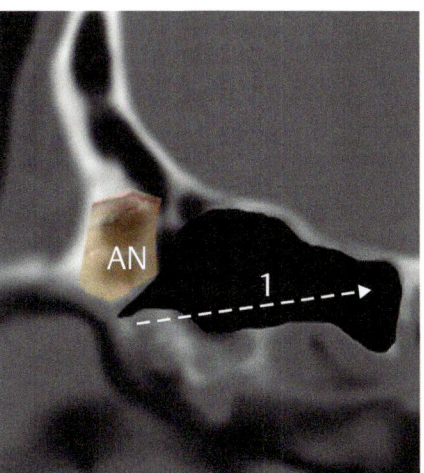

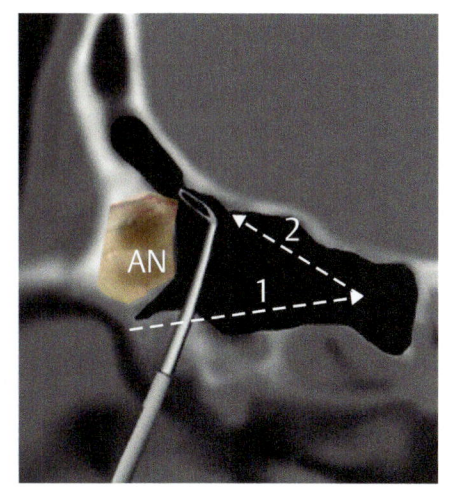

Fig. 2-56. Técnica original FESS realizada sempre em *double-pass*, (*1*) anteroposterior, (*2*) posteroanterior; terminando na instrumentalização parcial do recesso frontal. Observa-se o *agger-nasi* (AN) íntegro e coberto por sua placa que está transparente mostrando células do etmoide anterior ainda presentes neste local.

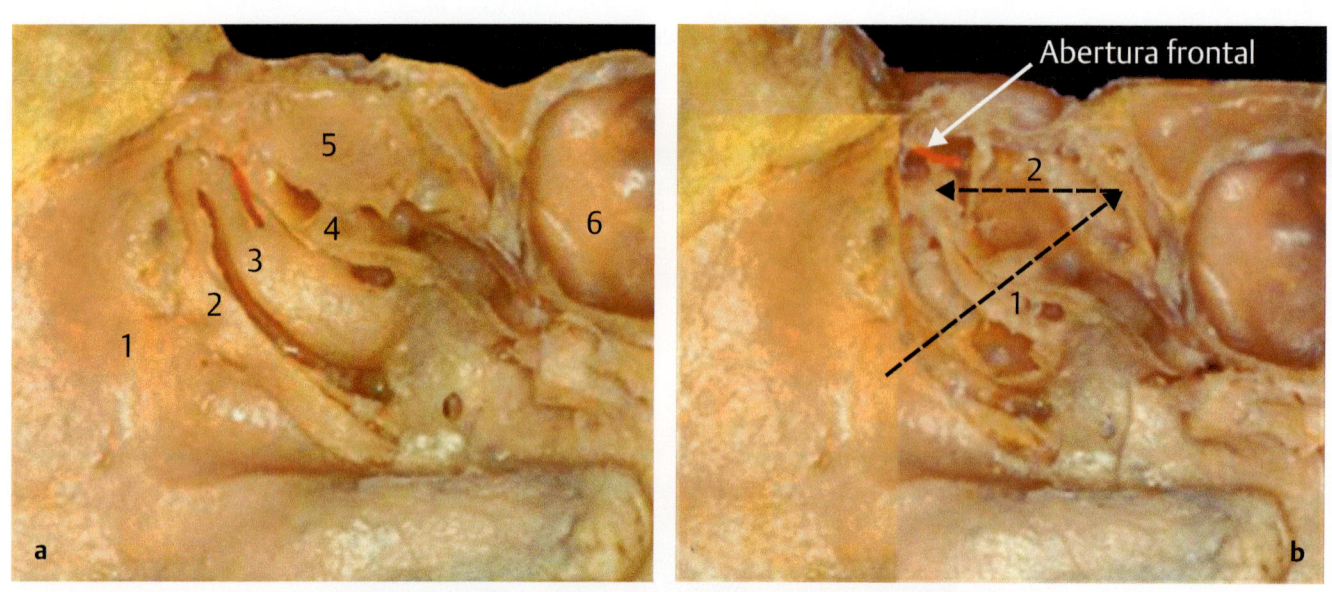

Fig. 2-57. FEES. (**a**) Peça anatômica (Bagatella) da parede lateral do nariz após ressecção da placa meatal, (*1*) lâmina ascendente da maxila, (*2*) processo uncinado, (*3*) bulha etmoidal, (*4*) lamela basal da concha média, (*5*) placa das conchas, (*6*) seio esfenoidal). (**b**) Sentido *double-pass* da FEES após ressecção da placa das conchas, (*1*) anteroposterior, (*2*) posteroanterior até abertura do recesso do frontal (seta branca), finalizando a cirurgia.

As células do *agger nasi* são anteriores à abertura do frontal e vão persistir intactas após a cirurgia, tornando-se a causa mais frequente de resultados insatisfatórios, como demonstra a literatura atual.

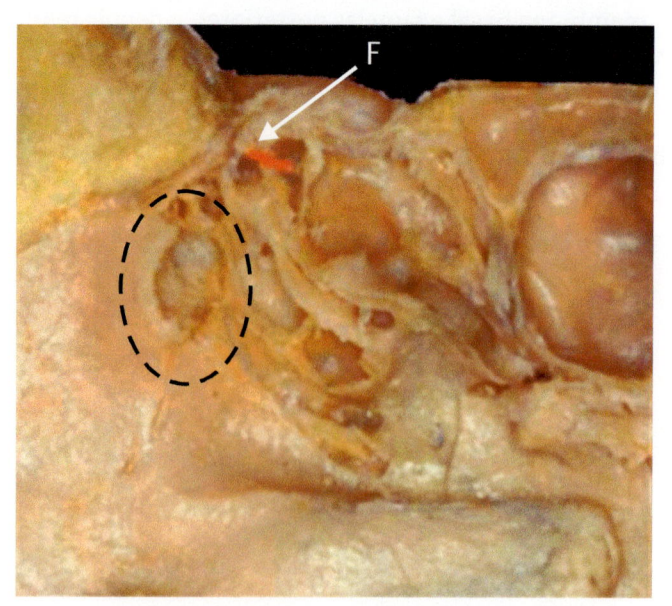

Fig. 2-58. Abertura (placa do *agger nasi* ressecada) do *agger nasi* demonstrando a presença de células anteriores à drenagem do seio frontal.

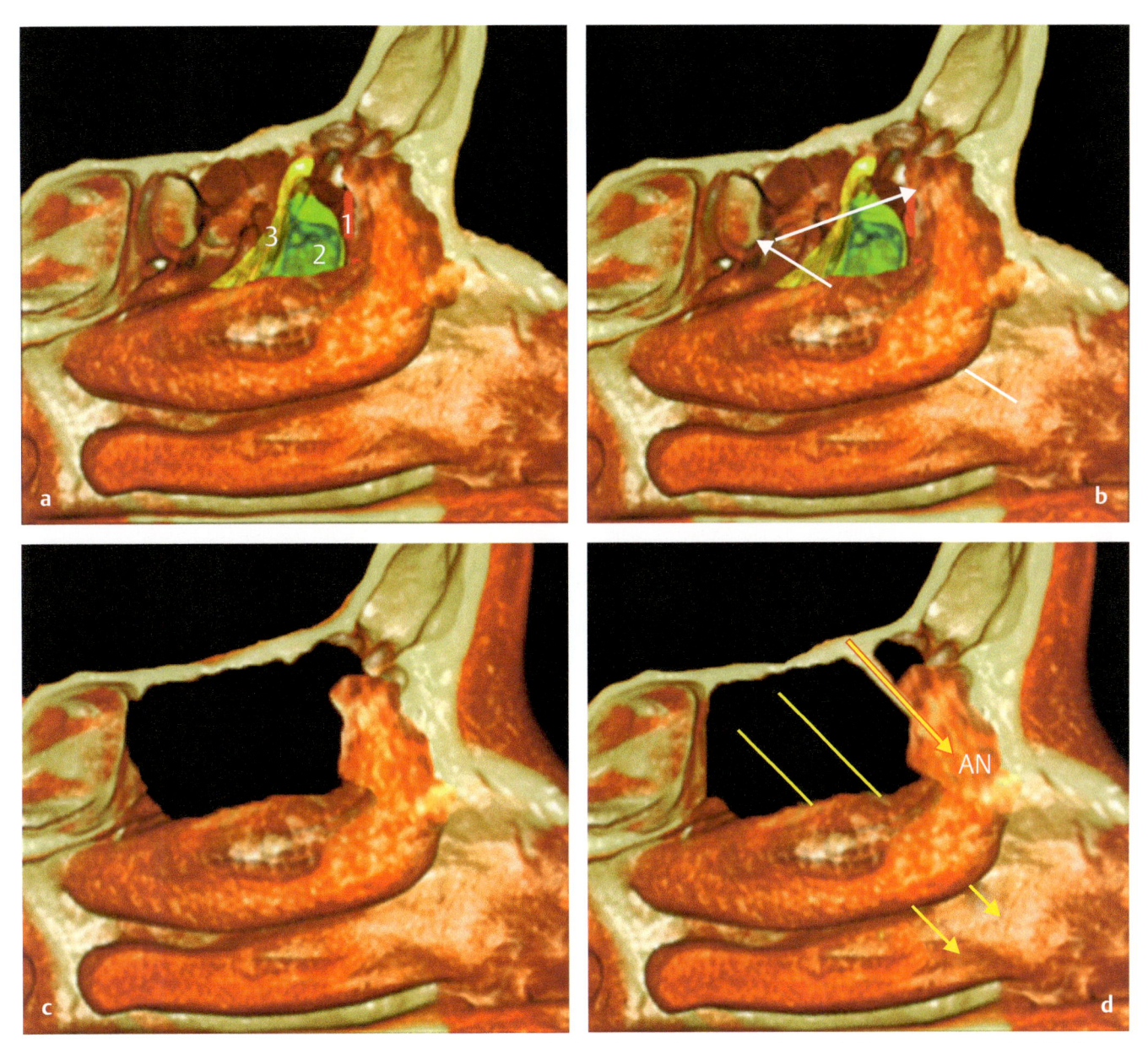

Fig. 2-59. Reconstrução 3D da parede lateral esquerda: (**a**) remoção da placa das conchas com visualização de (*1*) processo uncinado, (*2*) bulha etomidal, (*3*) lamela basal da concha média. (**b**) Sentido *double pass* da FESS; (**c**) após a remoção das lamelas etmoidais. (**d**) *agger nasi* (AN, transparente) continua existindo como cavidade parcialmente fechada.

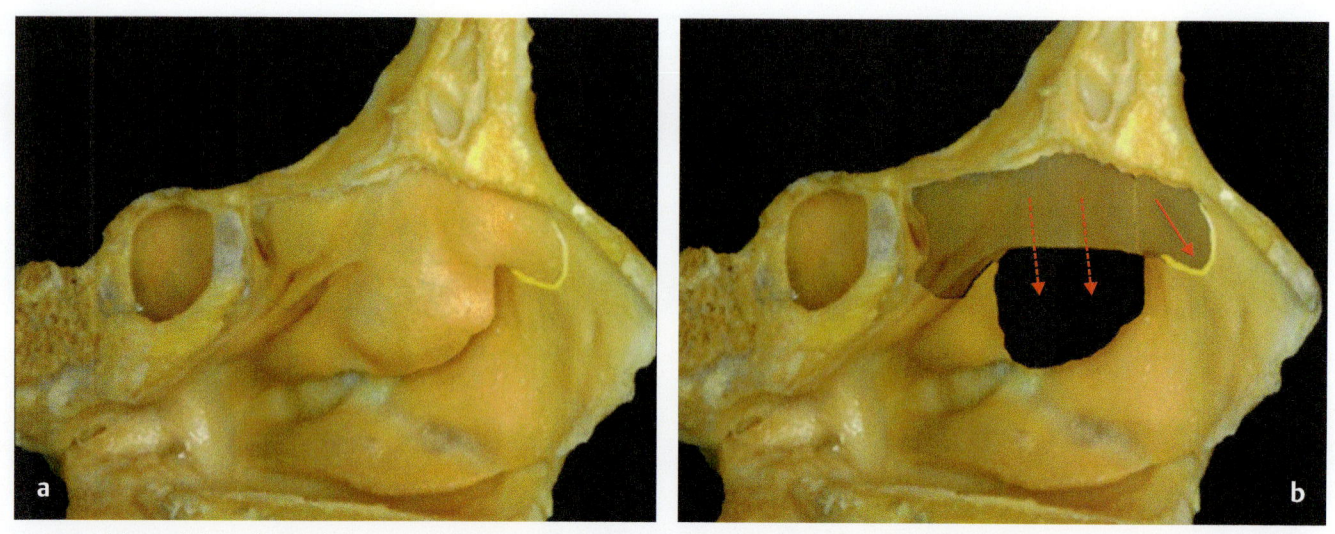

Fig. 2-60. (a) Parede lateral com a linha anterior do *agger nasi*; (b) ressecção da placa meatal com etmoidectomia e preservação da placa das conchas comunicando-se com cavidade nasal e o *agger nasi* intacto e fechado.

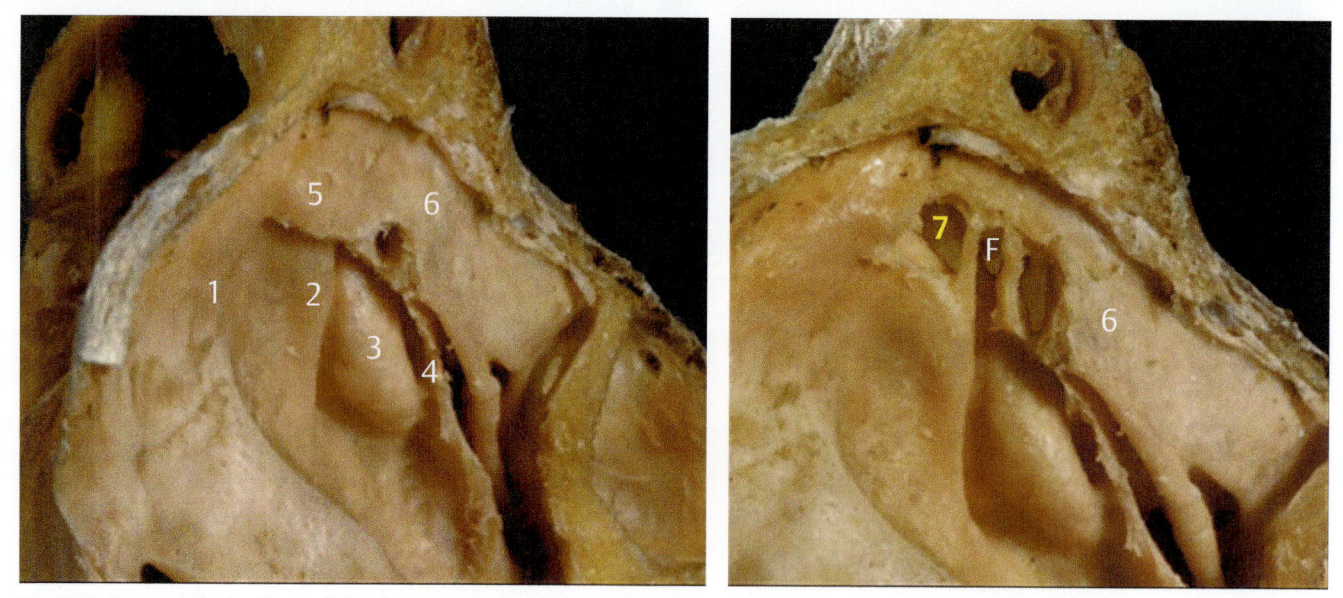

Fig. 2-61. Peça anatômica (Bagatella) após ressecção parcial da concha média e abertura do *agger nasi* mostrando sua relação com o recesso do frontal e parte superior do processo uncinado; (*1*) lâmina ascendente da maxila, (*2*) processo uncinado, (*3*) bulha etmoidal, (*4*) lamela basal da concha média, (*5*) *agger nasi*, (*6*) placa das conchas, (*7*) *agger nasi* após sua abertura, F: abertura do recesso do frontal.

ETMOIDECTOMIA

Localizado à frente do processo uncinado, o *agger nasi* é um espaço angular, fechado anterior e inferiormente pela união entre a parte mais anterior da concha média (placa do *agger nasi*) e o processo frontal do maxilar e aberto superiormente, onde se relaciona com o seio frontal e posteriormente, continuando-se como etmoide anterior. Consiste em uma câmara semifechada, anterior ao meato médio.

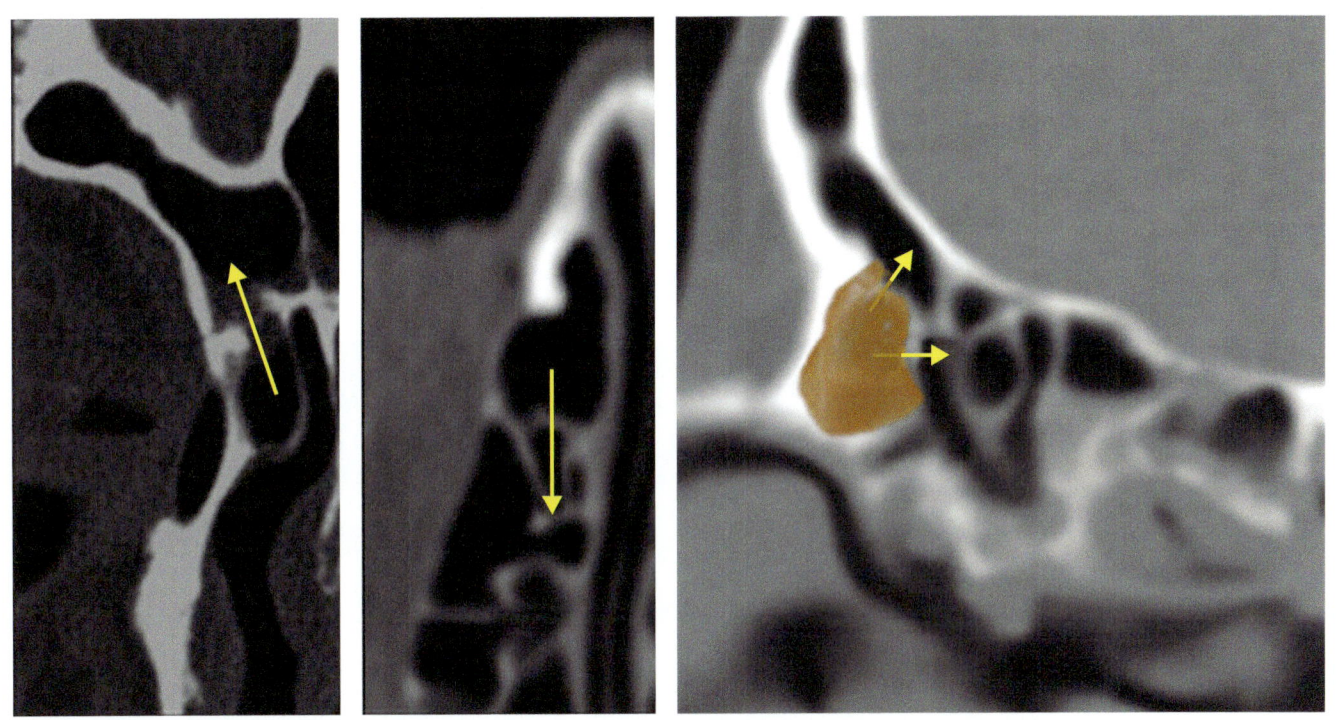

Fig. 2-62. TC de seios da face em corte coronal, axial e sagital demonstrando *agger nasi* com sua comunicação superior com o seio frontal e posterior com o etmoide anterior.

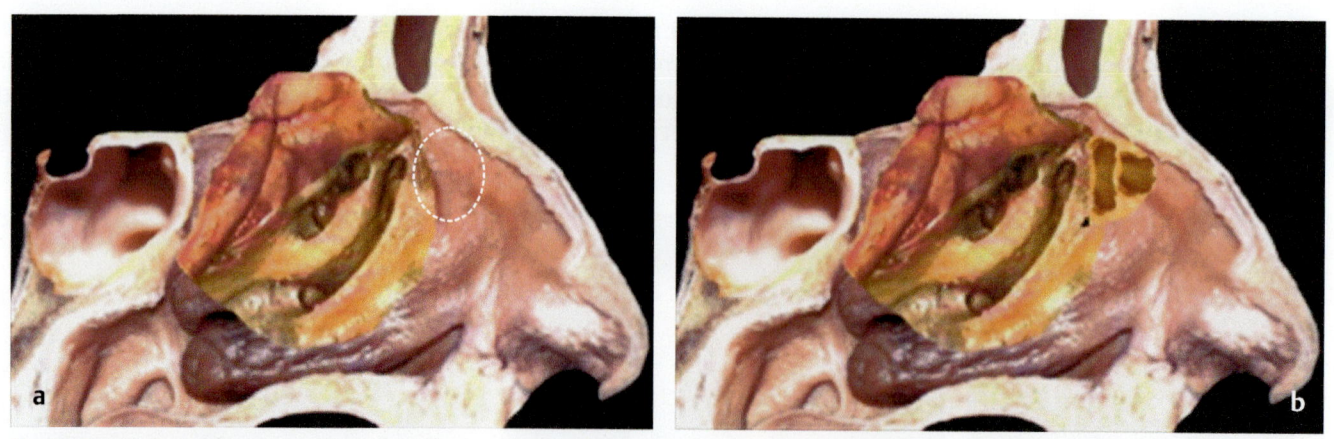

Fig. 2-63. (a) Peça anatômica com destaque para *agger nasi*. (b) Abertura do *agger nasi* com presença de células em seu interior.

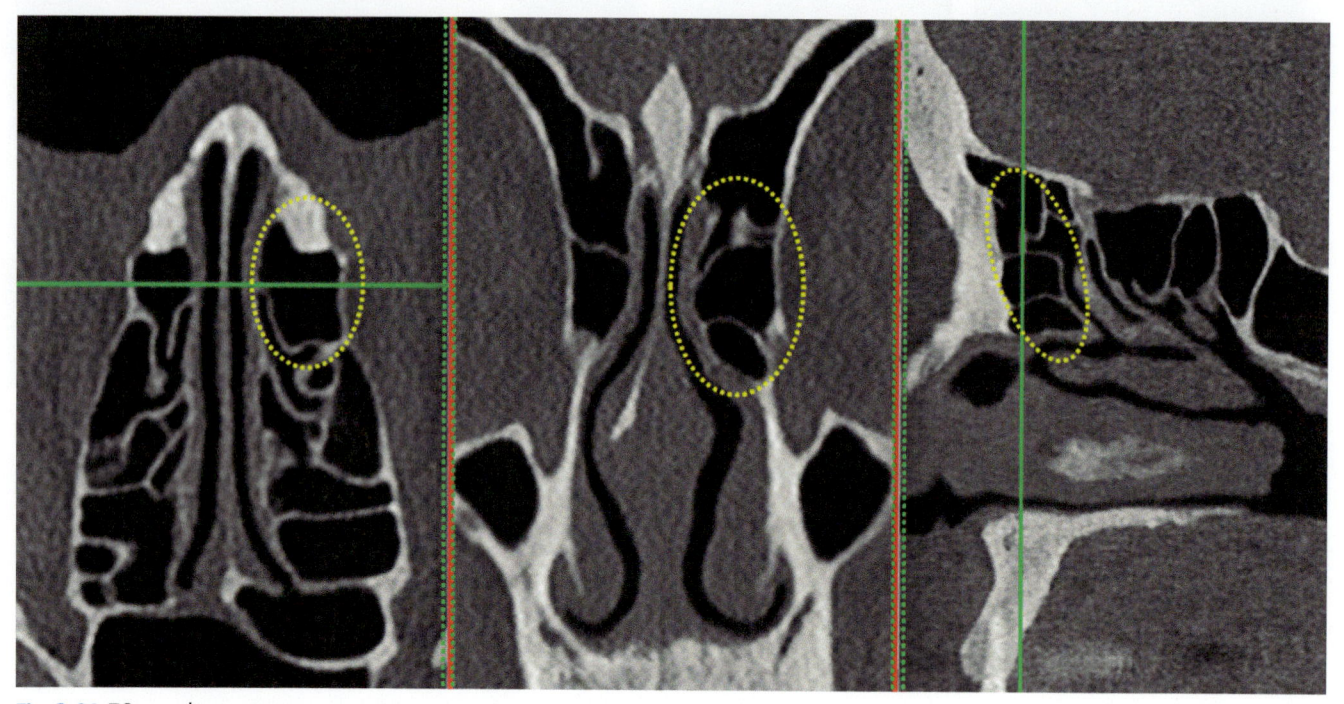

Fig. 2-64. TC com destaque para *agger nasi*, sempre anterior ao processo uncinado.

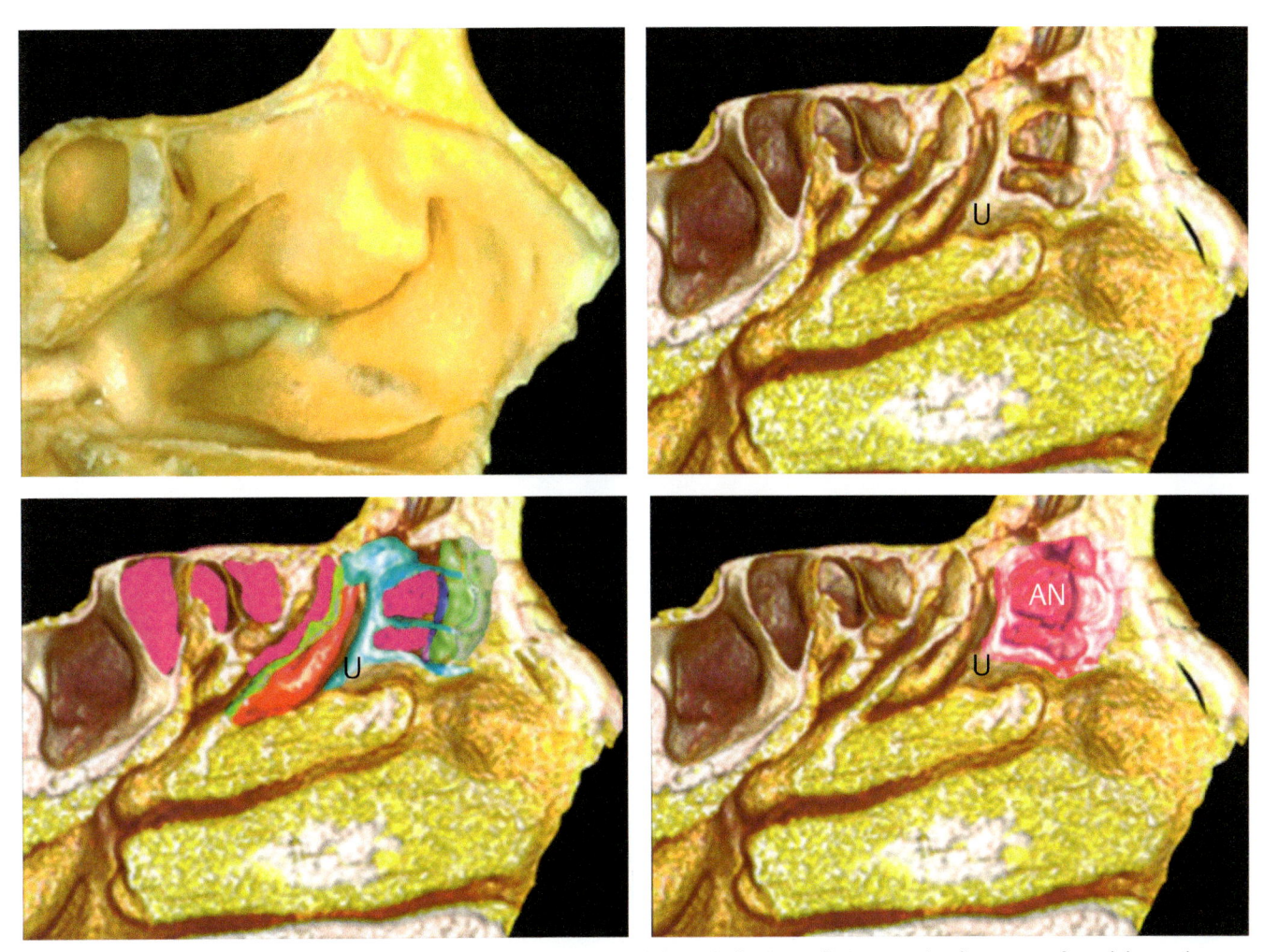

Fig. 2-65. Reconstrução tridimensional de TC com processo uncinado (azul claro), bulha (vermelho), unguis (azul), processo frontal do maxilar (verde claro), lamela basal da concha média (verde), papirácea (rosa). Destaque para *agger nasi* (AN), sempre anterior ao uncinado (U).

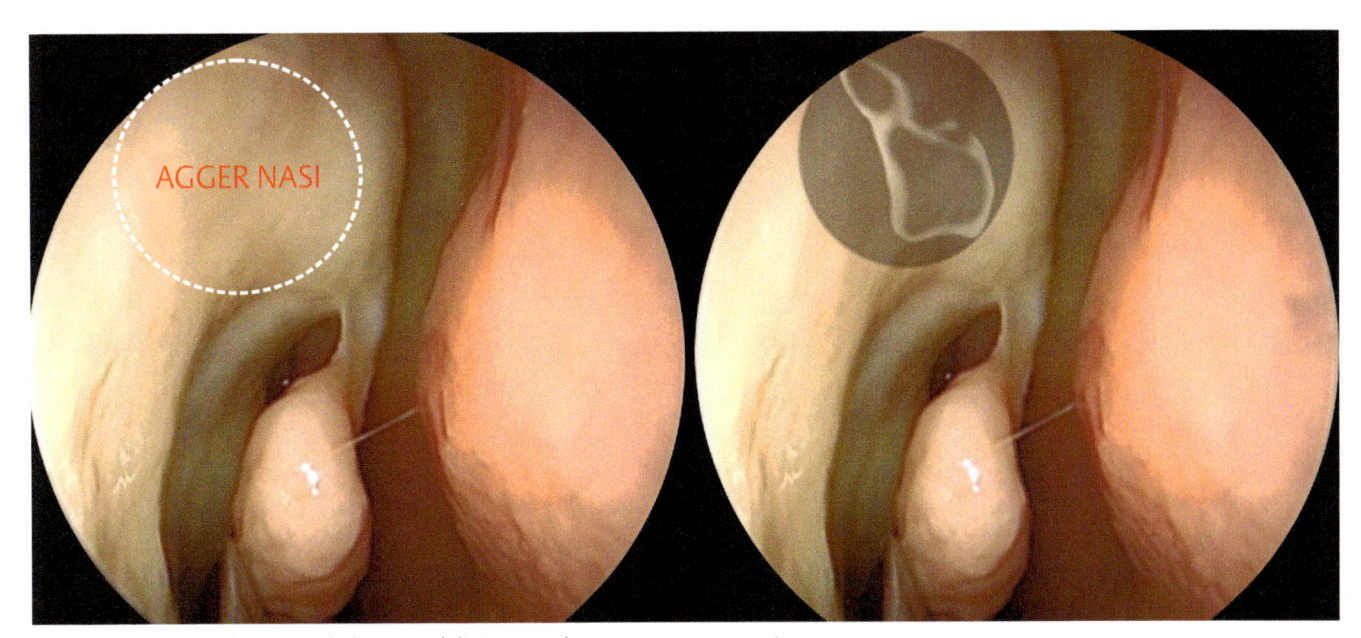

Fig. 2-66. Aspecto endoscópico da fossa nasal direita com destaque para *agger nasi*.

O ângulo entre a placa do *agger nasi* e a parede medial da órbita determina a forma e o tamanho do *agger nasi*, condição essa fundamental na execução da etmoidectomia. Nota-se ainda que a placa do *agger nasi* é a projeção anterior da placa das conchas que, por sua vez, é a parede medial do recesso frontal.

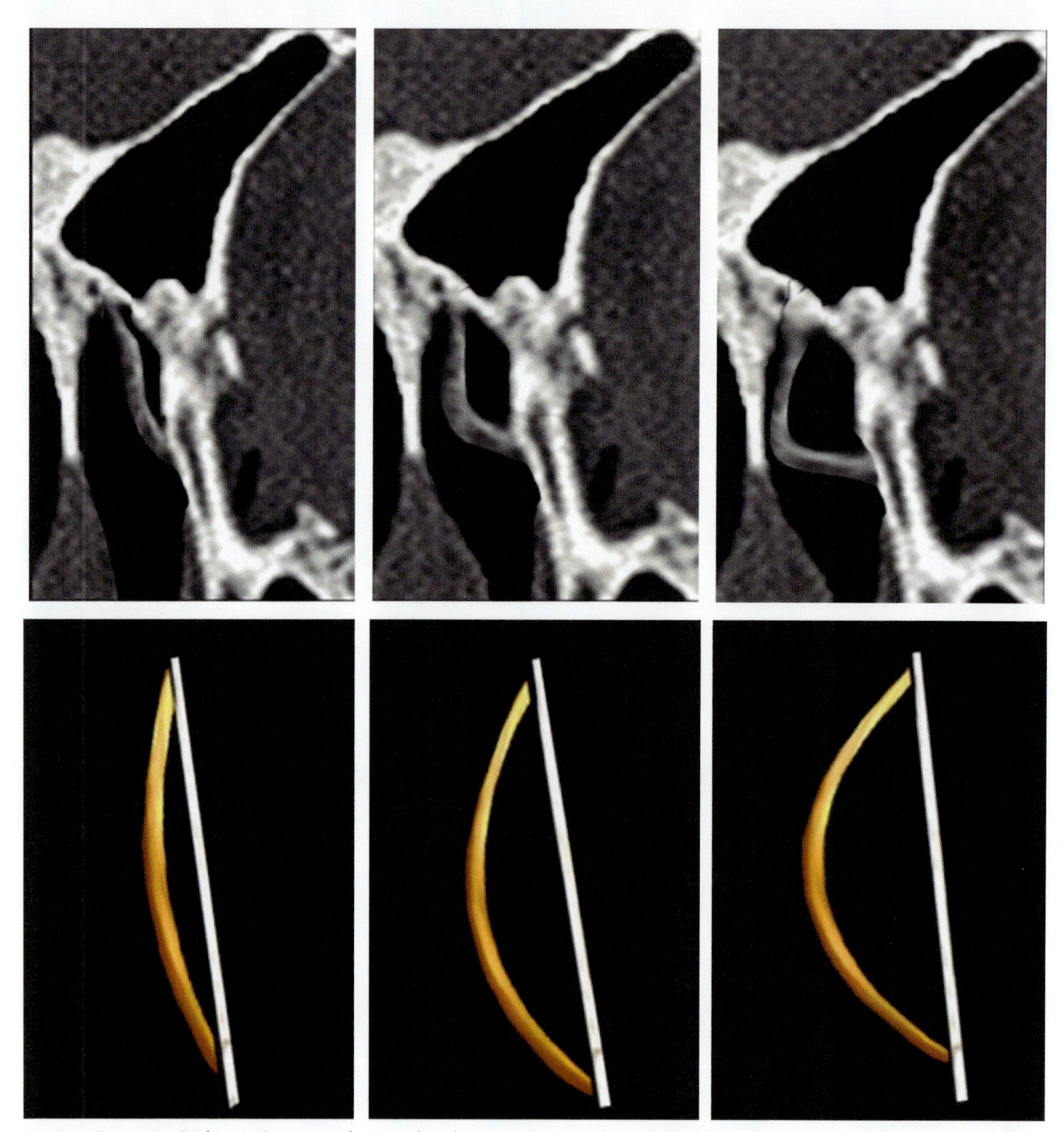

Fig. 2-67. Demonstração da variação posicional entre a placa do *agger nasi* e a parede medial da órbita – quanto maior o ângulo, maior a chance de drenagem da *agger nasi* após abertura cirúrgica.

ETMOIDECTOMIA 47

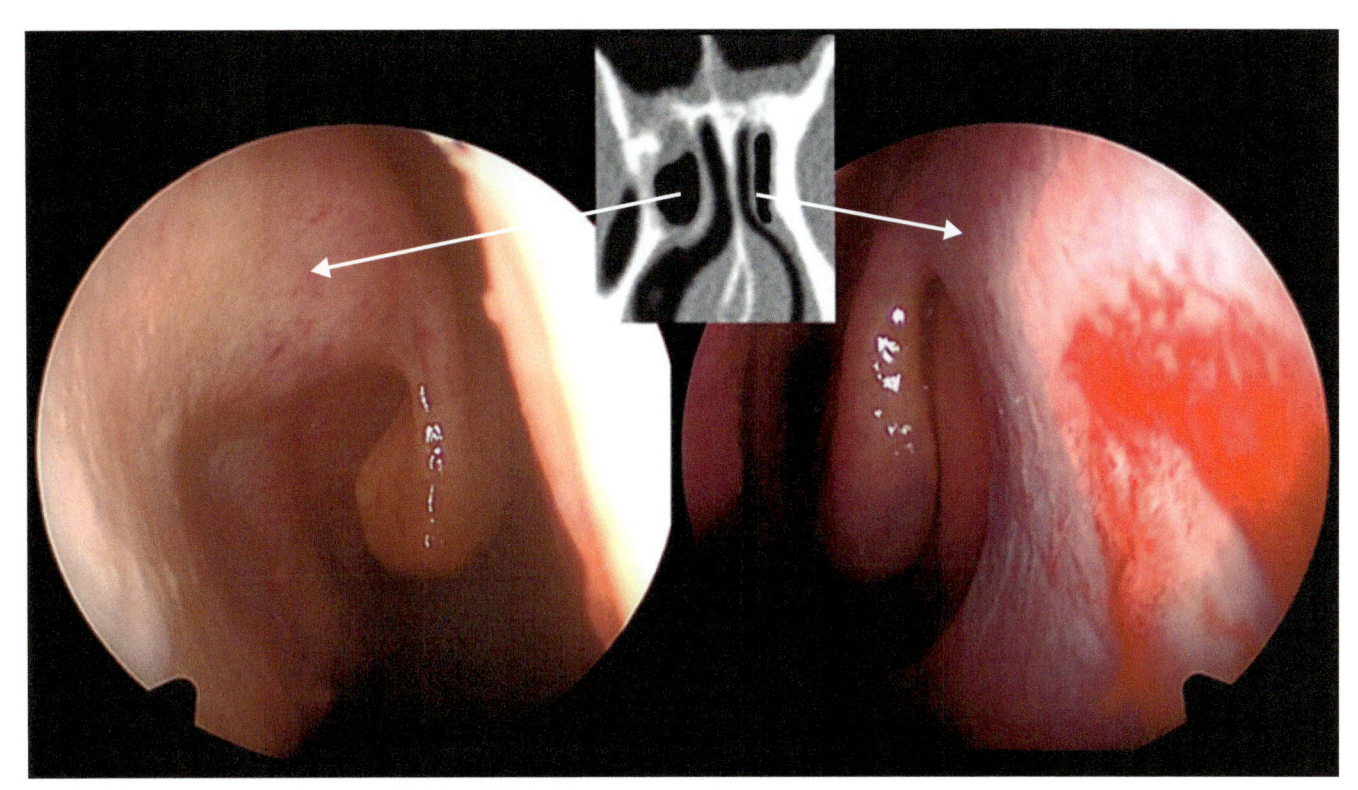

Fig. 2-68. Demonstração endoscópica do tamanho da *agger nasi*. Observar como o *agger nasi* do lado direito é mais pneumatizado, com maior expectativa de permanecer permeável após abertura cirúrgica.

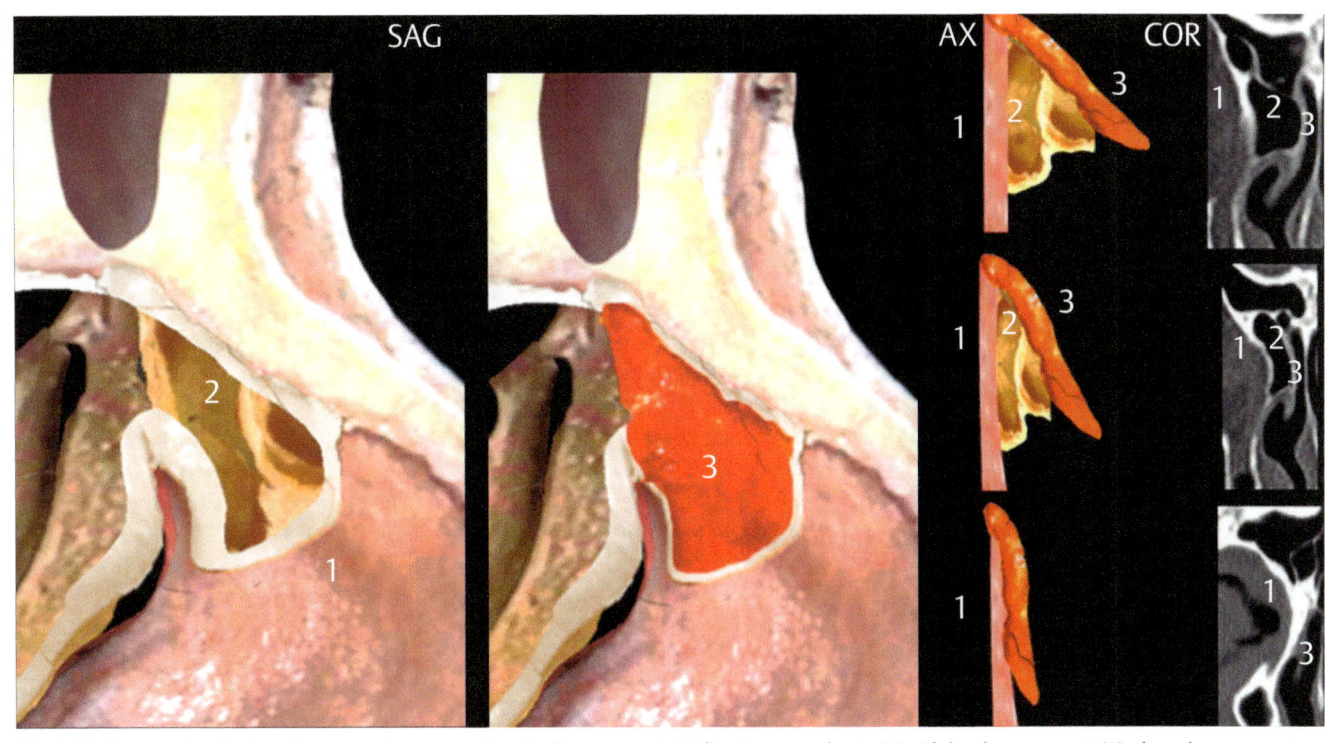

Fig. 2-69. Demonstração das diferenças de pneumatização do *agger nasi*; (*1*) lâmina ascendente, (*2*) células da *agger nasi*, (*3*) placa do *agger nasi*; sag: sagital; ax: axial, cor: coronal.

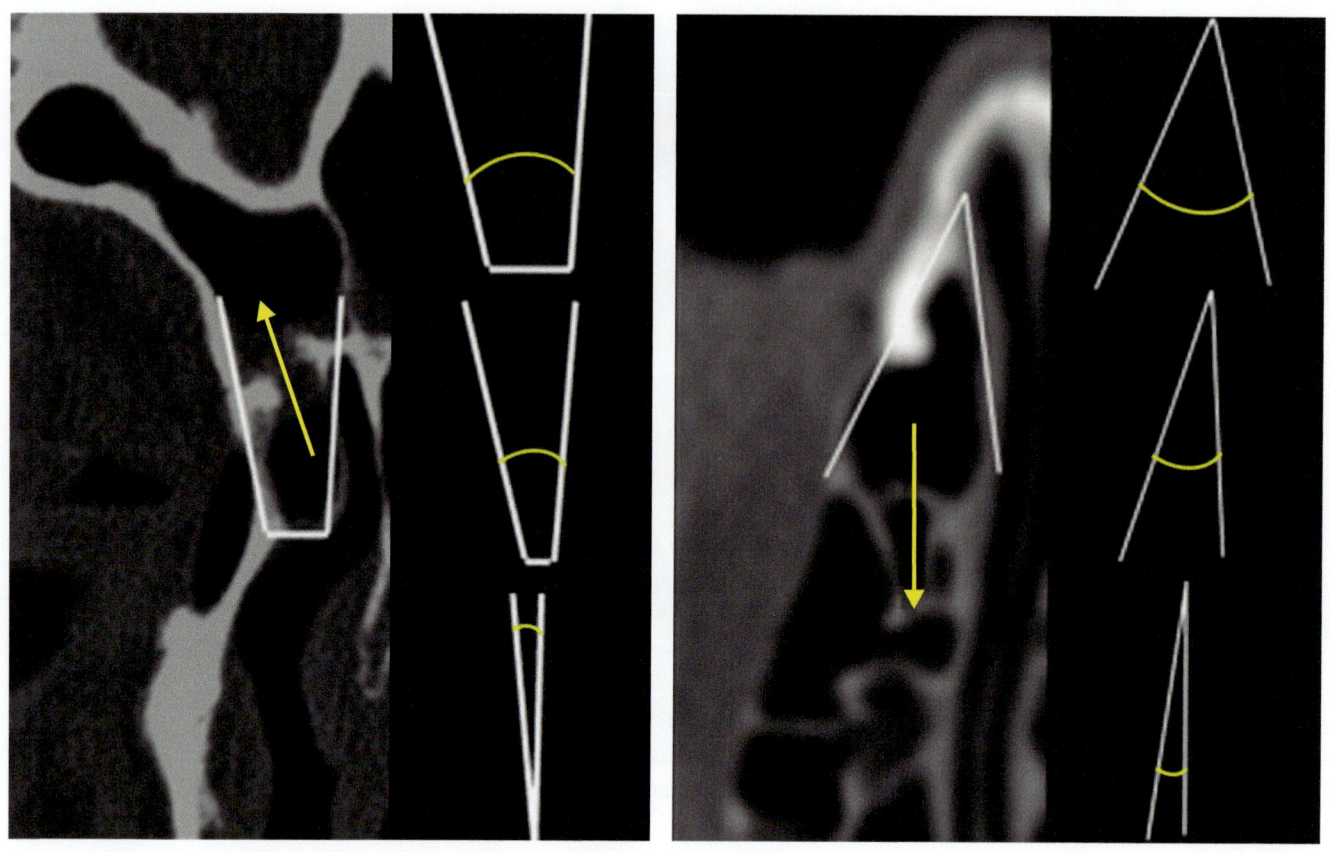

Fig. 2-70. Diferentes angulações entre a placa do *agger nasi* e a parede medial da órbita.

Importante destacar que o *agger nasi* não é uma estrutura eventual, estando quase sempre presente sendo sua dissecção determinante para o sucesso da etmoidectomia.

Uma vez que na FESS tradicional o *agger nasi* não é relevante, pois continua persistindo como cavidade semifechada ao término da cirurgia, torna-se com frequência a razão do resultado insatisfatório.

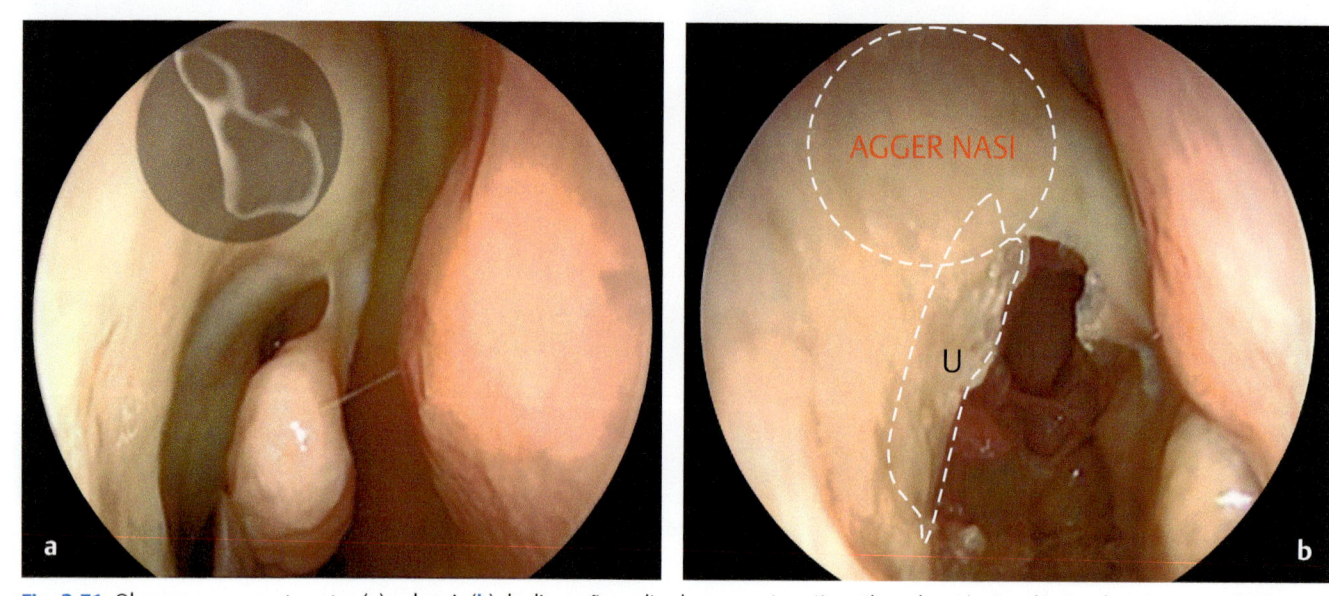

Fig. 2-71. Observa-se o aspecto antes (**a**) e depois (**b**) da dissecção realizada com o cirurgião utilizando a técnica clássica descrita como FESS. O *agger nasi* continua íntegro, assim como a porção superior do processo uncinado (U).

ETMOIDECTOMIA

Por esse motivo, alguns autores como Killian em 1894 e Mosher em 1929 iniciam a etmoidectomia ressecando o *agger nasi* total ou parcialmente (axila) para a liberação do recesso frontal descrito exatamente por Killian.

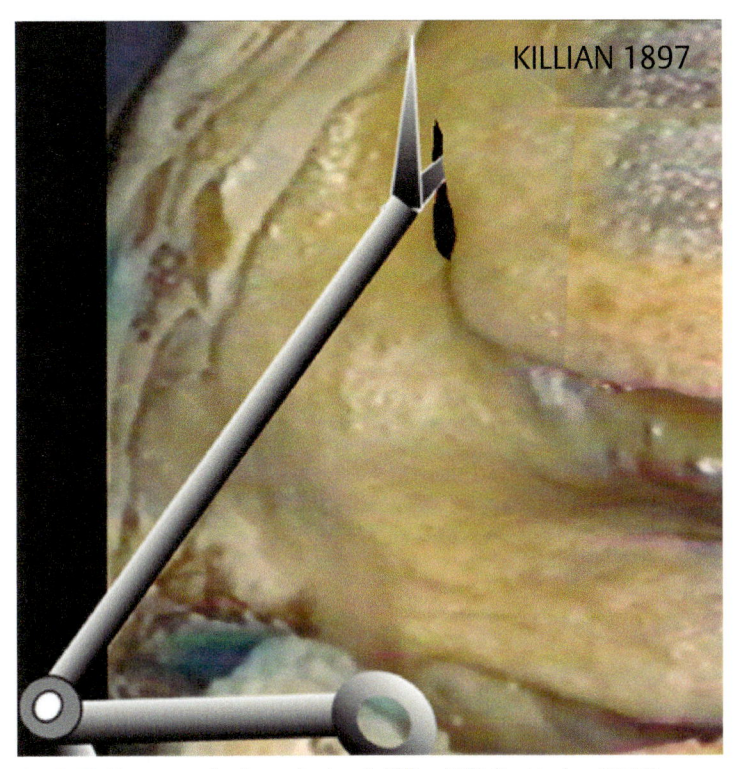

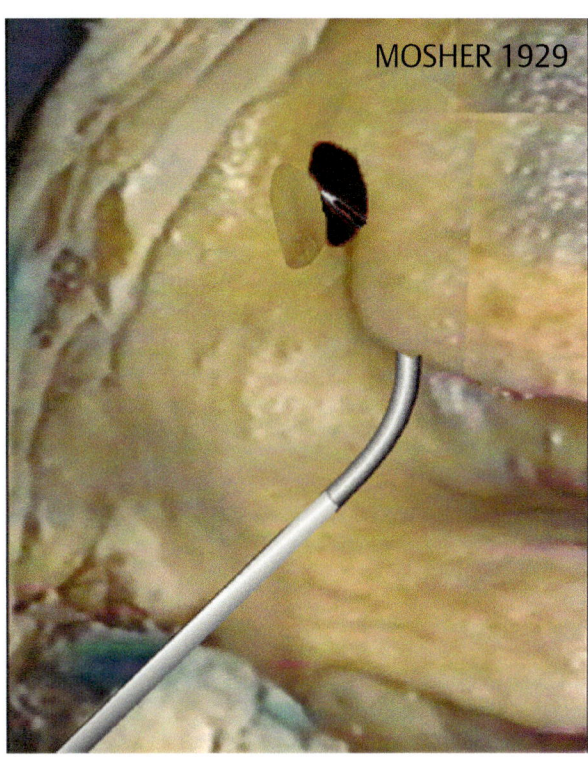

Fig. 2-72. Reconstrução dos métodos de Killian (1894) e Mosher (1929).

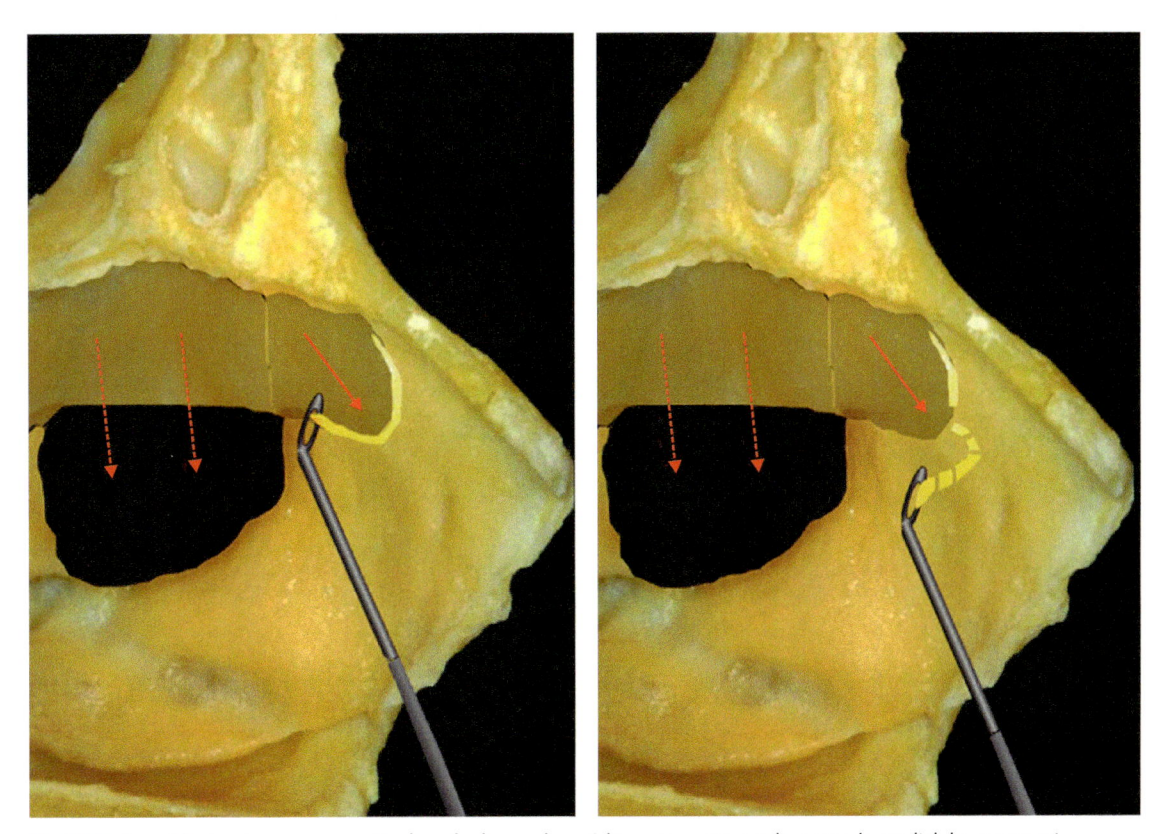

Fig. 2-73. Etmoidectomia com ressecção da axila da concha média, mas conservando a parede medial do *agger nasi*.

Se o objetivo da cirurgia é realizar uma comunicação ampla entre a cavidade etmoidal e a fossa nasal, o *agger nasi*, após a cirurgia não deveria continuar existindo como cavidade.

A compreensão do etmoide anterior (*agger nasi* e recesso frontal) e suas relações com estruturas adjacentes é fundamental para uma cirurgia bem-sucedida, e o resultado arquitetônico da FESS depende muito da forma do *agger nasi*.

Bom resultado cirúrgico não significa cura, mas apenas cavidade etmoidal completamente aberta. Na RSC (com ou sem pólipos) o cirurgião modifica somente a arquitetura etmoidal (e sua relação anatômica com os outros seios), não interferindo no comportamento biológico da mucosa.

Na FESS original, bons resultados dependem de condições anatômicas favoráveis que, quando ausentes, provocam as falhas encontradas com frequência na literatura.

Entendemos que o melhor resultado depende da abertura de todas as cavidades e não deve ficar subjugado por condições anatômicas, incluindo-se, obrigatoriamente, as variações do ângulo entre a placa do *agger nasi* e o processo frontal do maxilar, ou seja, a forma do *agger nasi*.

Um ângulo agudo entre estas estruturas significa um *agger nasi* pouco pneumatizado tornando o recesso frontal estreito, que mesmo aberto inferiormente pode não se comunicar de maneira adequada com a cavidade nasal ou fechar-se por edema mucoso, fibrose ou aderência com a própria concha média, impedindo a drenagem do etmoide anterior e, por consequência, do seio frontal, e sendo fator determinante para um resultado insatisfatório.

ETMOIDECTOMIA

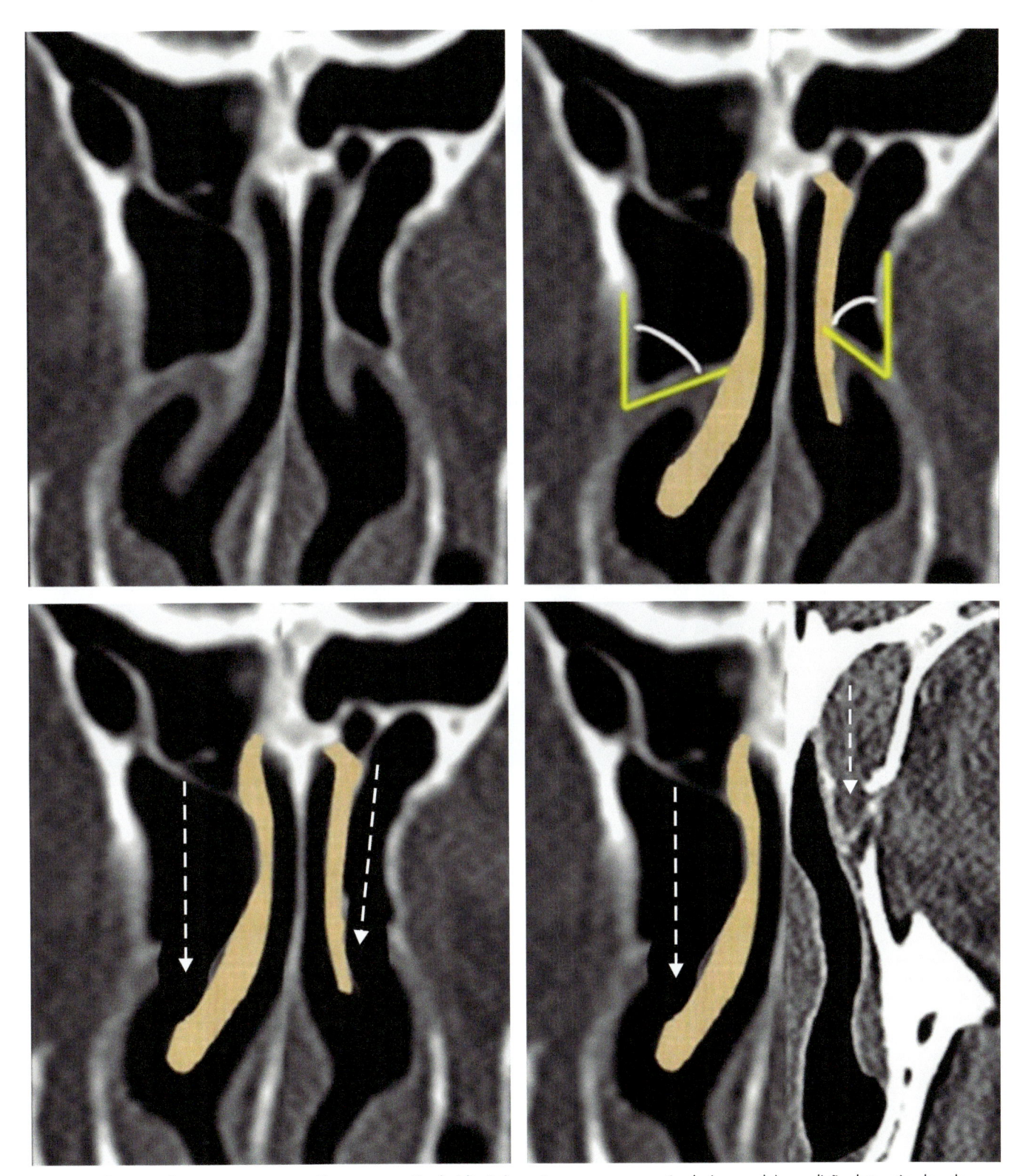

Fig. 2-74. Comparação entre um *agger nasi* bem pneumatizado (direito) e outro pouco pneumatizado (esquerdo), condição determinada pela angulação entre a parede medial da órbita e a placa da *agger nasi* provocando fechamento do recesso do frontal esquerdo. Observar com *agger nasi* como ângulo agudo pode favorecer um resultado pós-operatório ruim.

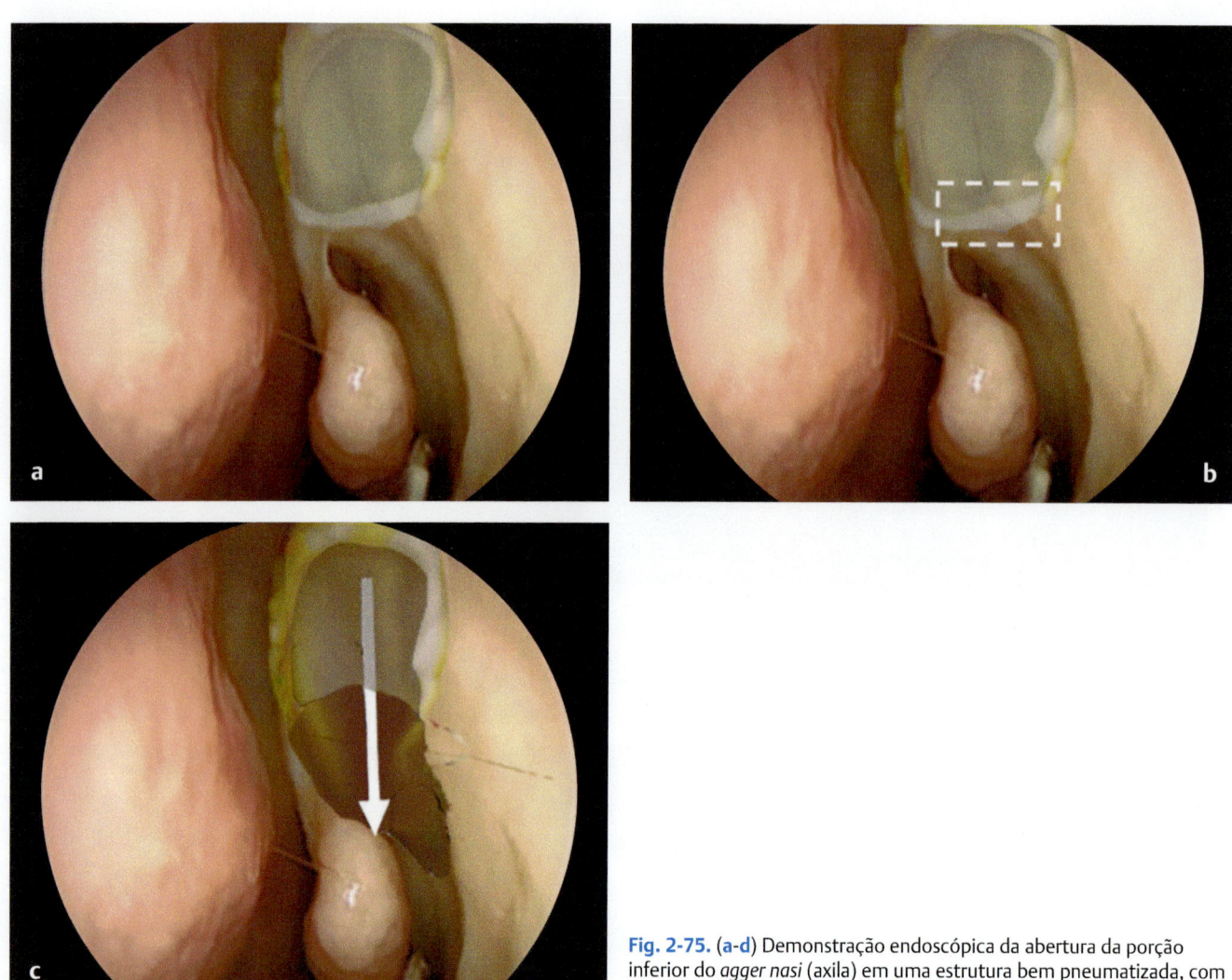

Fig. 2-75. (a-d) Demonstração endoscópica da abertura da porção inferior do *agger nasi* (axila) em uma estrutura bem pneumatizada, com permanência da permeabilidade após manipulação cirúrgica.

ETMOIDECTOMIA

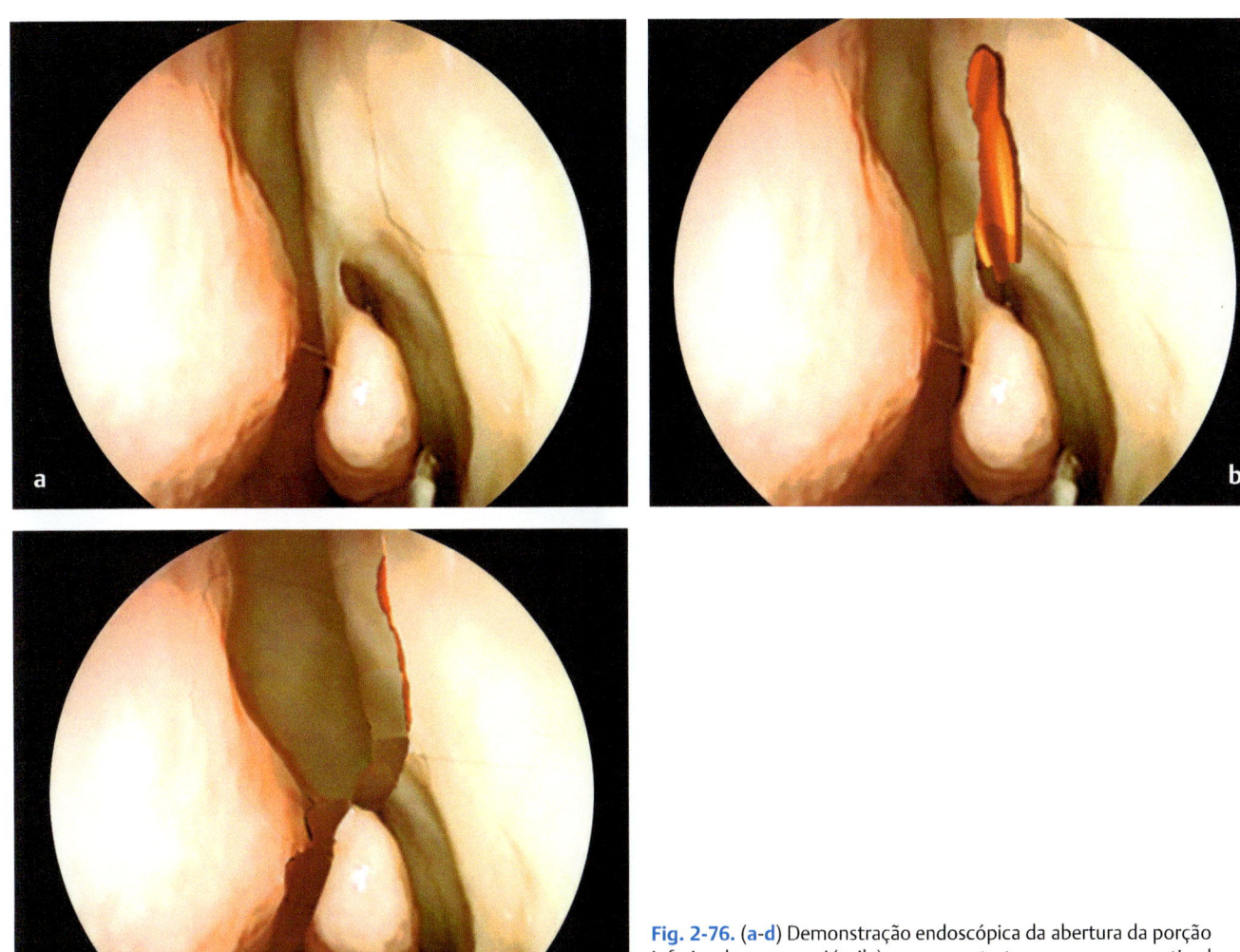

Fig. 2-76. (a-d) Demonstração endoscópica da abertura da porção inferior do *agger nasi* (axila) em uma estrutura pouco pneumatizada, a porção estreita favorece a estenose pós-operatória e a permanência de uma estrutura fechada no etmoide anterior.

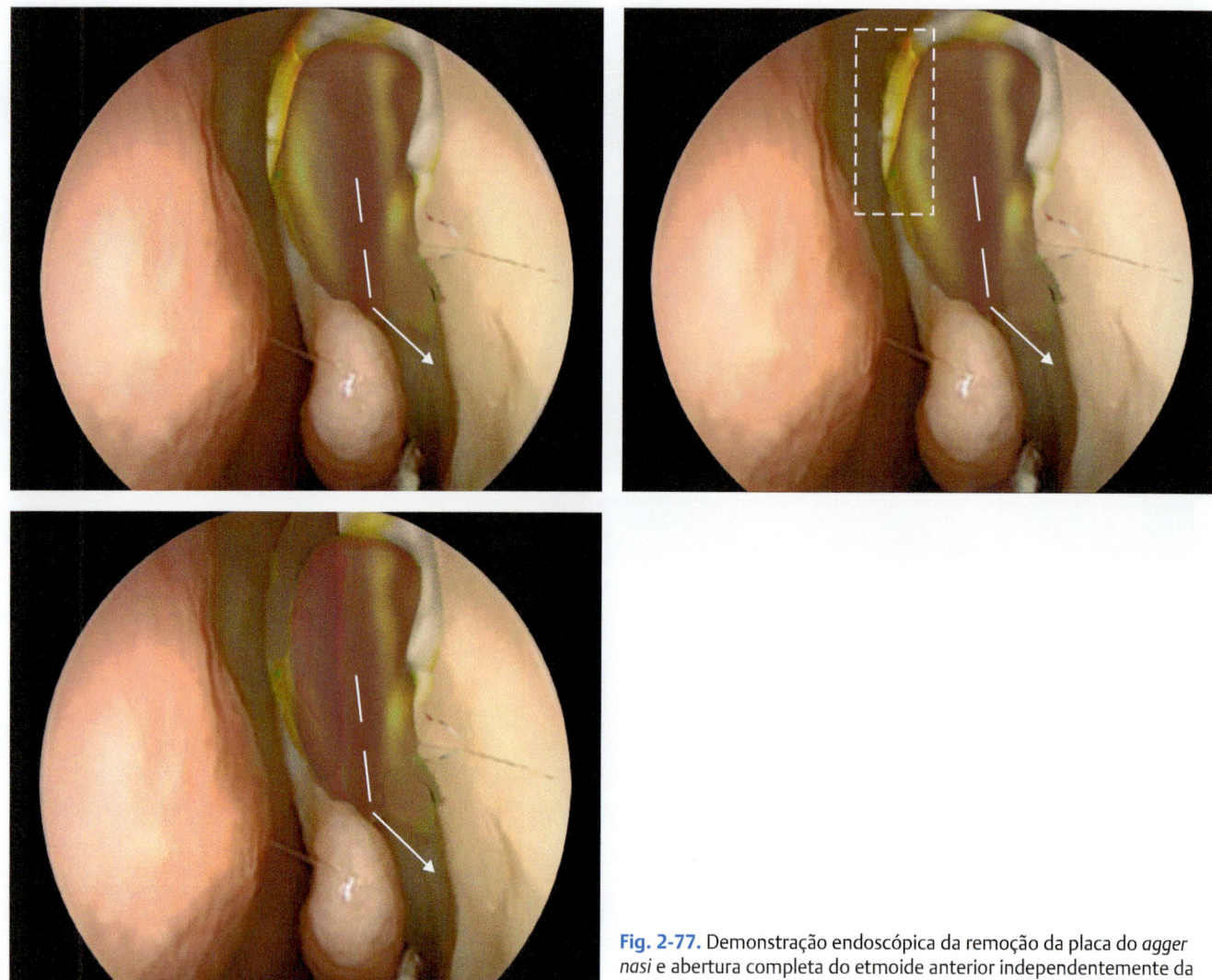

Fig. 2-77. Demonstração endoscópica da remoção da placa do *agger nasi* e abertura completa do etmoide anterior independentemente da forma do *agger nasi*.

ETMOIDECTOMIA

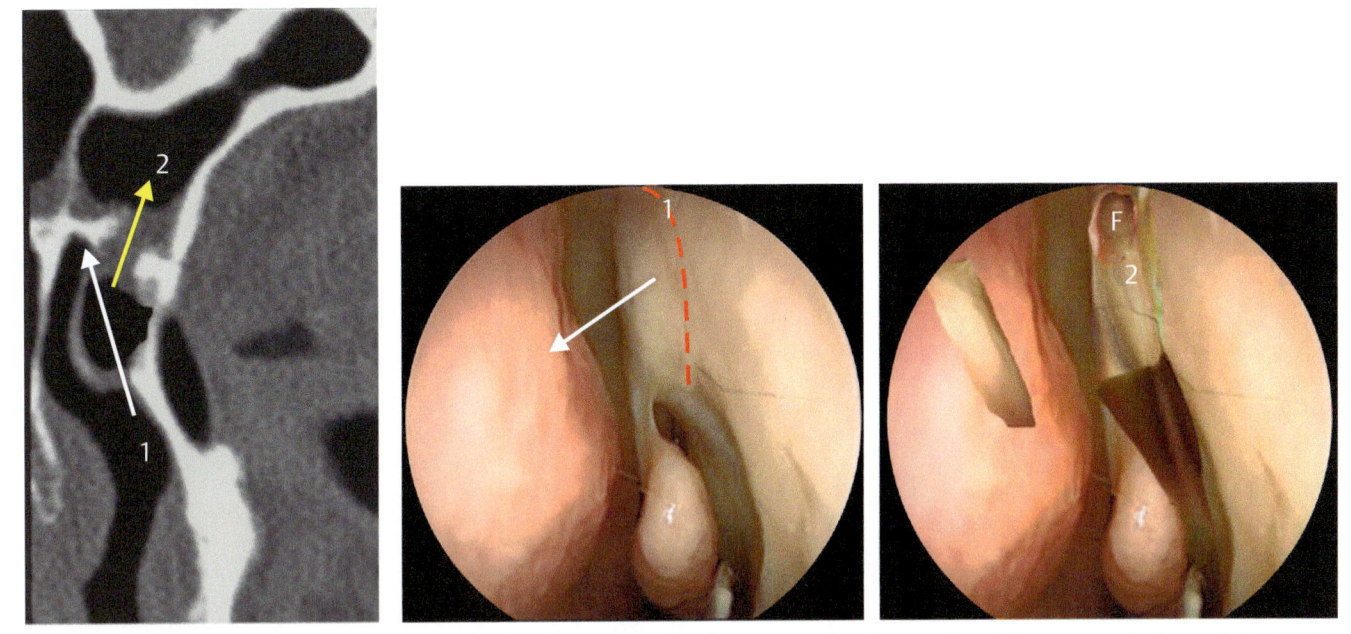

Fig. 2-78. Demonstração simplificada da remoção da placa do *agger nasi* (*1*) e abertura completa do etmoide anterior e acesso direto ao seio frontal (*2*).

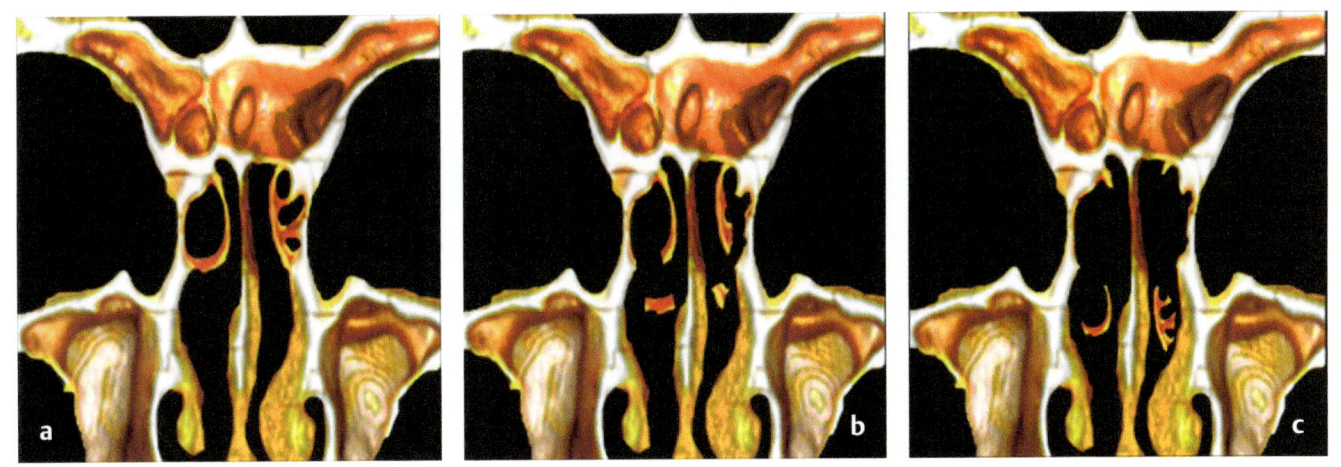

Fig. 2-79. TC com reconstrução em cortes coronais em região anterior: (**a**) diferença de um *agger nasi* bem pneumatizado (direito) e outro pouco pneumatizado e septado (esquerdo); (**b**) demonstração da abertura inferior (axila), com maior chance de mau funcionamento por lateralização ou fibrose à esquerda; (**c**) demonstração da remoção da placa do *agger nasi* e abertura do etmoide anterior independente da forma do *agger nasi*.

Apesar de a cirurgia endoscópica nasossinusal ser relativamente segura, enfatizamos que o uso de endoscópios não mudou para melhor as taxas de complicações das cirurgias dos seios paranasais, e as complicações severas são mais comuns com cirurgiões experientes.

A literatura atual mostra que falhas cirúrgicas ocorrem em 20 a 60% dos casos. O recesso frontal é a área mais comum de recorrência da doença sinusal em 65 a 80% dos casos, e sempre relacionada com a presença de células etmoidais residuais situadas na região do *agger nasi* além da persistência da porção superior do processo uncinado.

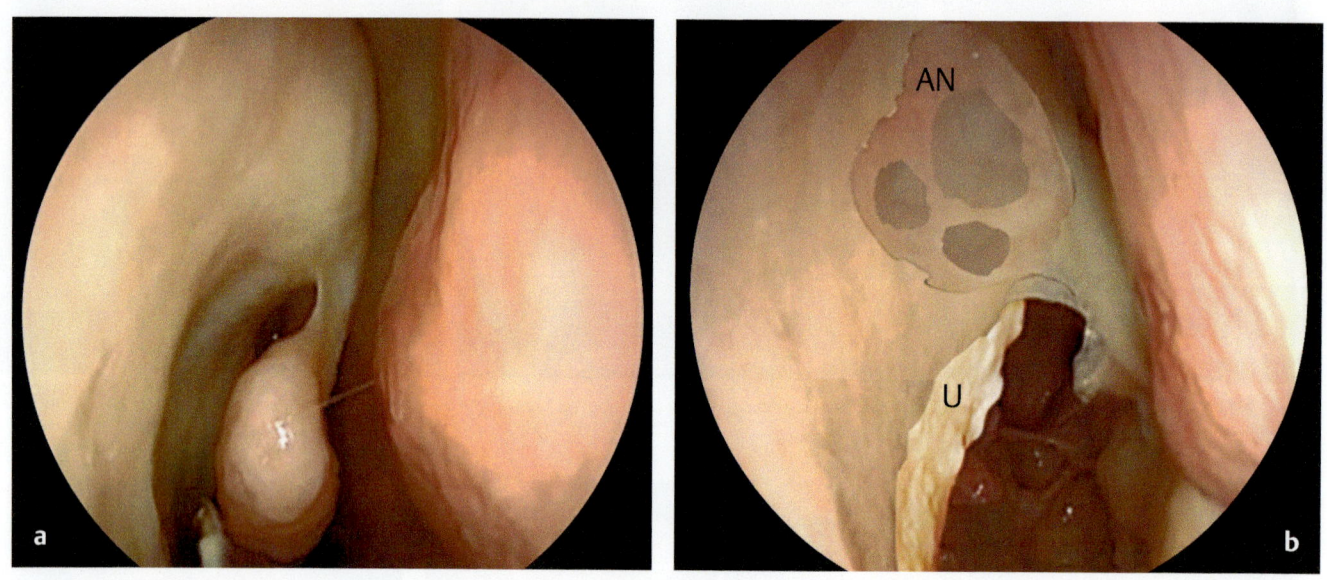

Fig. 2-80. (a) Cavidade nasal direita. (b) Aspecto da cavidade etmoidal após realização da FESS clássica, mostrando a persistência do *agger nasi* e da parte superior da unciforme.

Dessa forma, há necessidade de uma abordagem cirúrgica que não dependa da compreensão minuciosa das variantes anatômicas da estrutura etmoidal, mas de referências anatômicas constantes e presentes, mesmo nas poliposes ou reoperações. Esse raciocínio é a base da técnica centrípeta e sua aplicação já mostrou redução significativa do número de reintervenções e complicações.

O conceito de dissecção das margens está ligado diretamente ao resultado e à segurança. Margens limpas significam ausência de células residuais (melhor resultado) e margens íntegras significa que não penetramos na órbita ou no endocrânio (melhor segurança). As margens são a maior preocupação e devem ser dissecadas inicialmente, como na mastoidectomia.

O controle inicial das margens cirúrgicas permite a remoção segura da patologia e/ou células etmoidais em um único bloco.

A ressecção em bloco é o que buscamos obter, embora não seja sempre possível e nem mesmo um fator determinante, mas que, sem dúvida, auxilia no diagnóstico e na compreensão da enfermidade.

ENTENDENDO AS MARGENS CIRÚRGICAS

ANATOMIA DO LIMITE LATERAL

A parede medial da órbita é o limite lateral da etmoidectomia e precisa ser estudada cuidadosamente. Muitas vezes as patologias ou o próprio cirurgião rompem este fino limite e penetra na cavidade orbitária, podendo causar eventos desastrosos.

É fundamental estudar anatomicamente o que está por traz de uma estrutura que quando lesada pode provocar danos muito importantes. A anatomia das paredes orbitárias deve ser compreendida pelo cirurgião assim como o seu conteúdo que inclui estruturas nobres.

As órbitas são duas cavidades situadas de cada lado do nariz, constituídas por ossos que se fundem para formar quatro paredes:

1. Lateral (zigomático, esfenoide e frontal).
2. Medial (maxilar, lacrimal, etmoide, palatino e esfenoide).
3. Superior ou teto (frontal e esfenoide).
4. Inferior ou assoalho (zigomático, maxilar e palatino).

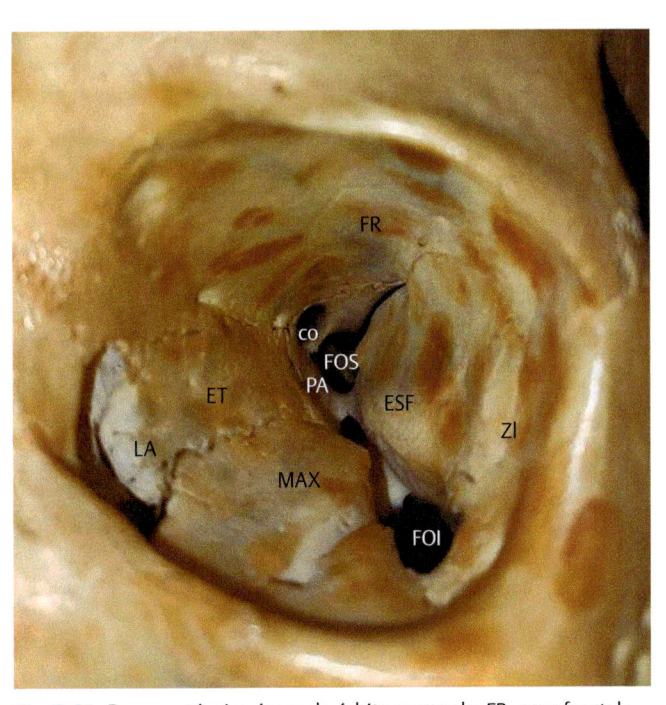

Fig. 3-81. Peça anatômica óssea da órbita esquerda: FR: osso frontal; ET: osso etmoidal; LA: osso lacrimal; PA: osso palatino; MAX: osso maxilar; ESF: osso esfenoidal; ZI: osso zigomático; CO: canal óptico; FOS: fissura orbitária superior; FOI: fissura orbitária inferior.

Os ossos da órbita são inteiramente cobertos pelo periósteo, que recebe o nome de periórbita. Na parede medial da órbita o osso etmoide é fino e frágil, recebendo o nome de lâmina papirácea. A parede medial da órbita é o limite lateral da etmoidectomia.

A cavidade orbital tem uma forma piriforme com base anterior, limitada pelos rebordos e ápice posterior.

O canal óptico situa-se na parte superior do ápice, circundado pela clinoide anterior e dando passagem ao nervo óptico e à artéria oftálmica.

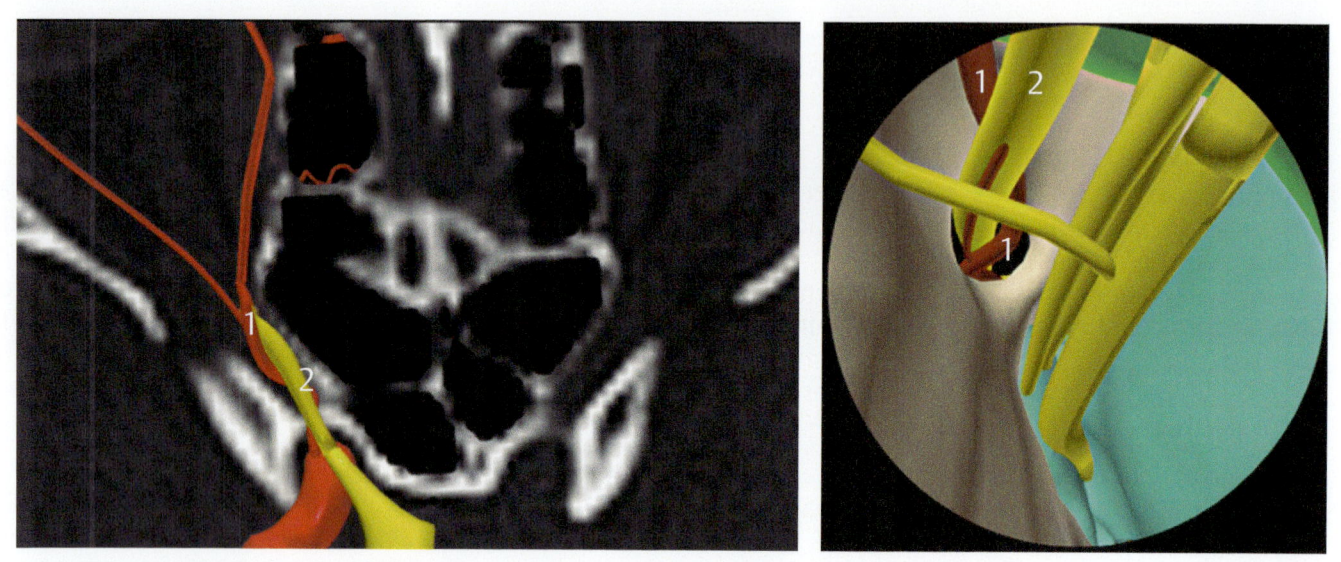

Fig. 3-82. Comportamento da artéria oftálmica (*1*) dentro do canal óptico, passando inferiormente e contornando lateralmente para depois seguir superior e nervo óptico (*2*).

ENTENDENDO AS MARGENS CIRÚRGICAS

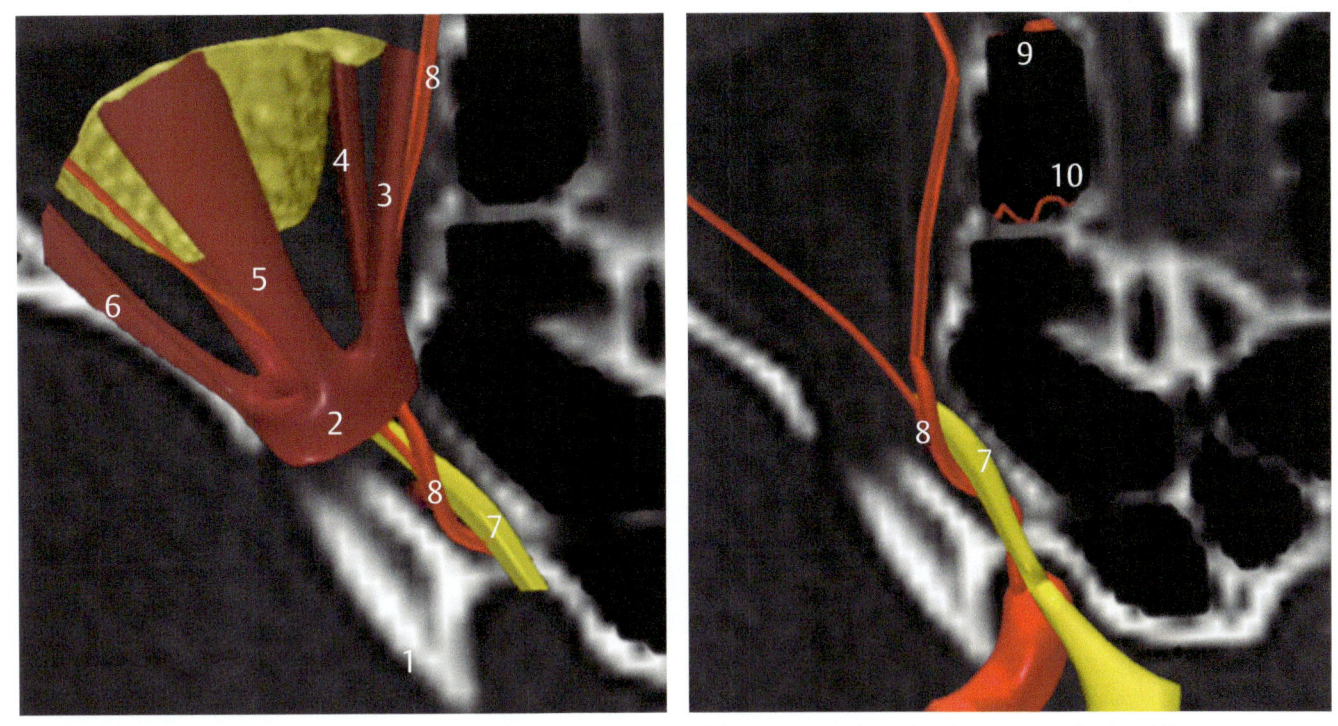

Fig. 3-83. Comportamento da artéria oftálmica, passando por dentro do anel de Zinn, passando no ângulo entre os músculos oblíquo superior e reto medial e seguindo paralela, sempre dentro da periórbita. (*1*) Clinoide anterior; (*2*) anel de Zinn; (*3*) m. oblíquo superior; (*4*) m. reto medial; (*5*) m. reto superior; (*6*) m. reto lateral; (*7*) nervo óptico; (*8*) artéria oftálmica; (*9*) artéria etmoidal anterior; (*10*) artéria etmoidal posterior).

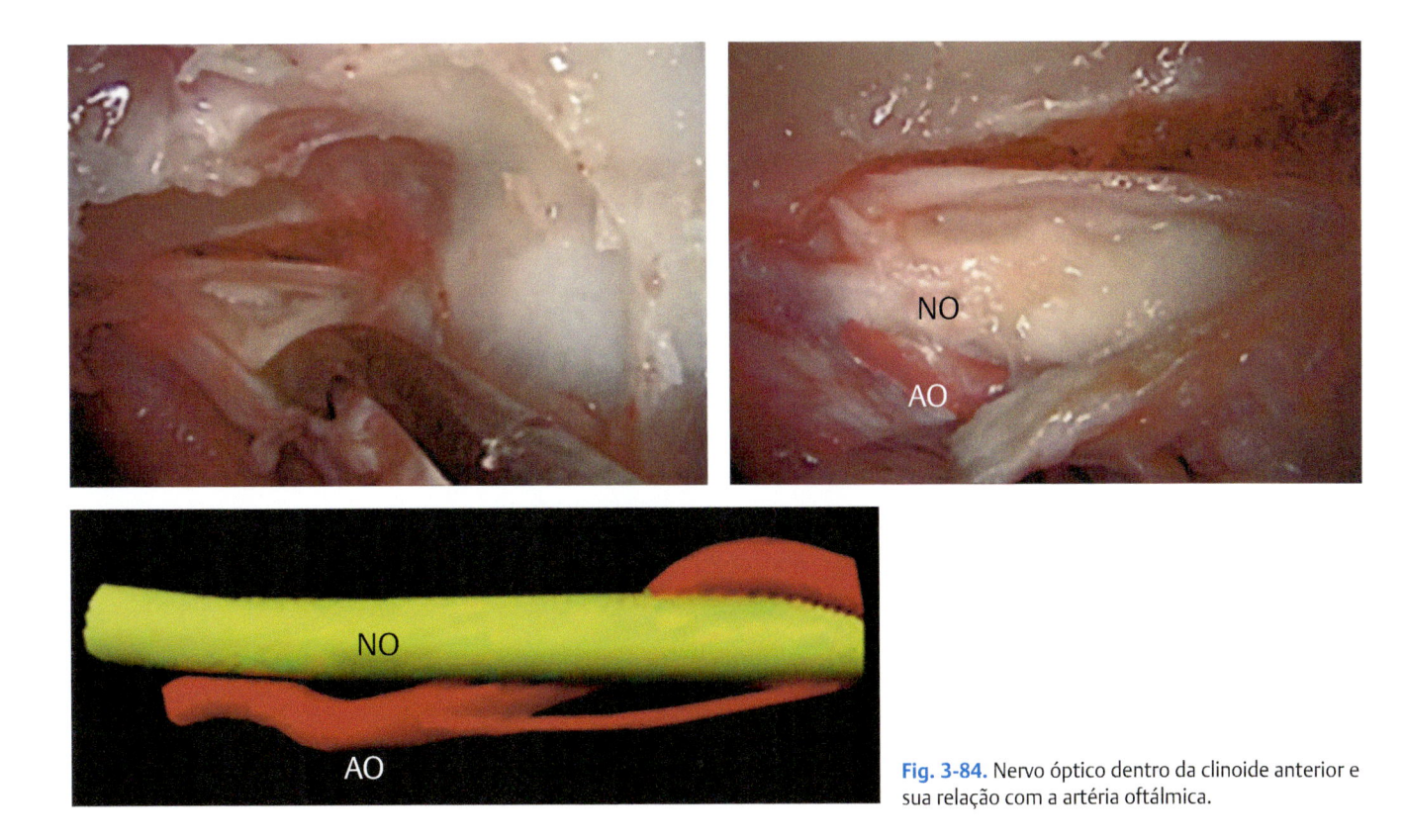

Fig. 3-84. Nervo óptico dentro da clinoide anterior e sua relação com a artéria oftálmica.

CAPÍTULO 3

Na região inferior e lateral do ápice, separada pelo rebordo inferior do canal óptico, também chamado *optic strut*, encontra-se a fissura orbital superior que comunica órbita e fossa craniana média, dando passagem à maioria dos elementos vasculonervosos orbitais (nervos cranianos: III, IV, V (nervo oftálmico), VI, além da raiz simpática do gânglio ciliar e as veias oftálmicas que vão formar o seio cavernoso).

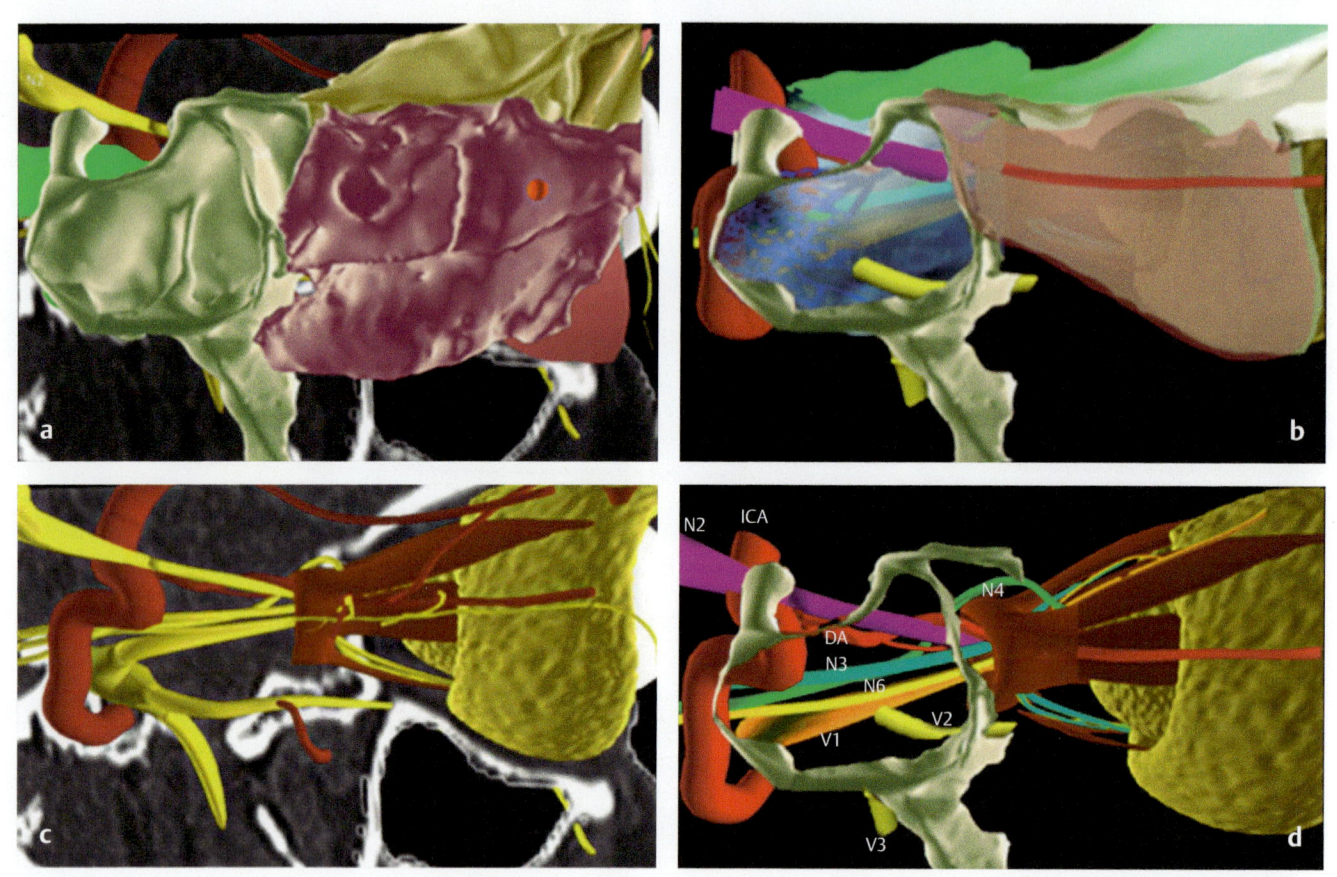

Fig. 3-85. Visão da parede medial da órbita e seio esfenoidal. (**a**) Componentes ósseos da parede lateral do nariz; (**b**) remoção dos componentes ósseos e visualização da periórbita e parede medial do seio cavernoso (dura-máter); (**c**) remoção da periórbita e dura-máter do seio cavernoso com visualização dos componentes do seio cavernoso e ápice orbitário. (**d**) Visualização dos componentes vasculonervosos que passam pelo seio cavernoso. N2: nervo óptico; ACI: artéria carótida interna; OA: artéria oftálmica; N4: nervo troclear (por fora do anel de Zinn); N3: nervo oculomotor; N6: nervo abducente; V1: ramo oftálmico do nervo trigêmeo; V2: ramo maxilar do nervo trigêmeo; V3: ramo mandibular do nervo trigêmeo)

A parede lateral e o assoalho da órbita são separados entre si, posteriormente, pela fissura orbitária inferior, região anatômica ocupada pelo nervo maxilar e seu ramo zigomático, além dos ramos ascendentes do gânglio esfenopalatino.

A fissura orbitária inferior comunica órbita, fossa pteriogomaxilar e espaço mastigatório.

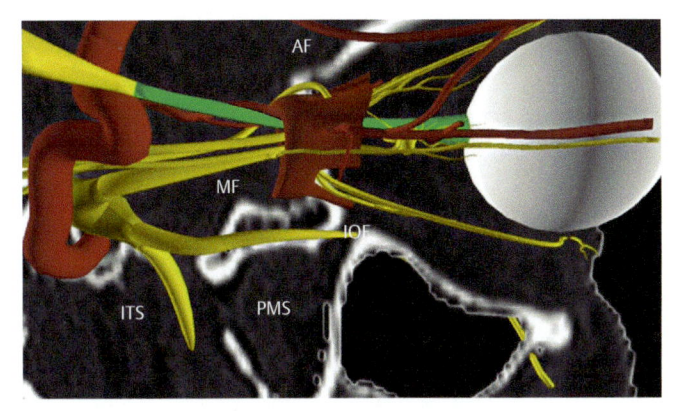

Fig. 3-86. Representação vasculonervosa da órbita. IOF: Fissura orbitária inferior; PMS: fossa pterigomaxilar; ITS: fossa infratemporal; MF: fossa média; AF: fossa anterior.

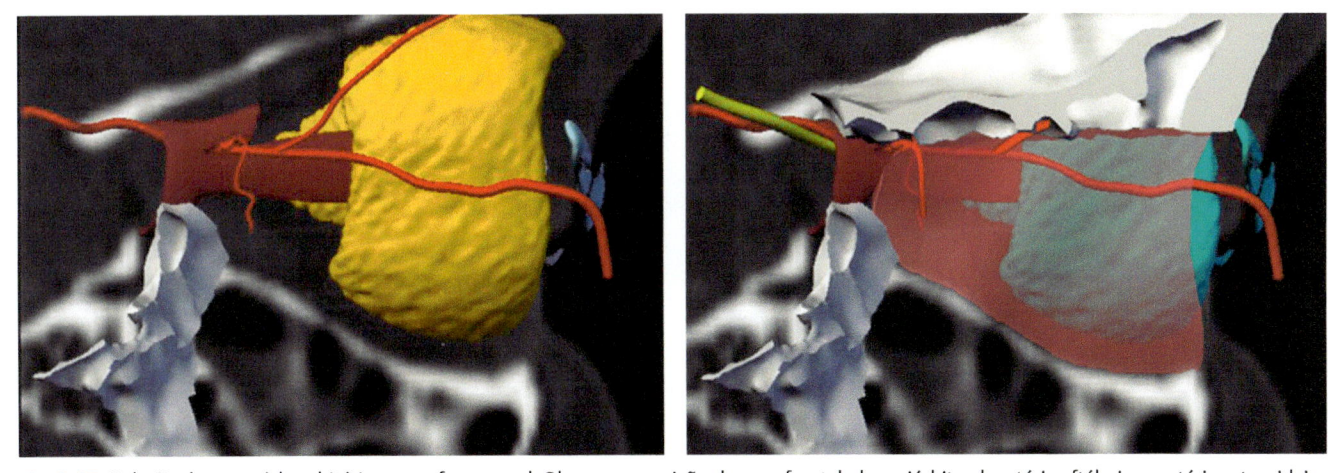

Fig. 3-87. Relação do conteúdo orbitário com a fossa nasal. Observar a posição do osso frontal, da periórbita, da artéria oftálmica e artérias etmoidais.

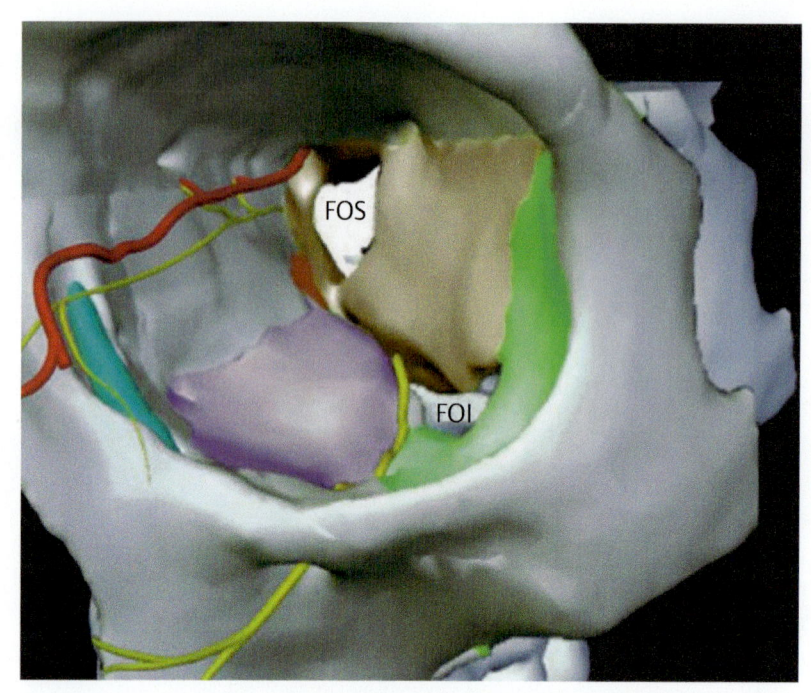

Fig. 3-88. Representação da órbita esquerda com artéria oftálmica, nervo infraorbitário. FOS: Fissura orbitária superior; FOI: fissura orbitária inferior.

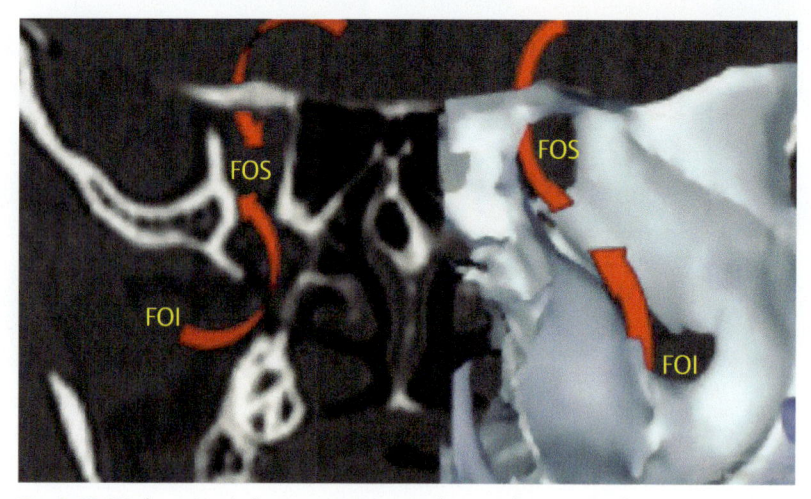

Fig. 3-89. TC dos seios da face em corte coronal com sobreposição de representações ósseas demonstrando a relação das fissuras orbitárias superior e inferior com fossa infratemporal, fossa pterigopalatina e fossa média.

ENTENDENDO AS MARGENS CIRÚRGICAS

O conteúdo orbital é topograficamente delimitado pela musculatura extraocular. À exceção do oblíquo inferior, que se origina no assoalho inferomedial, todos os músculos extraoculares, incluindo o elevador palpebral, originam-se no anel fibroso denominado ânulo de Zinn, no ápice orbitário. Os quatro músculos retos (superior, inferior, lateral e medial) delimitam o cone orbitário, separando a órbita em dois compartimentos bem definidos: os espaços intra e extraconal.

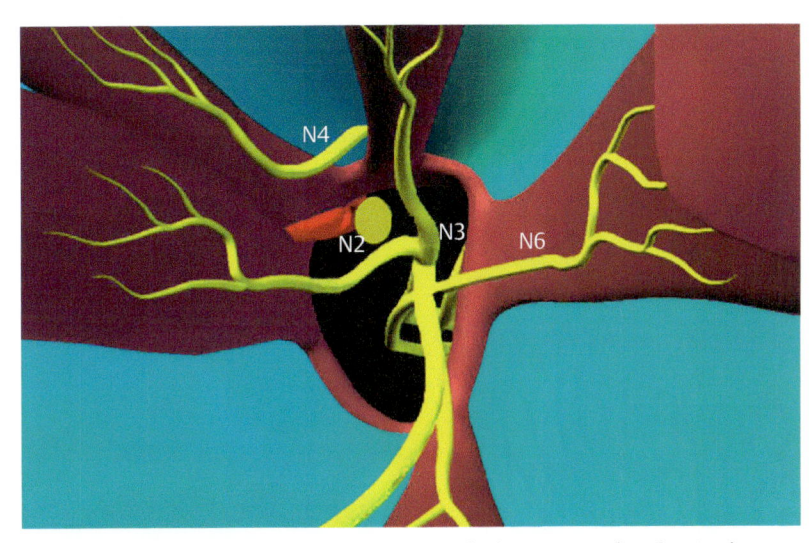

Fig. 3-90. Destaque para o ápice orbitário e o ânulo de Zinn com identificação das estruturas nervosas. N2: nervo óptico; N3: nervo oculomotor; N4: nervo troclear (por fora do anel de Zinn); N6: nervo abducente.

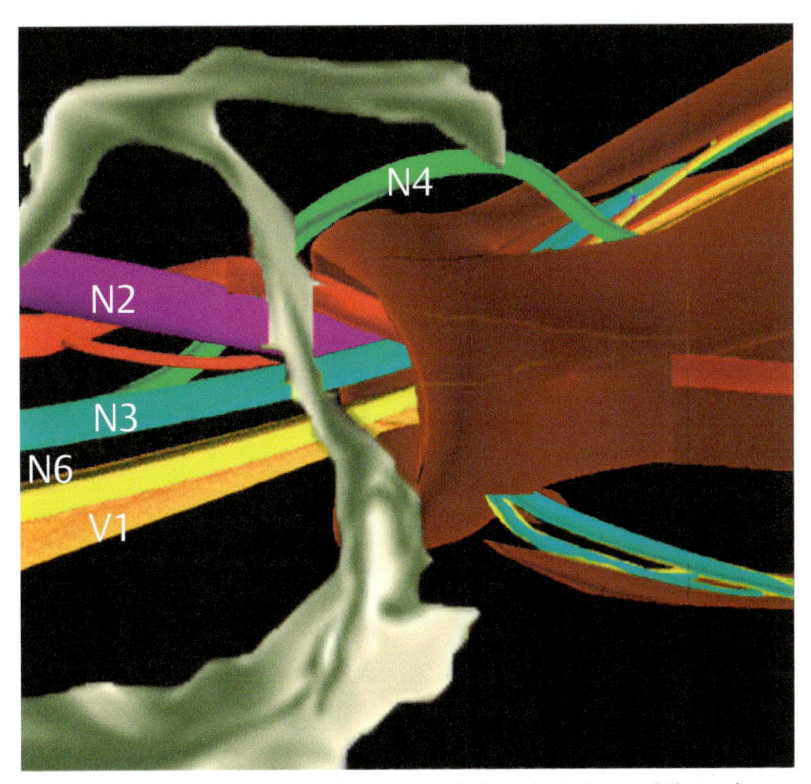

Fig. 3-91. Destaque para o ápice orbitário em visão lateral. V1: Ramo oftálmico do nervo trigêmeo; N2: nervo óptico; N3: nervo oculomotor; N4: nervo troclear; N6: nervo abducente.

O músculo reto medial tem uma relação íntima com a parede medial da órbita (limite lateral da etmoidectomia), principalmente em sua porção posterior.

Anatomicamente a órbita é separada das pálpebras superior e inferior pelo septo orbitário que se constitui no limite anterior da cavidade orbitária. O septo orbitário é a continuidade do periósteo que recobre as paredes orbitárias (também denominado de periórbita), que no rebordo orbitário muda de direção, funde-se com os elementos retratores palpebrais, funcionando assim como um diafragma que impede o prolapso anterior de seu conteúdo.

Além dos músculos extraoculares e suas fáscias, os principais elementos do conteúdo orbital são o tecido gorduroso, que preenche os espaços livres, a glândula lacrimal maior, o gânglio ciliar, os vasos e os nervos.

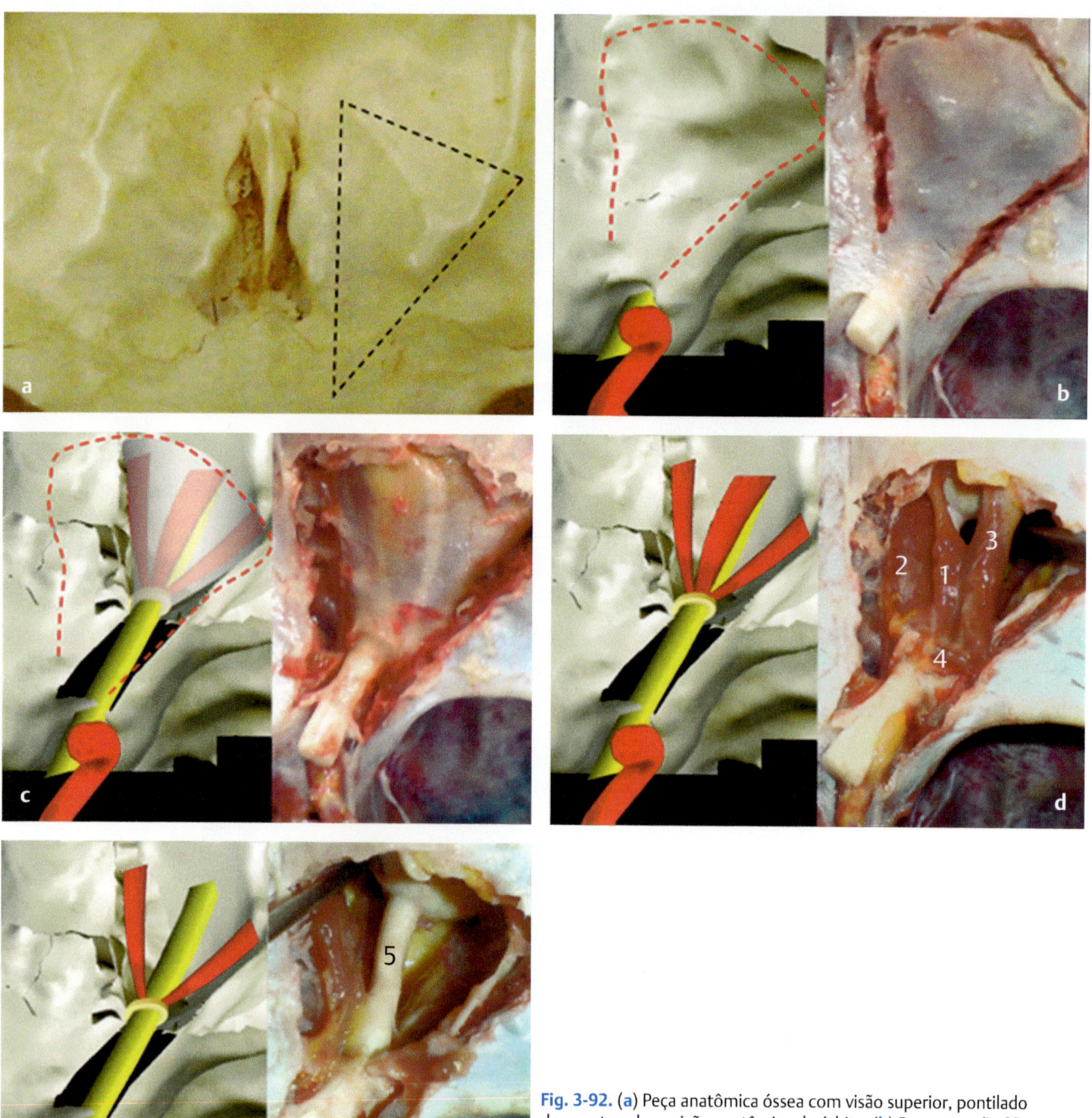

Fig. 3-92. (a) Peça anatômica óssea com visão superior, pontilado demonstrando posição anatômica da órbita. (b) Reconstrução 3D e peça anatômica com fratura do teto da órbita. (c) Romeção do teto ósseo com exposição da periórbita. (d) Remoção da periórbita com visualização da musculatura: (1) m. oblíquo superior; (2) m. reto medial; (3) m. reto superior; (4) ânulo de Zinn; (e) remoção do m. reto e oblíquo superior com visualização do nervo óptico (5).

ENTENDENDO AS MARGENS CIRÚRGICAS

O conteúdo gorduroso apresenta sua disposição não uniforme no interior da órbita, sendo mais volumoso na região anterior, além de apresentar um componente ao redor da musculatura (extraconal) e outro confinado no interior do cone orbitário (intraconal).

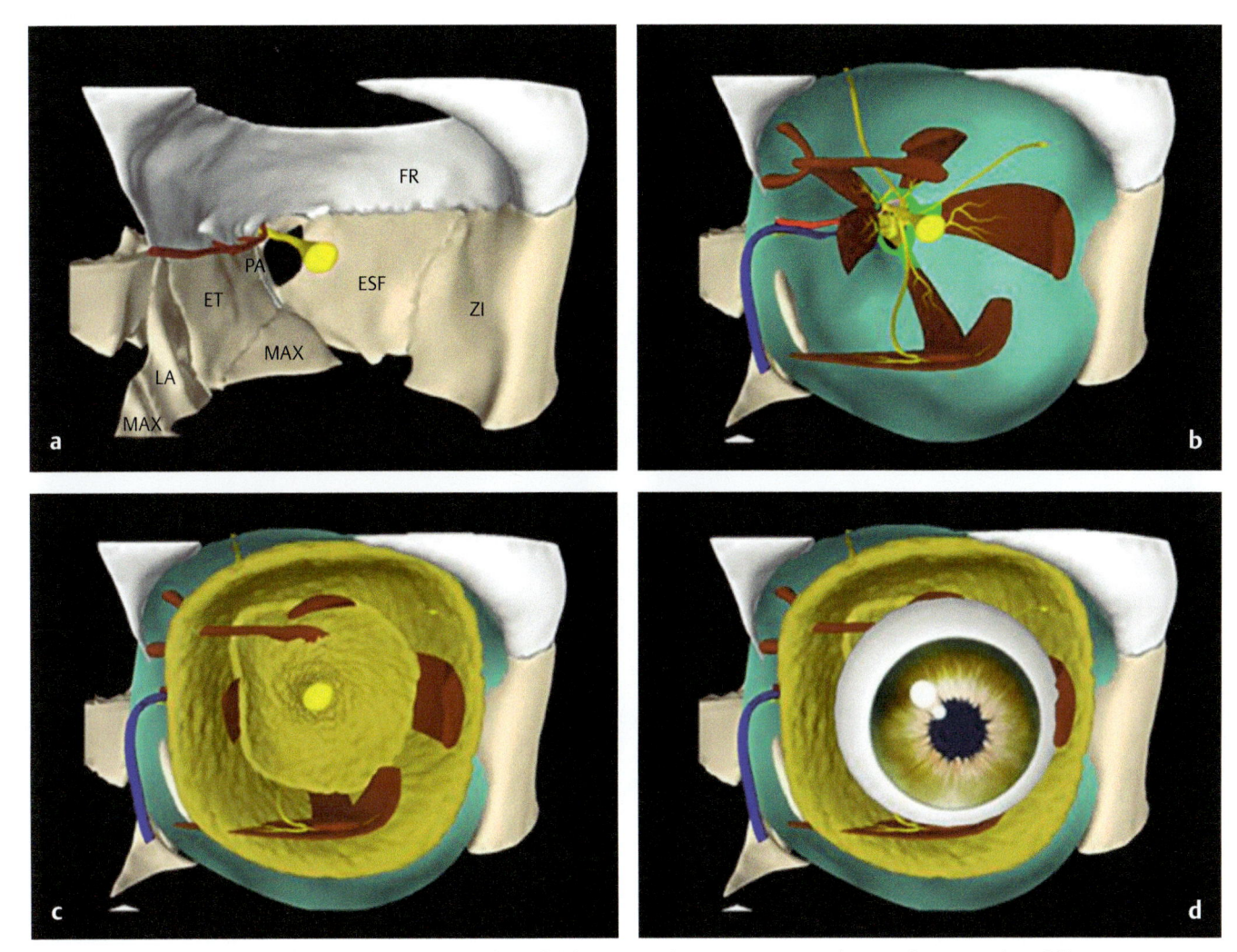

Fig. 3-93. Esquematização da anatomia orbitária – visão frontal: (**a**) anatomia óssea com presença de nervo óptico e artéria oftálmica com seus ramos (a. etmoidal anterior e posterior); (**b**) órbita revestida pelo periosseo (periórbita) com conteúdo intraorbitário (m. reto superior, inferior, lateral e medial; oblíquo superior e oblíquo inferior); entre os retos encontra-se o cone orbitário; (**c**) disposição da gordura intraorbitária; (**d**) Posição do globo ocular na órbita.

Durante a etmoidectomia, a disposição de gordura (mais abundante na região anterior que posterior) associada à forma piriforme da cavidade orbital faz com que a cirurgia, em relação à órbita, seja mais segura na região anterior, onde uma lesão inadvertida da periórbita apresenta um risco mínimo de lesão muscular, principalmente do reto medial. O risco aumenta no sentido posterior onde este músculo aproxima-se cada vez mais da parede orbitária e o nervo óptico também pode estar projetado no seio etmoidal posterior e separado desta cavidade apenas por fina camada óssea.

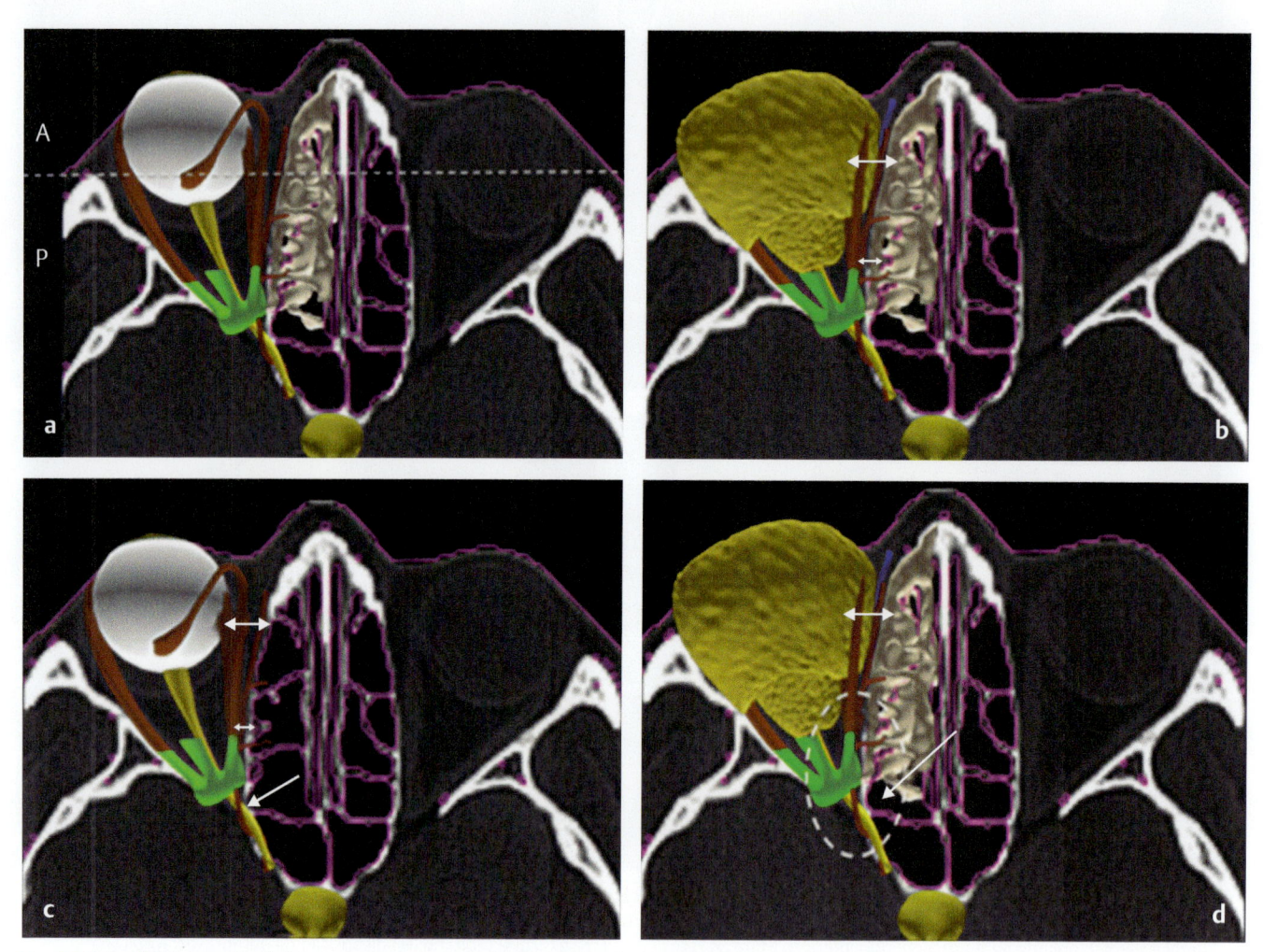

Fig. 3-94. (a-d) TC dos seios da face com representação do conteúdo orbitário. Observar como em região anterior a gordura orbitária é mais abundante e a distância do músculo reto medial é maior em relação à parede medial da órbita e como essa distância diminui na região posterior.

Nota-se que o aumento do nível de pneumatização de cada seio paranasal torna as paredes ósseas cada vez mais delgadas e faz com que as estruturas nobres possam ser lesionadas com mais facilidade além de potencializar as complicações provocadas por patologias infecciosas, inflamatórias ou tumorais.

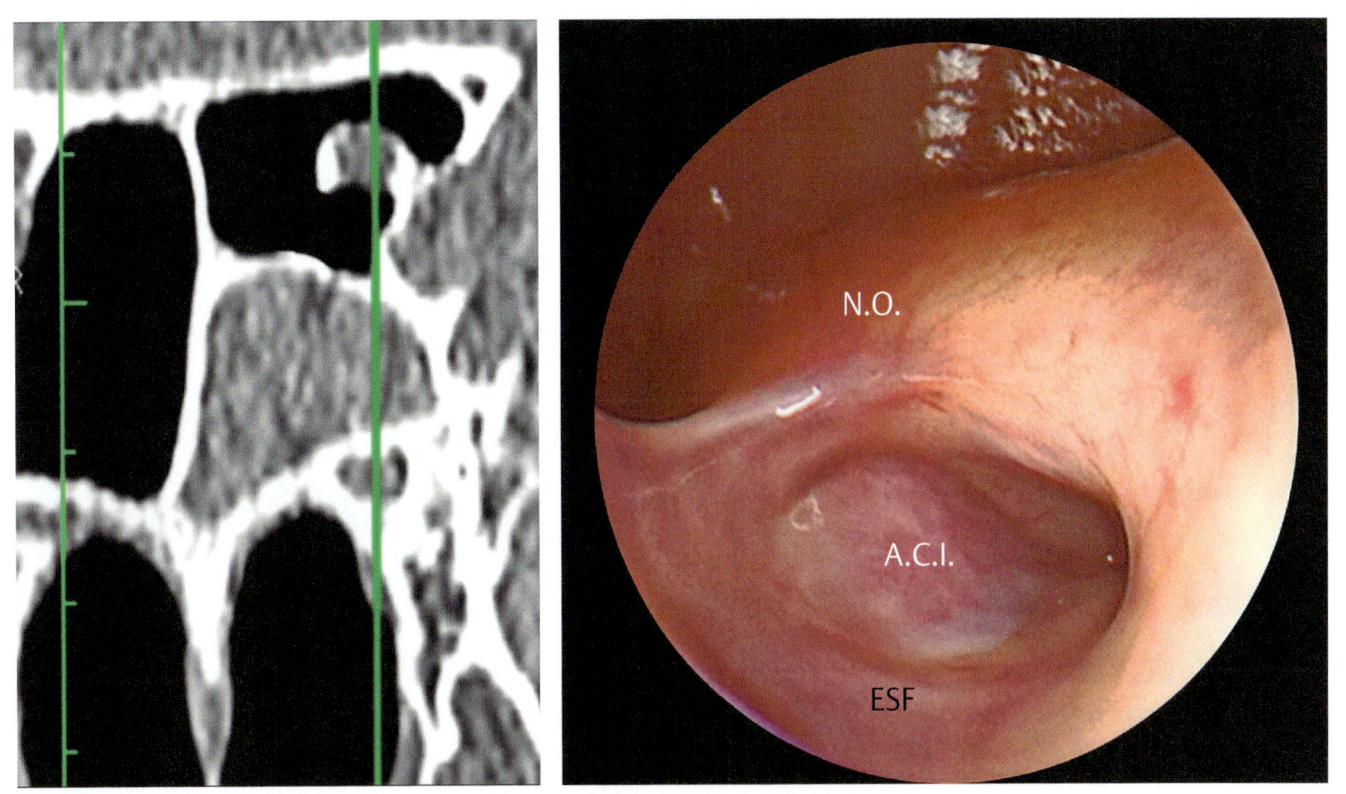

Fig. 3-95. TC coronal, demonstrando o nervo óptico (N.O.) dentro do etmoide posterior. A.C.I.: Artéria carótida interna; ES: esfenoide.

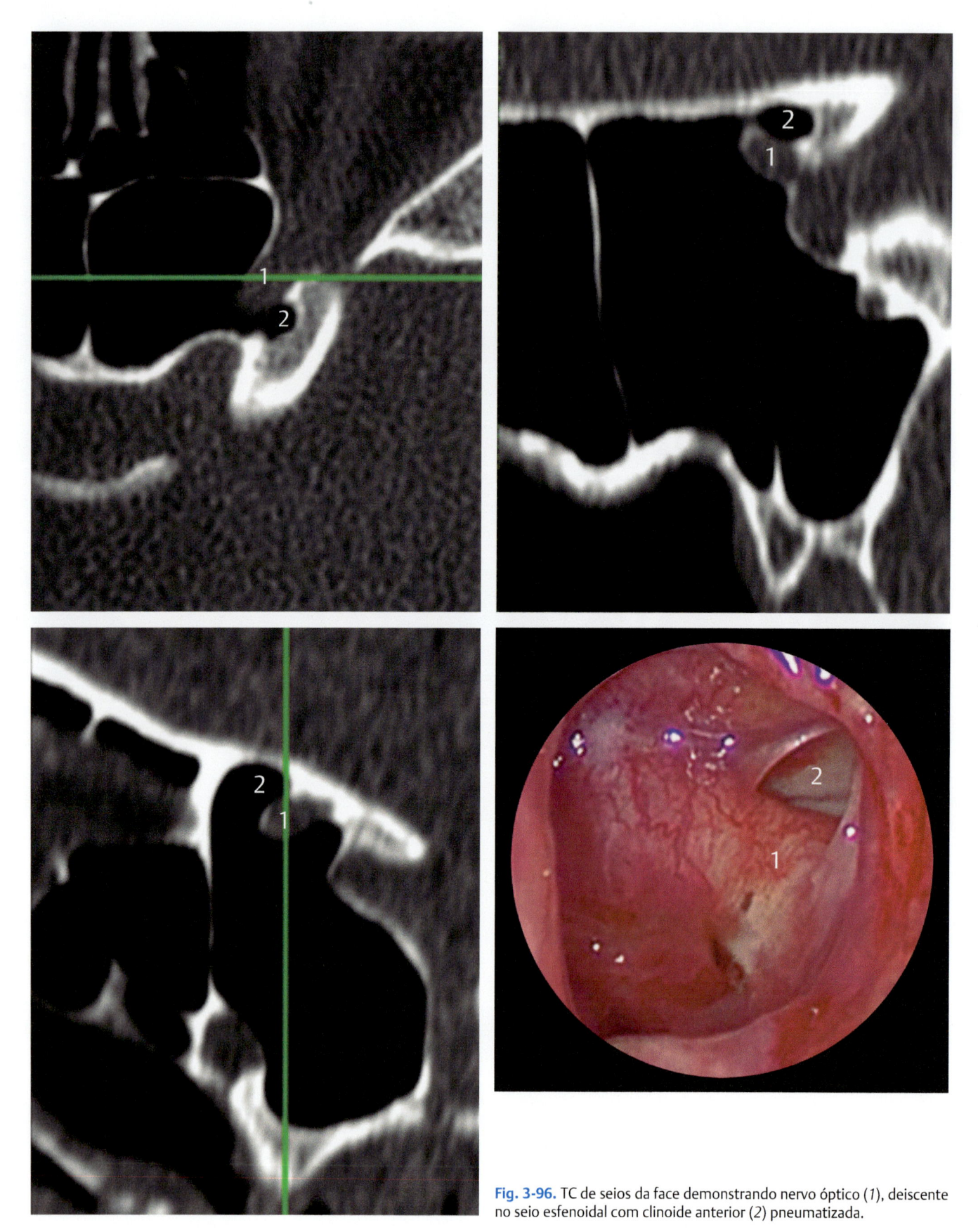

Fig. 3-96. TC de seios da face demonstrando nervo óptico (*1*), deiscente no seio esfenoidal com clinoide anterior (*2*) pneumatizada.

A vascularização arterial da órbita é praticamente toda dependente da artéria oftálmica, ramo da carótida interna. Na órbita, a artéria oftálmica dá origem a ramos anexiais (lacrimal, palpebrais superior e inferior, etmoidais anterior e posterior), musculares e sensoriais (central da retina, ramos piais, ciliares longas e curtas posteriores).

O sistema venoso não possui válvulas, drenando diretamente para o plexo pterigóideo e seio cavernoso, potencializando assim a disseminação das infecções nasossinusais para as regiões orbitária e intracraniana, fator importante e responsável por complicações severas.

A artéria etmoidal anterior em seu trajeto junto à base do crânio está sempre envolta pelo periósteo orbitário e acompanha-se de filetes nervosos e pequenas veias até medialmente penetrar na fina camada de dura-máter que recobre a junção da placa cribriforme com a lamela vertical da fossa olfatória, sendo a região anatômica mais frágil de todo o seio etmoidal e local frequente de fístulas liquóricas iatrogênicas.

A artéria etmoidal anterior pode estar dentro de um canal ósseo junto ao piso da fossa anterior (canal etmoidal anterior), e pode também estar parcial ou totalmente deiscente. Além disso, mas não menos importante, a artéria etmoidal anterior pode cursar um trajeto inteiramente intracraniano.

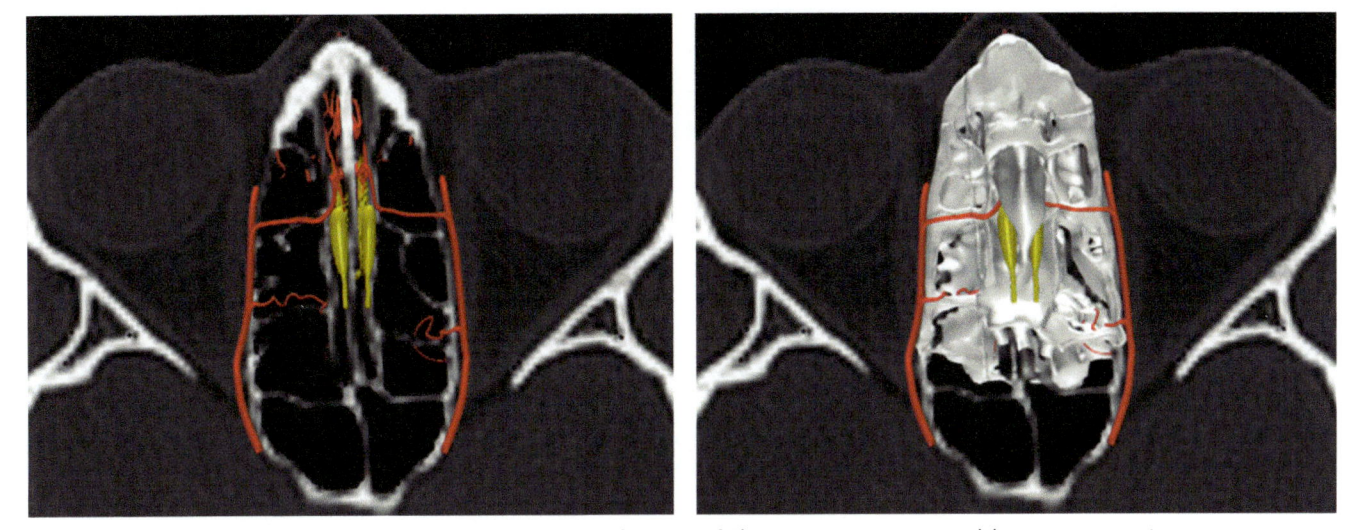

Fig. 3-97. TC dos seios da face em corte axial com representação da artéria oftálmica e seus ramos, etmoidal anterior e posterior.

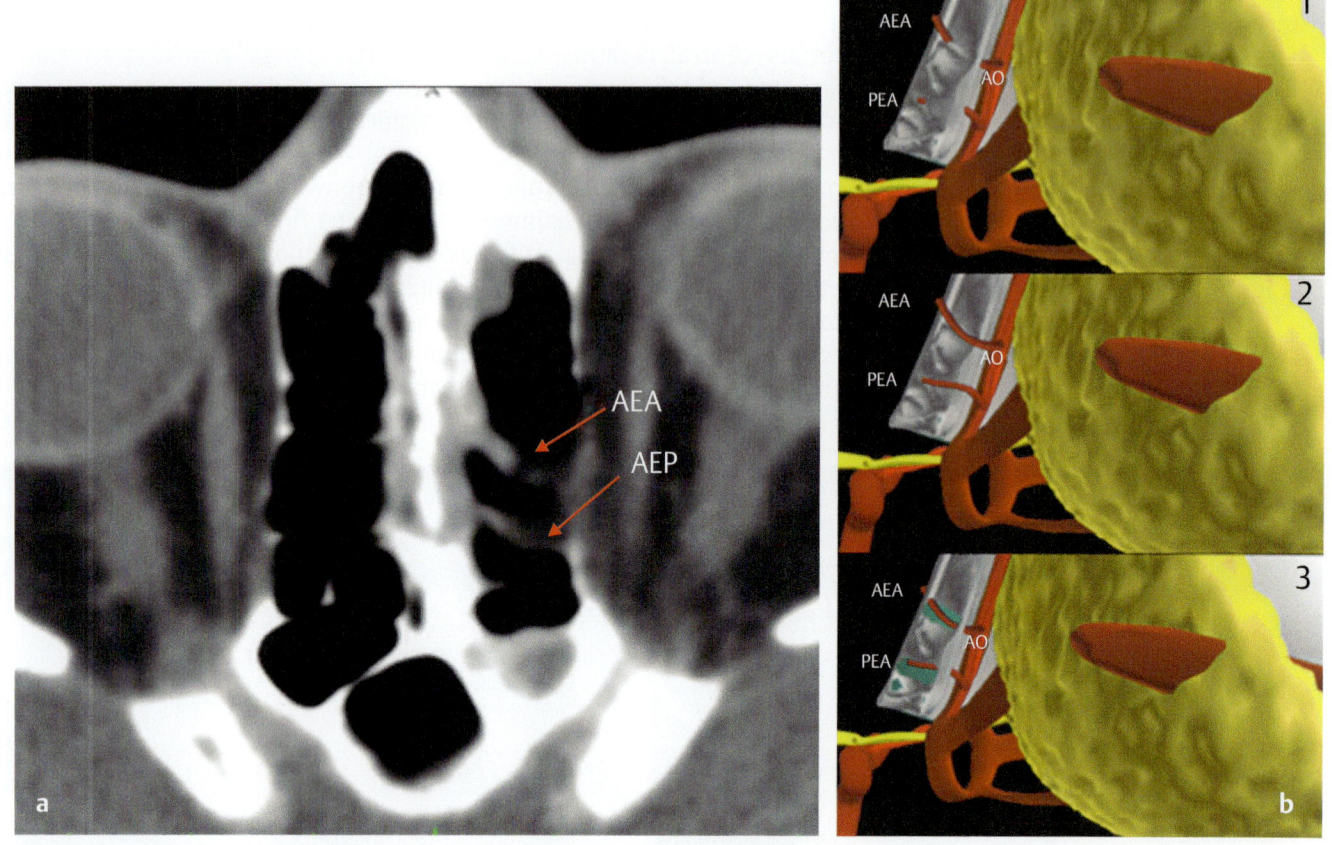

Fig. 3-98. (**a**) TC de seios da face com demonstração da artéria etmoidal anterior (AEA) e posterior (AEP). (**b**) Representação da anatomia da artéria oftálmica e artérias etmoidais anterior e posterior e sua relação com a base anterior do crânio: artérias etmoidais anterior e posterior podem estar dentro do canal ósseos (*1*), deiscentes no interior do seio etmoidal (*2*) ou intracranianas (*3*).

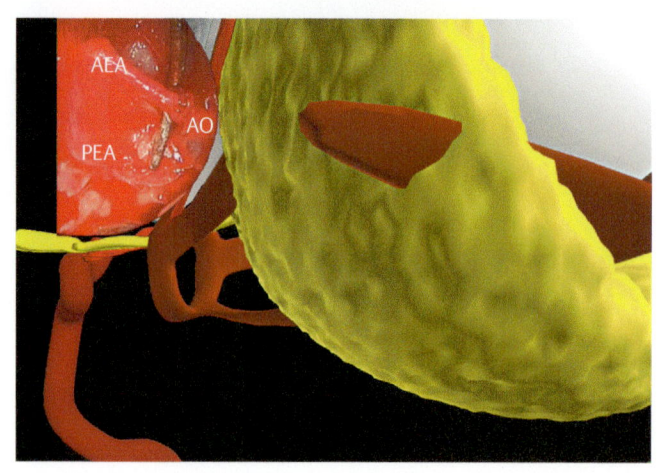

Fig. 3-99. Aspecto das artérias etmoidais junto à base do crânio.

ENTENDENDO AS MARGENS CIRÚRGICAS

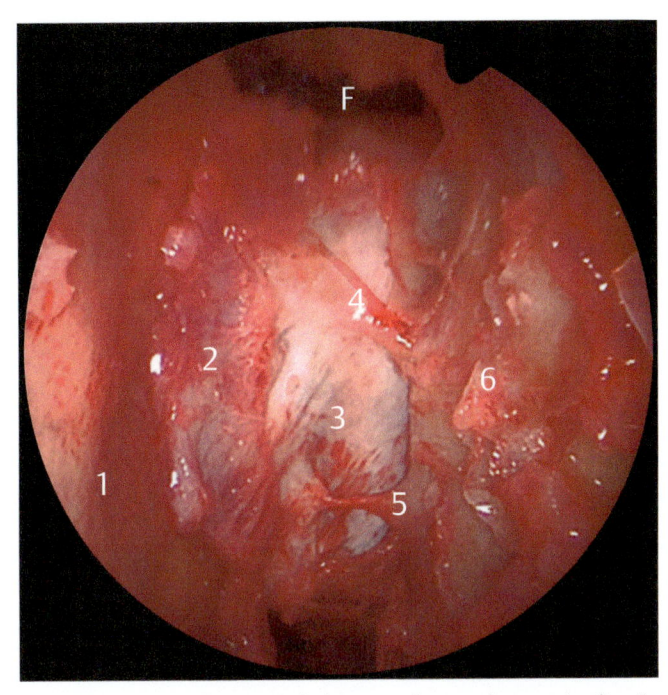

Fig. 3-100. Visão endoscópica da fossa nasal esquerda com visualização da artéria etmoidal anterior e posterior envoltas pela continuação da periórbita até penetrar na dura-máter da fossa anterior. (*1*) Septo nasal; (*2*) placa das conchas; (*3*) dura-máter da fossa anterior; (*4*) artéria etmoidal anterior; (*5*) artéria etmoidal posterior; (*6*) parede medial da orbita; F: seio frontal.

A artéria etmoidal anterior é responsável pela irrigação de células etmoidais anteriores, do seio frontal, além de seguir inferiormente para a fossa nasal, onde irriga o terço anterior do septo e parede lateral do nariz adjacente. Sua lesão inadvertida durante um procedimento endonasal pode ocasionar complicações, como sangramento profuso, rinoliquorreia, retração da artéria para região intraorbitária e consequente hematoma intraorbitário.

A artéria etmoidal posterior não é menos importante, estando mais posterior (aproximadamente 1 cm) junto à base do crânio, tendo o mesmo comportamento anatômico embora topograficamente esteja em uma posição de risco pela sua proximidade ao nervo óptico. O uso de eletrocautérios ou aparelhos semelhantes deve ser evitado na porção posterior da parede lateral do seio etmoidal.

O limite mais anterior da etmoidectomia é o processo frontal do maxilar. Esse processo angulado se projeta superiormente para ser recoberto pelos ossos próprios do nariz, e, posteriormente, para receber medialmente a parte mais anterior da concha média ou placa do *agger nasi* (limite anterior do seio etmoidal) e lateralmente juntar-se ao osso lacrimal, formando a fossa lacrimal.

O ducto nasolacrimal projeta-se verticalmente a partir do saco lacrimal em sentido inferior abrindo-se no meato inferior, protegido pela apófise lacrimal da concha inferior.

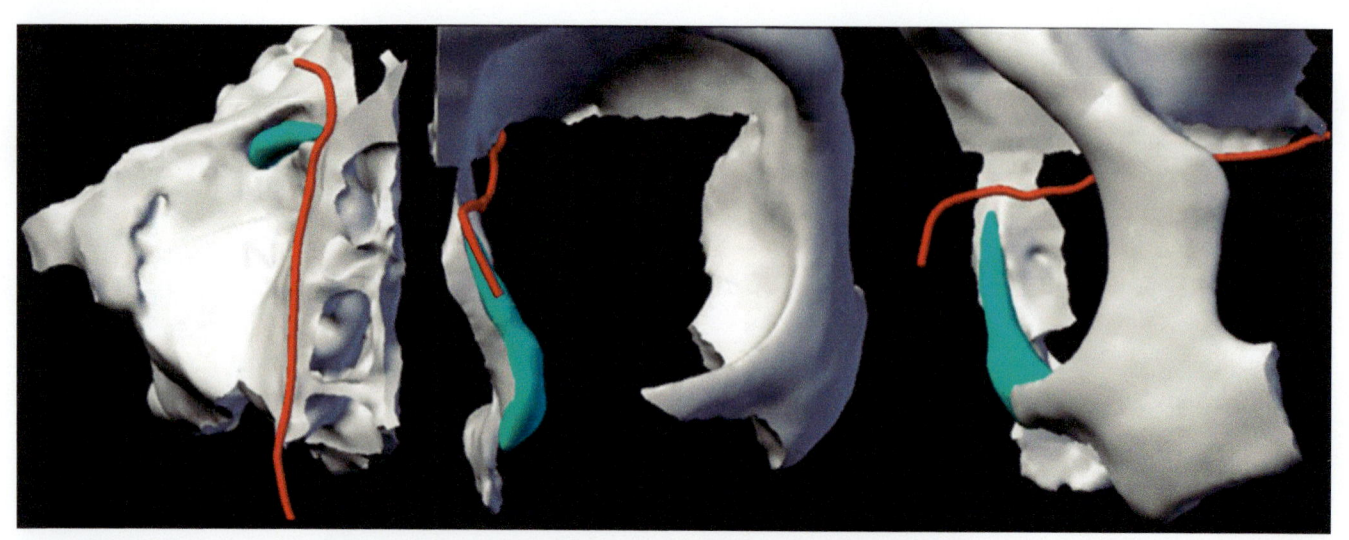

Fig. 3-101. Reconstrução tridimensional da via lacrimal esquerda em corte axial, coronal e sagital.

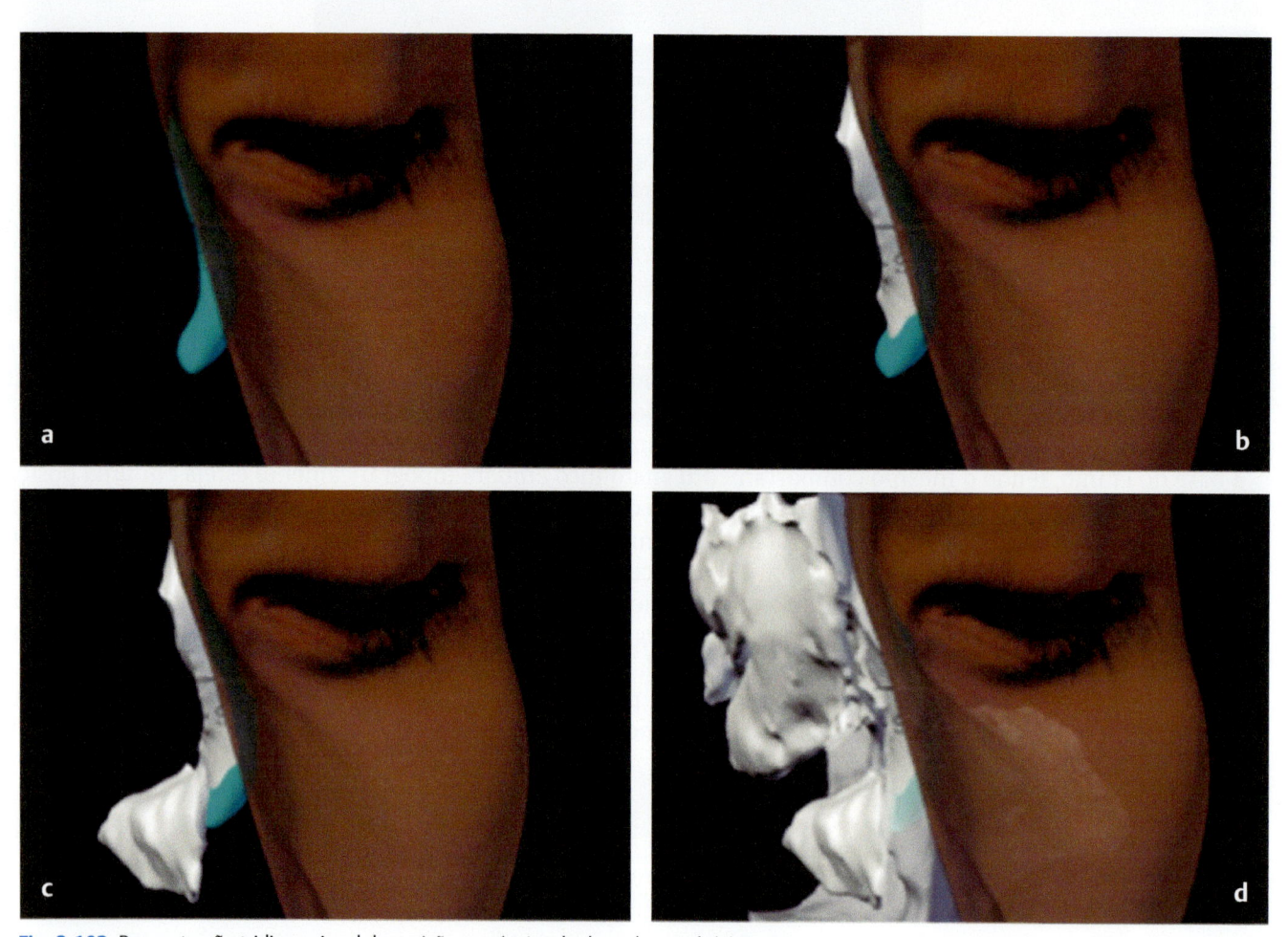

Fig. 3-102. Reconstrução tridimensional da posição anatômica do ducto lacrimal. (**a**) Posicionamento do ducto; (**b**) ducto recoberto parcialmente pelo osso lacrimal; (**c**) posicionamento do corneto inferior; (**d**) sob transparência pode-se observar que o processo ascendente do osso maxilar recobre e protege o ducto lacrimal.

ENTENDENDO AS MARGENS CIRÚRGICAS 73

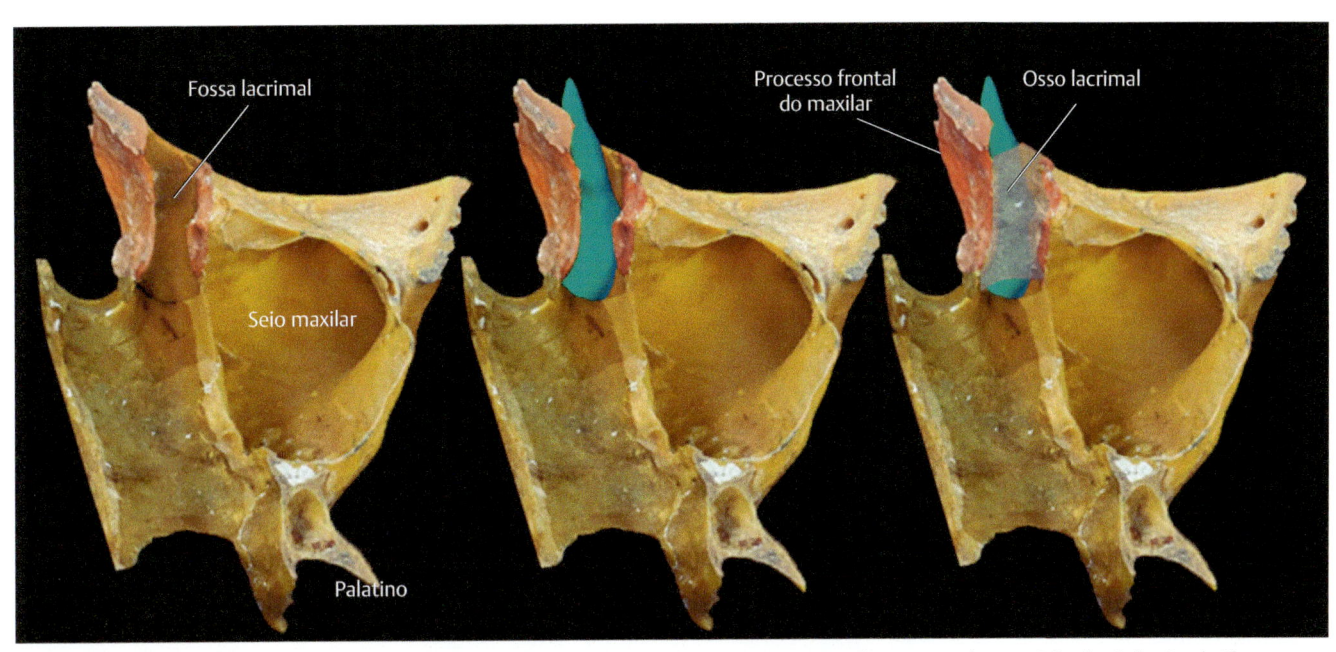

Fig. 3-103. Anatomia óssea do complexo maxiloetmoidal em posição axial com vista superior demonstrando a posição da via lacrimal. Observar como o saco lacrimal está em uma posição lateral e protegido pelo processo frontal do osso maxilar.

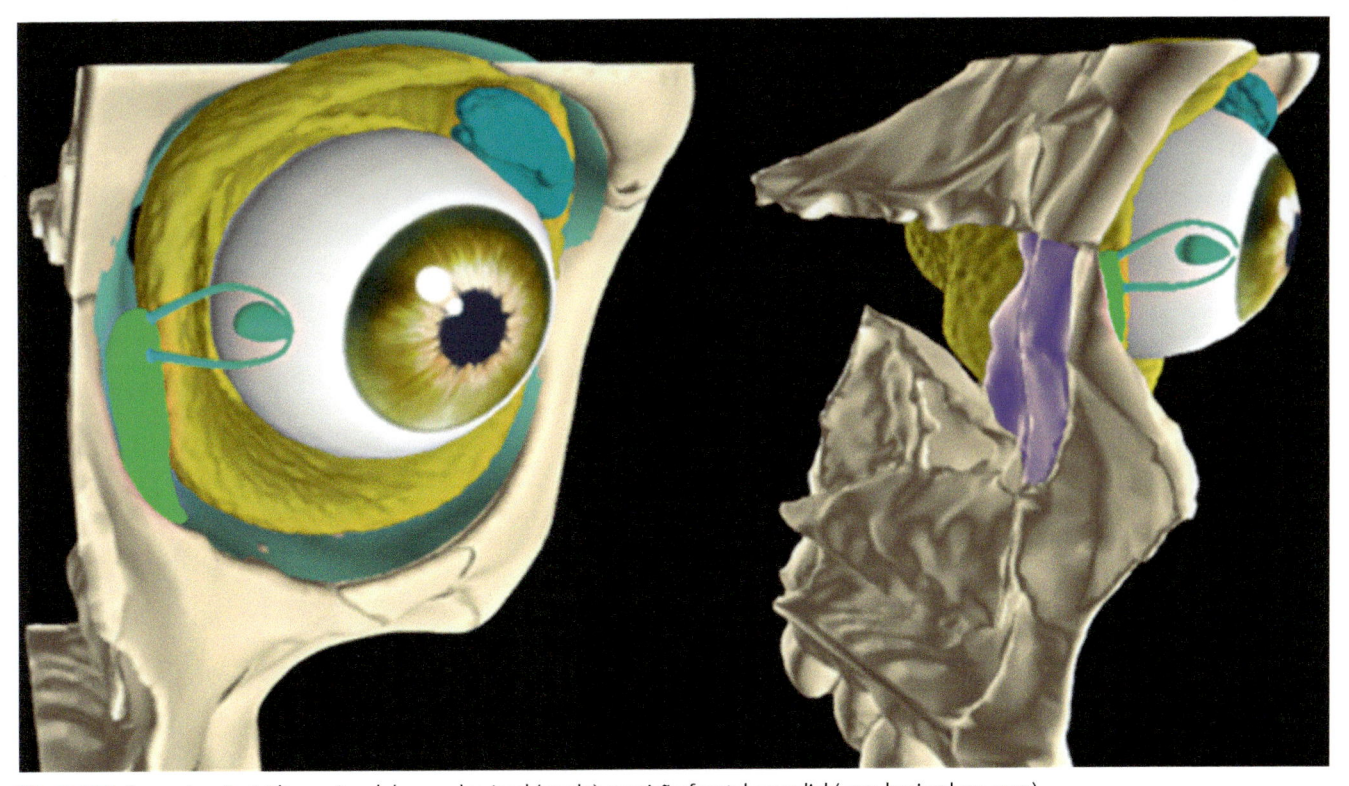

Fig. 3-104. Reconstrução tridimensional do saco lacrimal (verde) em visão frontal e medial (osso lacrimal em roxo).

ANATOMIA LIMITE SUPERIOR

O seio etmoidal é uma estrutura anatômica que apenas faz parte do osso etmoide, e precisa ser compreendido dessa maneira.

O osso etmoide, no centro da base anterior do crânio, é quase totalmente recoberto pelo osso frontal, apenas a goteira olfatória etmoidal tem relação com o endocrânio. Já o seio etmoidal é uma estrutura anatômica pneumatizada que se junta à Crista Galli pela lâmina horizontal da cribriforme, mas é separado da cavidade intracraniana pelo osso frontal. O osso frontal é o verdadeiro teto do seio etmoidal.

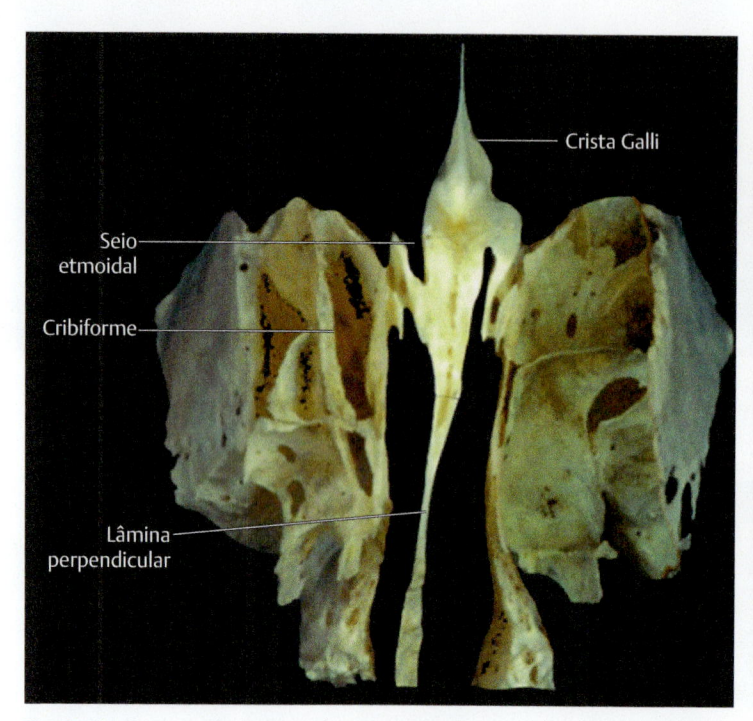

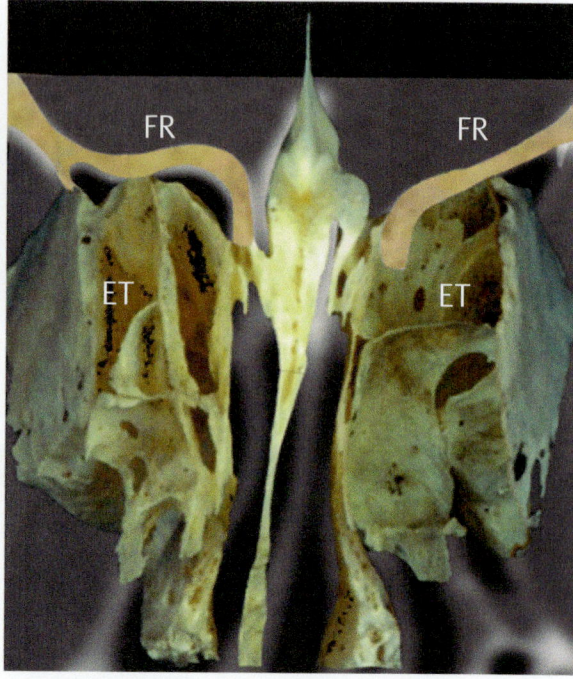

Fig. 3-105. Peça anatômica com demonstração do osso etmoide e com destaque para o seu limite superior – osso frontal bege.

ENTENDENDO AS MARGENS CIRÚRGICAS

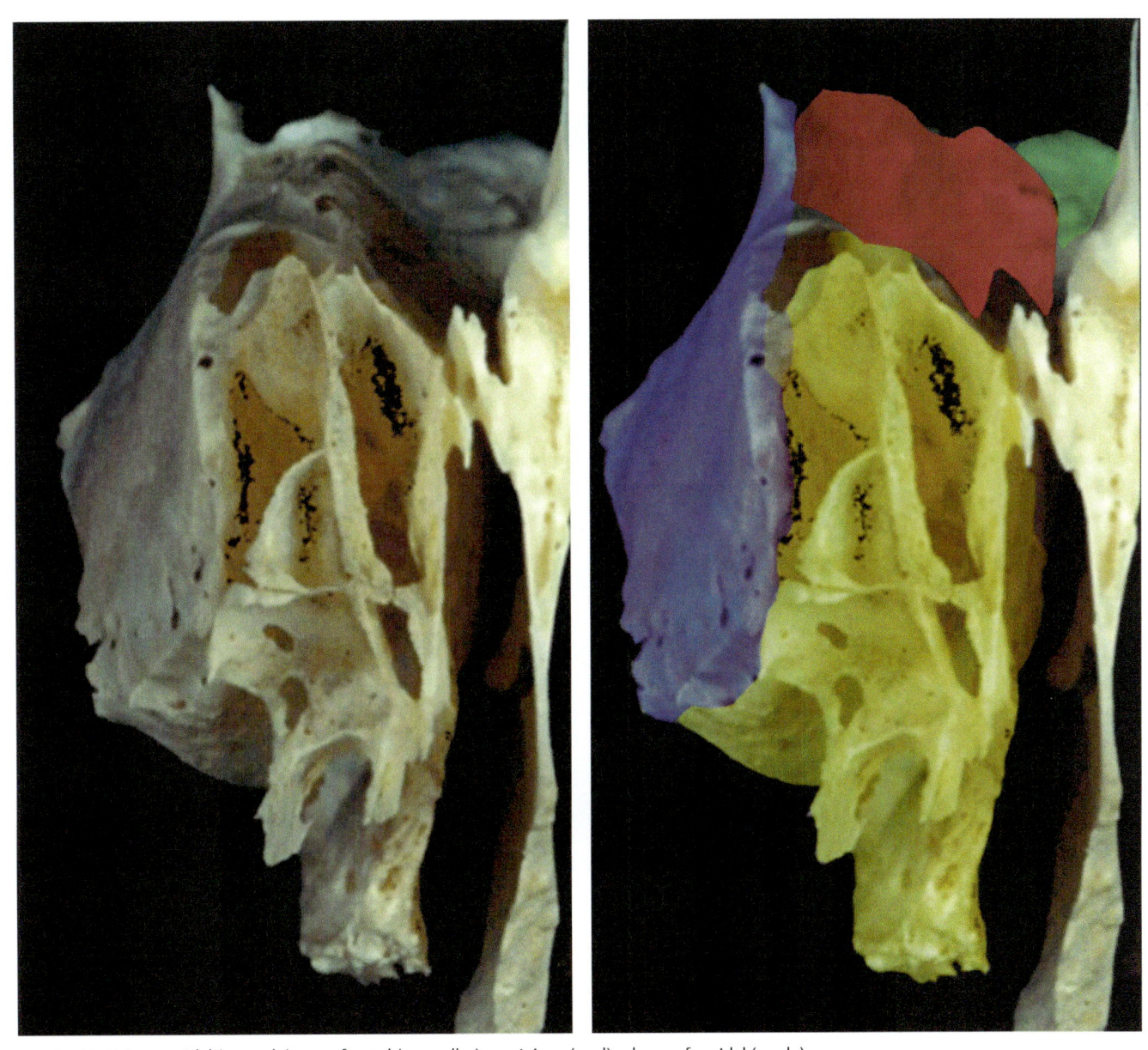

Fig. 3-106. Seio etmoidal (amarelo), osso frontal (vermelho), papirácea (azul), plano esfenoidal (verde).

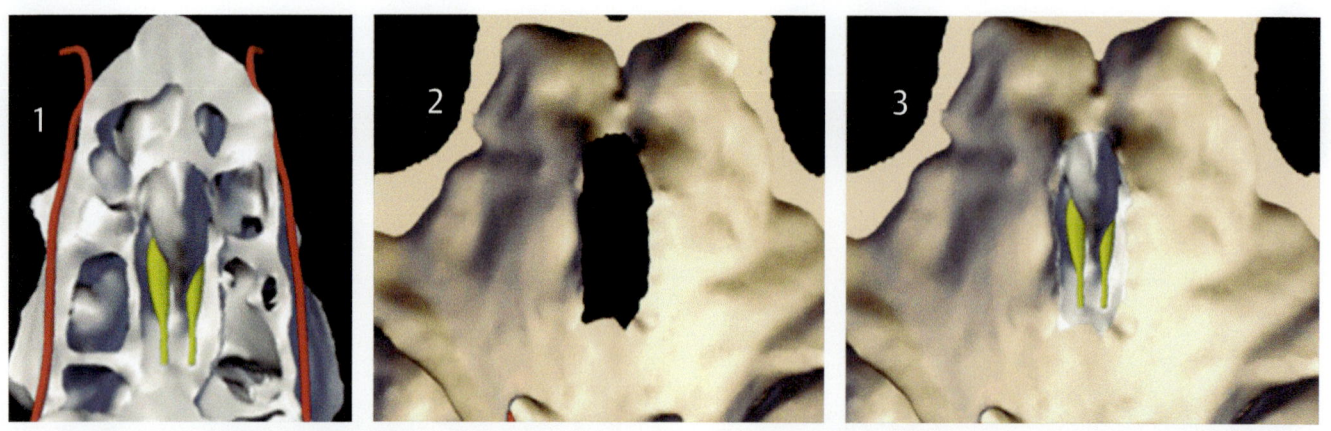

Fig. 3-107. Reconstrução anatômica do teto do seio etmoidal. (*1*) Osso etmoidal; (*2*) osso frontal; (*3*) seio etmoidal coberto pelo osso frontal.

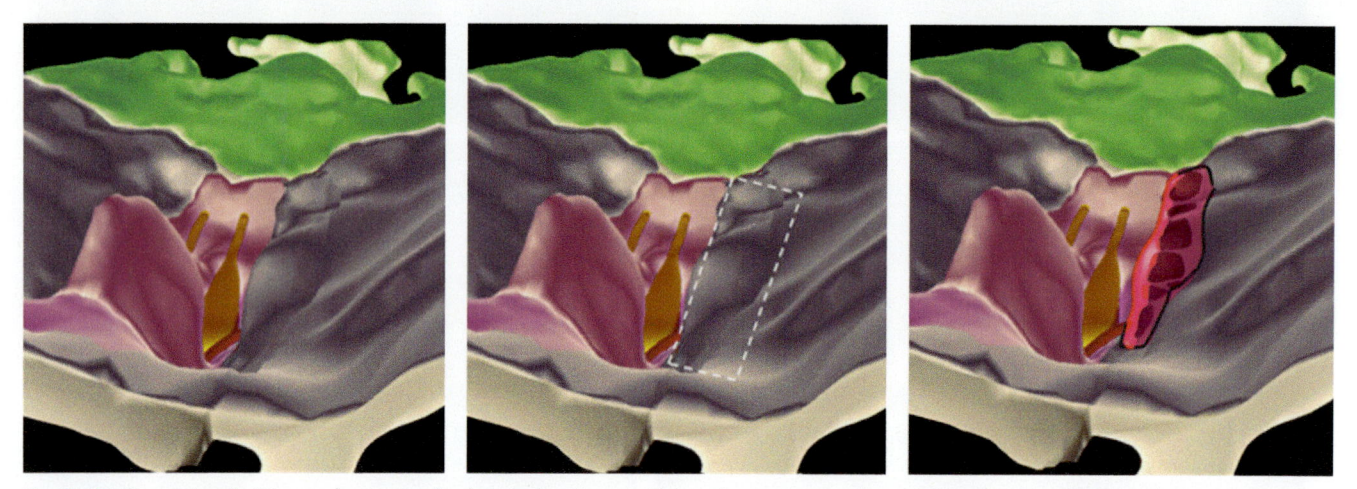

Fig. 3-108. Reconstrução 3D com demonstração do teto do seio etmoidal sendo composto pelo osso frontal: cinza: osso frontal; roxo: osso etmoidal; verde: osso esfenoidal.

O ângulo anatômico formado pela continuidade da parede posterior do seio frontal com o piso da fossa anterior (lâmina orbital do osso frontal) é o limite posteroinferior do seio frontal, correspondendo também ao limite anterossuperior do seio etmoidal. A compreensão anatômica desse ângulo é fundamental na cirurgia dos seios etmoidal e frontal.

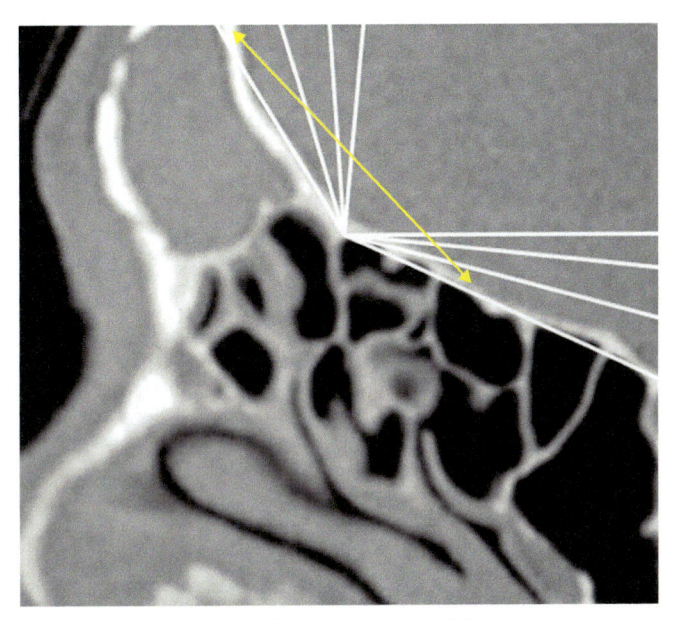

Fig. 3-109. TC dos seios da face em corte sagital demonstrando a variação da angulação entre a base do crânio e a parede posterior do seio frontal.

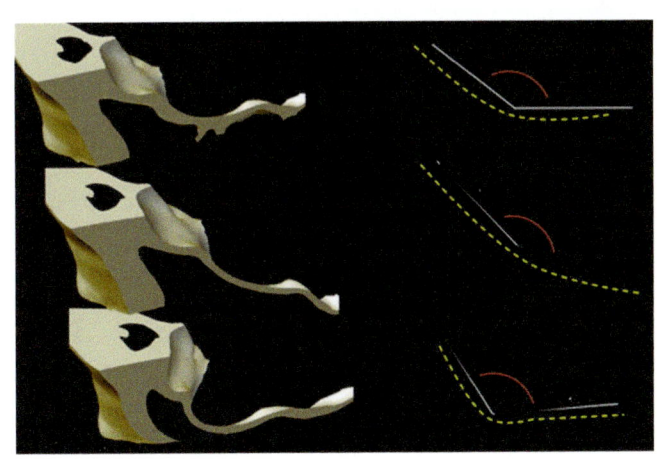

Fig. 3-110. Variações do ângulo entre a base do crânio e a parede posterior do seio frontal.

Posteriormente, o limite superior do seio etmoidal é a junção do osso frontal com o *planum* esfenoidal, existindo muitas vezes células do seio etmoidal posterior cobertas pelo *planum* esfenoidal. Sendo assim, o teto do seio etmoidal é constituído pela união de dois ossos: frontal e esfenoide.

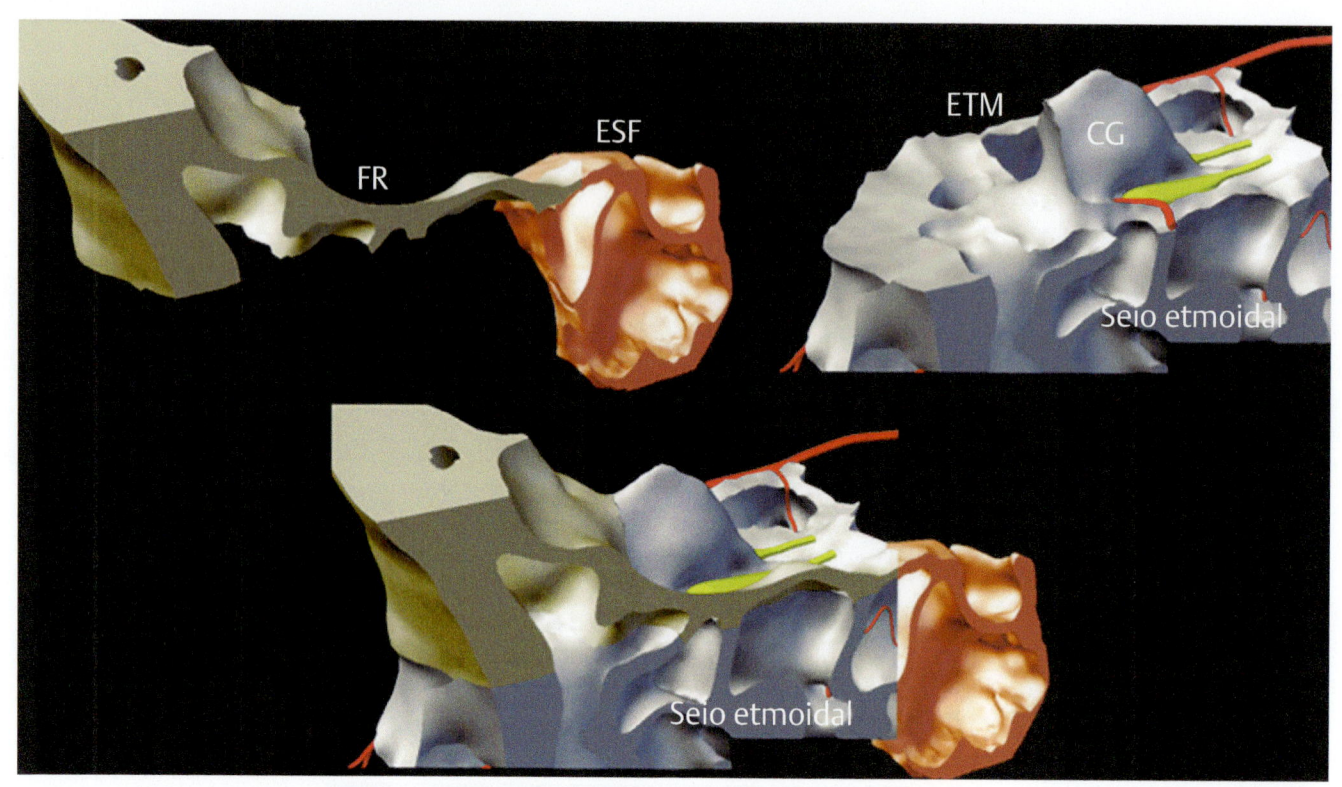

Fig. 3-111. Aspecto sagital da relação entre etmoide, frontal e esfenoide.

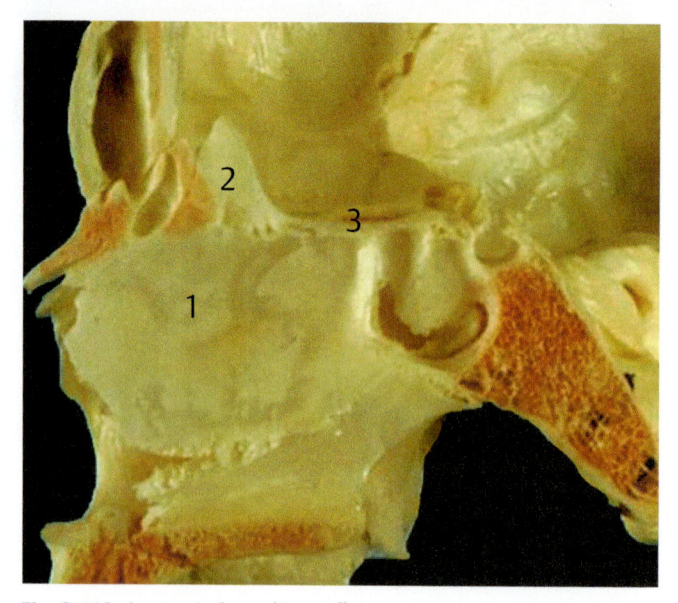

Fig. 3-112. Anatomia óssea (Bagatella) com septo, em corte sagital, demonstrando da lâmina perpendicular do etmoide (*1*), crista Galli (*2*) e plano esfenoidal (*3*).

ENTENDENDO AS MARGENS CIRÚRGICAS

A Crista Galli está entre o plano esfenoidal posteriormente e o ângulo frontal anteriormente em posições variadas, pertencendo ao osso etmoidal e não aos seios etmoidais.

Na parte central do osso etmoide, a apófise Crista Galli (intracraniana) continua-se inferiormente com a lâmina perpendicular do etmoide (extracraniana) que faz parte do septo nasal.

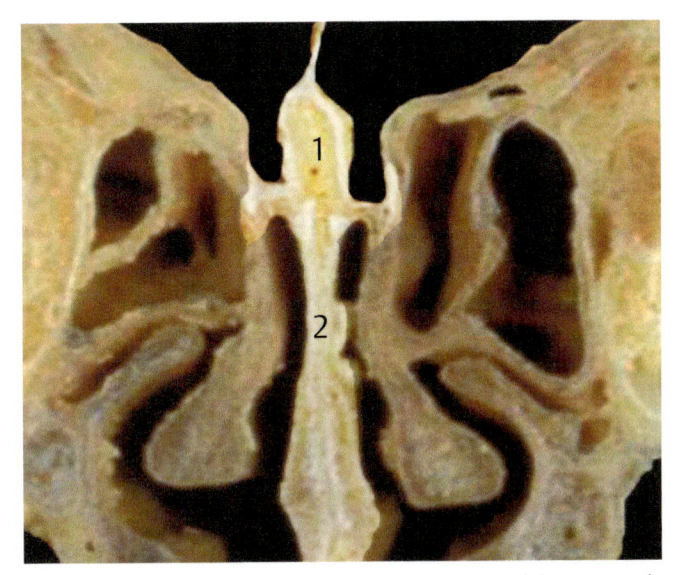

Fig. 3-113. Peça anatômica (Bagatella) em corte coronal demonstrando a Crista Galli (*1*) e sua relação com o septo nasal – lâmina perpendicular do etmoide (*2*).

Na união da Crista Galli com a lâmina perpendicular, coloca-se horizontalmente uma placa que possui múltiplos orifícios para a passagem dos filetes olfatórios (placa cribriforme horizontal) separando parcialmente a cavidade nasal do endocrânio. Esta placa horizontal vai terminar externa e bilateralmente em duas pequenas estruturas verticais (placas verticais da cribriforme) que se juntam inferiormente com a concha média e superiormente com o osso frontal.

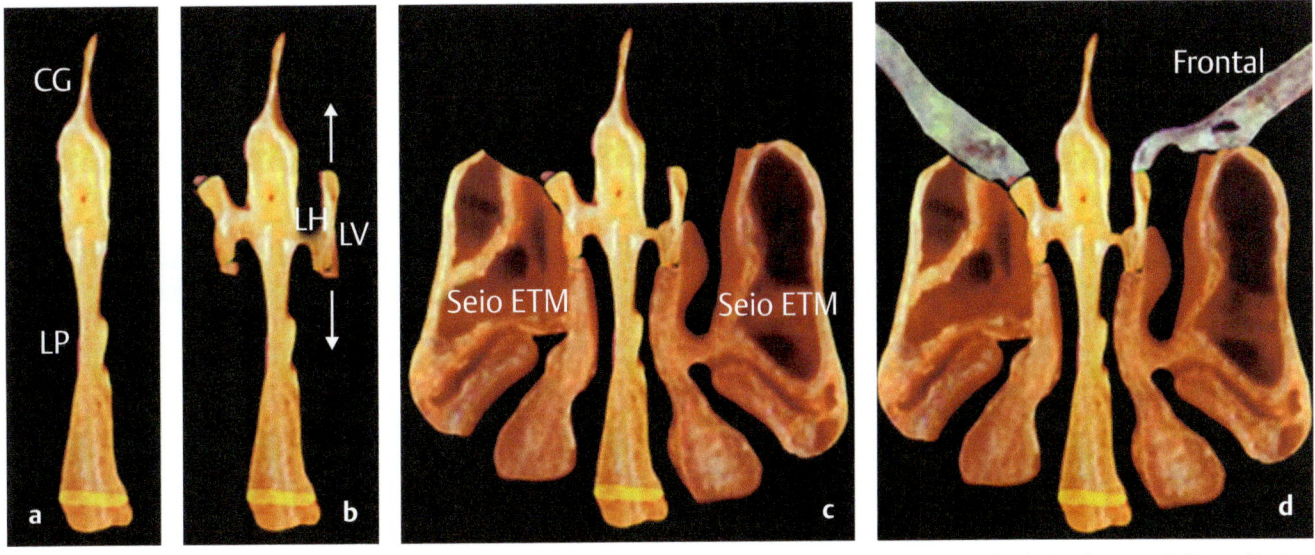

Fig. 3-114. (**a**) Demonstração da relação da Crista Galli (CG) com a lâmina perpendicular do septo nasal (LP); (**b**) relação da Crista Galli com lâmina horizontal (LH) e vertical (LV) da cribriforme; (**c**) relação inferior da lâmina vertical com seio etmoidal; (**d**) relação superior da lâmina vertical com osso frontal.

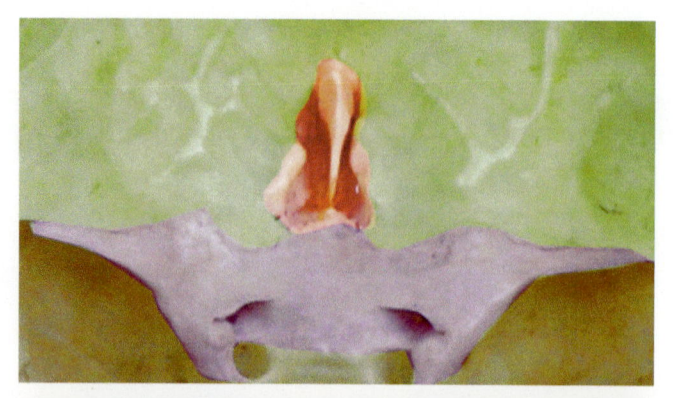

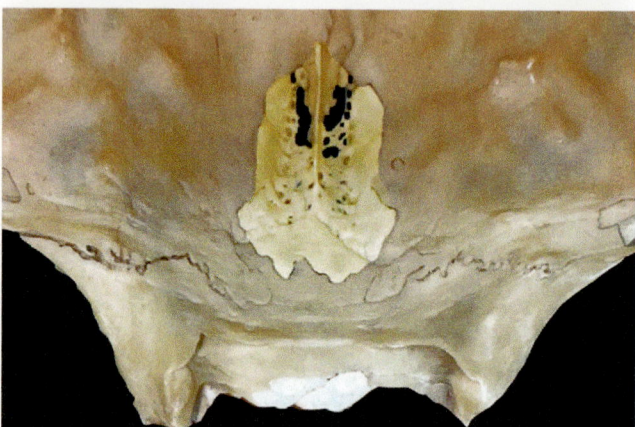

Fig. 3-115. Peça anatômica óssea vista superiormente com visualização da placa cribriforme (vermelho), osso frontal (verde), osso esfenoidal (roxo). À direita observa-se em destaque a posição anatômica do osso etmoidal no piso da fossa anterior.

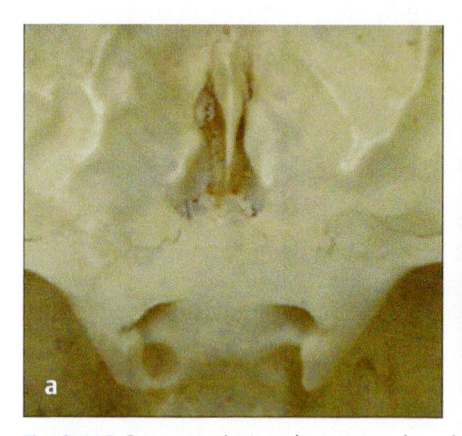

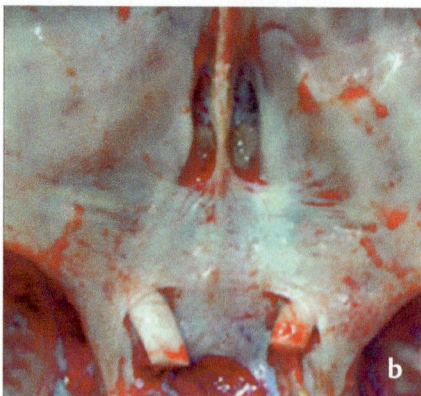

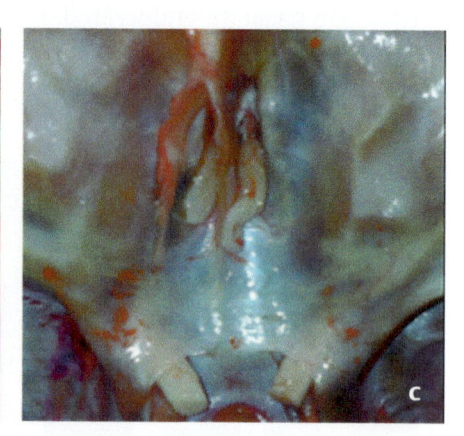

Fig. 3-116. Peças anatômicas demonstrando a placa cribriforme óssea (**a**), presença da dura-máter (**b**), presença do bulbo olfatório (**c**).

ENTENDENDO AS MARGENS CIRÚRGICAS

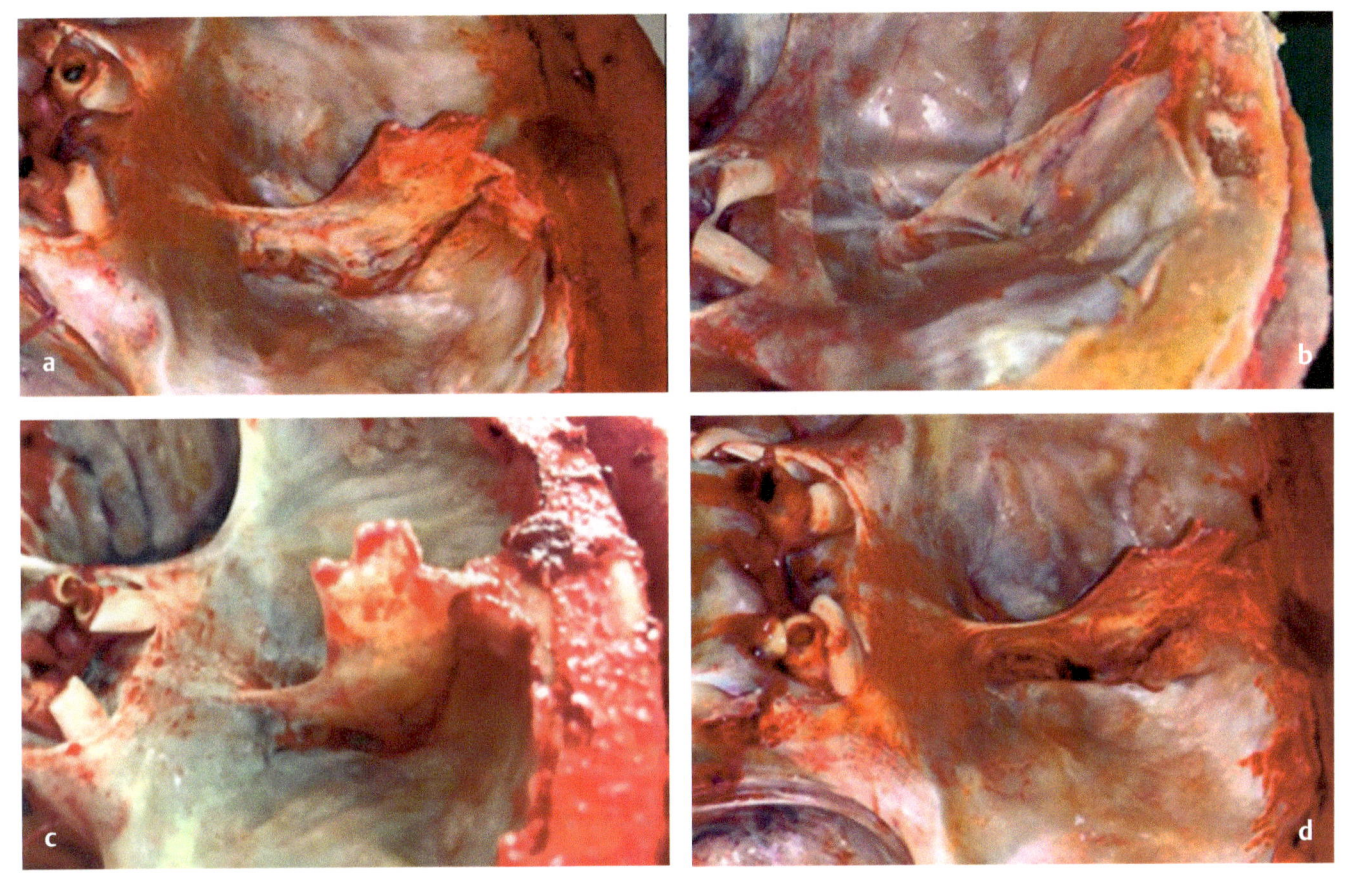

Fig. 3-117. Peças anatômicas demonstrando o comportamento da dura-máter da fossa anterior, formando a foice cerebral anterior.

A Crista Galli, juntamente com as placas cribriformes formam a fossa olfatória e recebem o bulbo com os filetes do nervo olfatório. Cada filete é envolto por fina porção de dura-máter que o acompanha por alguns milímetros dentro da própria cavidade nasal, significando que uma fístula liquórica iatrogênica cranionasal pode ser ocasionada sem que o cirurgião tenha penetrado na fossa anterior.

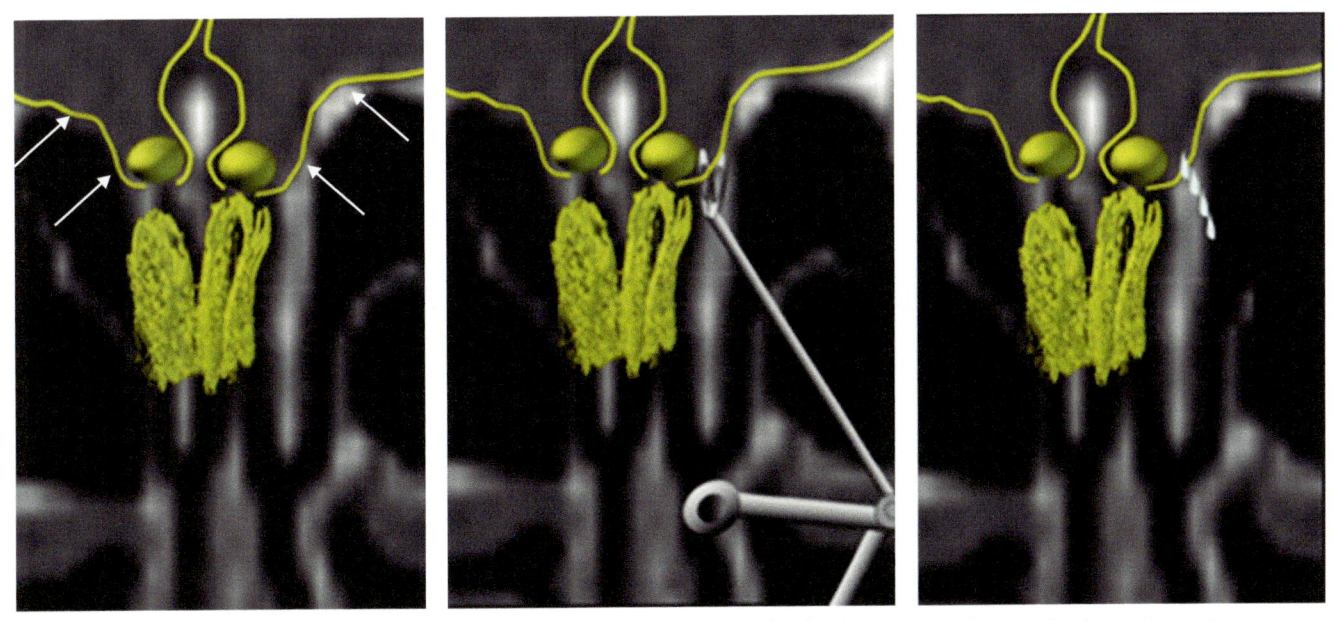

Fig. 3-118. TC com representação da dura-máter e os filetes olfatórios demonstrando o local mais susceptível para fístulas cranionasais.

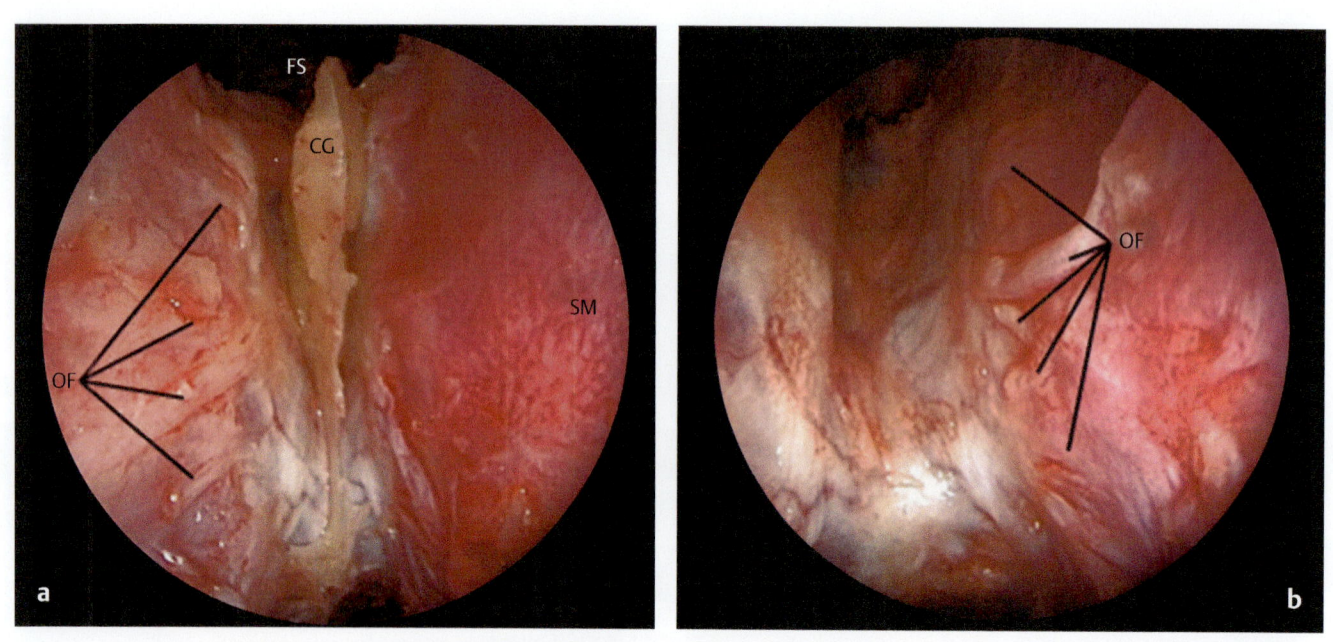

Fig. 3-119. Dissecção anatômica com demonstração dos filetes olfatórios e dura-máter da fossa olfatória dentro da fossa nasal: (a) presença da Crista Galli; (b) após remoção da Crista Galli. FS: Seio frontal; CG: Crista Galli; OF: filetes olfatórios.

Na placa horizontal a dura-máter é notavelmente mais delgada e está num plano bem inferior ao teto do seio etmoidal (osso frontal) onde é plana e espessa.

O comportamento anatômico da dura-máter da fossa anterior é muito particular e sua compreensão é de extrema importância. Anteriormente, as duas partes de dura-máter da foice cerebral acompanham as faces laterais da Crista Galli e penetram na fissura olfatória para envolver os filetes nervosos em seu trajeto até a mucosa olfatória e sua espessura diminui progressivamente nesse processo descendente.

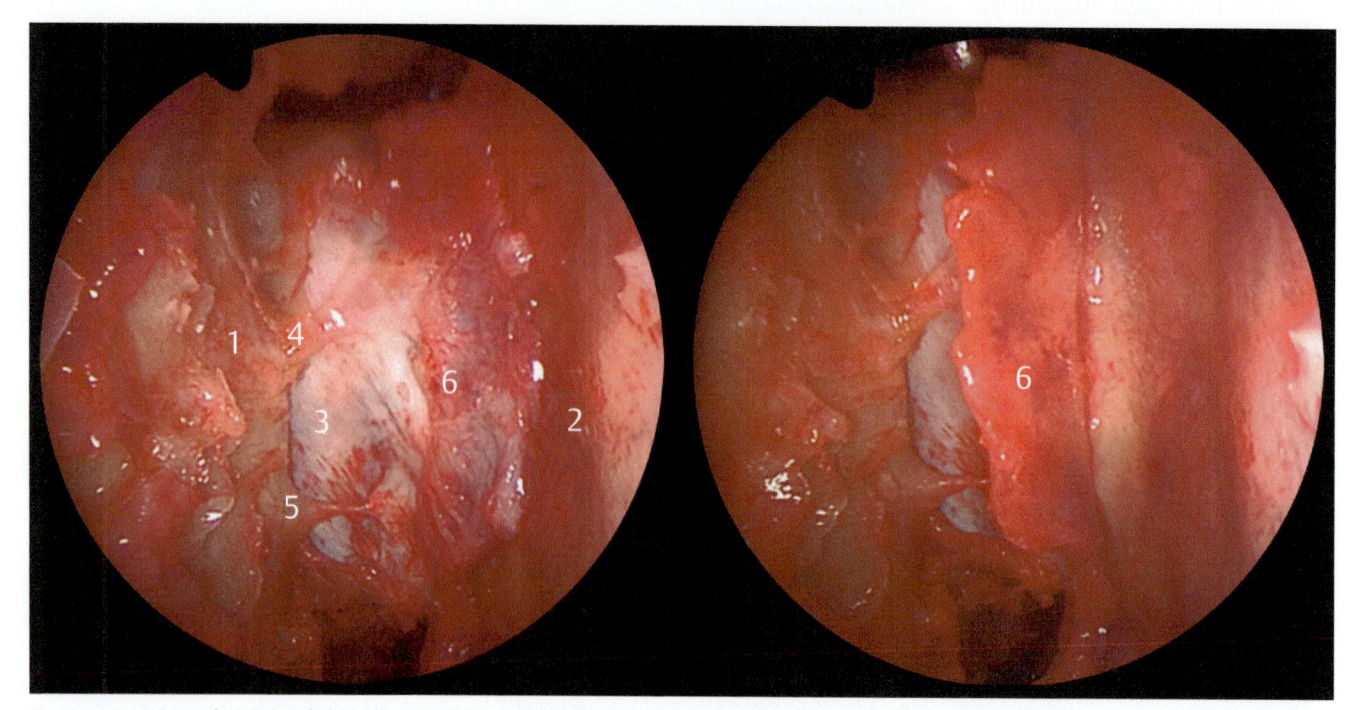

Fig. 3-120. Visão endoscópica da base do crânio anterior: (1) órbita; (2) septo nasal; (3) base anterior do crânio; (4) artéria etmoidal anterior; (5) artéria etmoidal posterior; (6) placa das conchas demonstrando a posição intranasal da dura-máter da fossa anterior.

Posteriormente, no plano esfenoidal, a dura-máter é uma camada uniforme e encontra-se aderida à parte plana do osso esfenoidal.

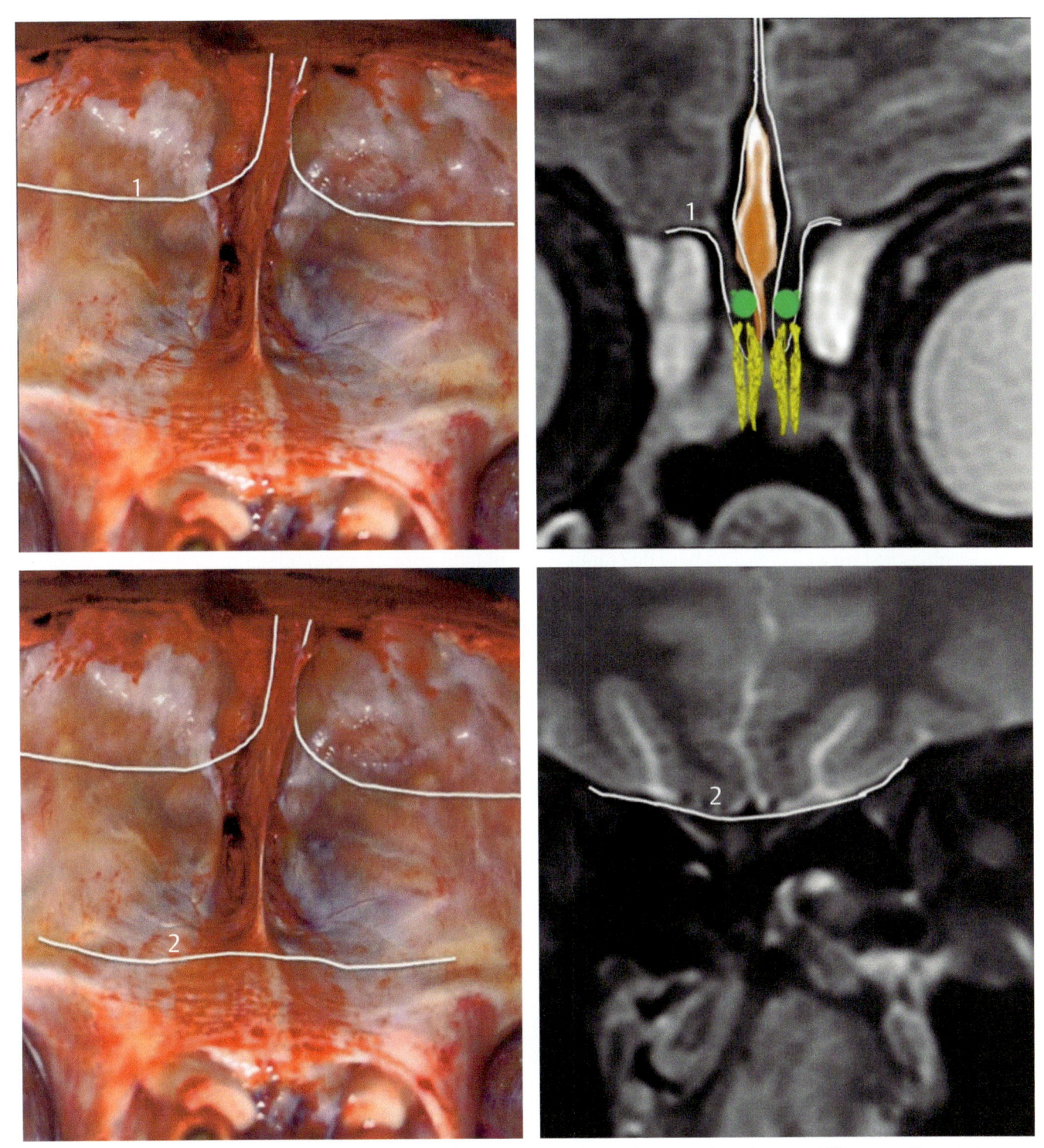

Fig. 3-121. Demonstração do comportamento anatômico da dura-máter na região anterior, entrando na fossa nasal (*1*), e na região posterior, junto ao plano esfenoidal (*2*).

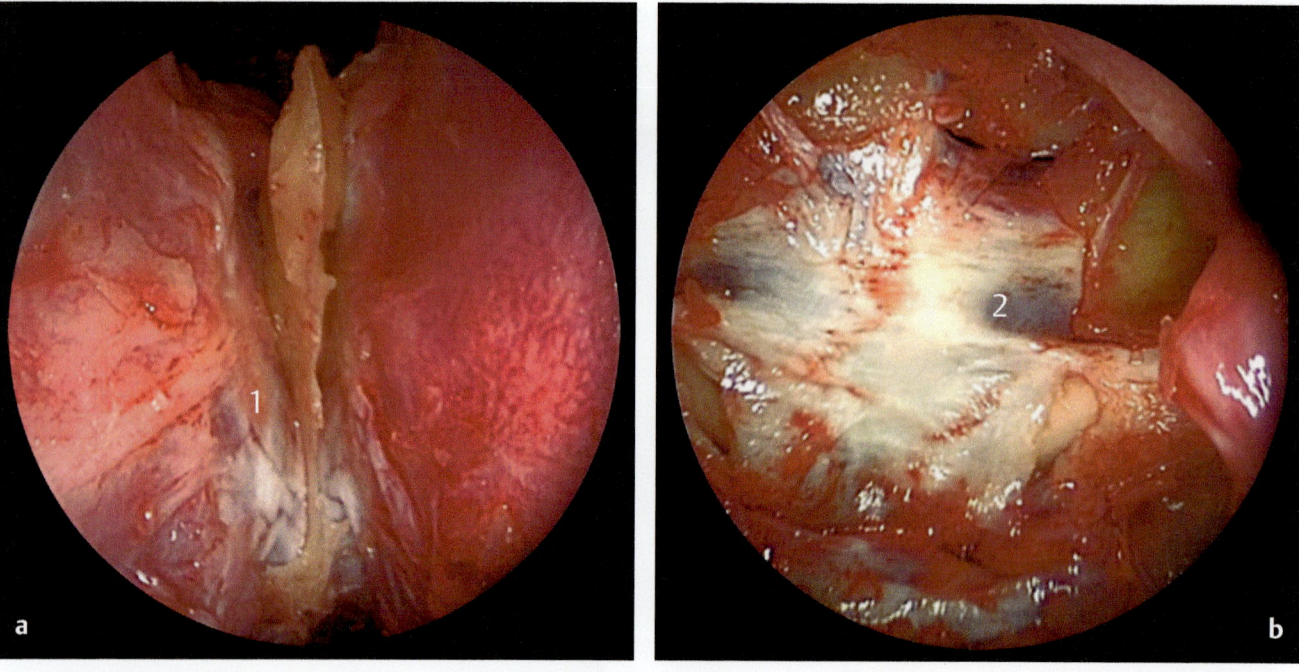

Fig. 3-122. Visão endoscópica da dura-máter: (**a**) região da Crista Galli – fina e projetada para o interior do nariz (*1*); (**b**) região do plano esfenoidal – horizontal espessas, formando uma cinta (*2*).

As diferenças anatômicas entre a dura-máter da fossa olfatória e do plano esfenoidal determinam importantes escolhas na tática cirúrgica na base do crânio, e no cuidado durante a etmoidectomia.

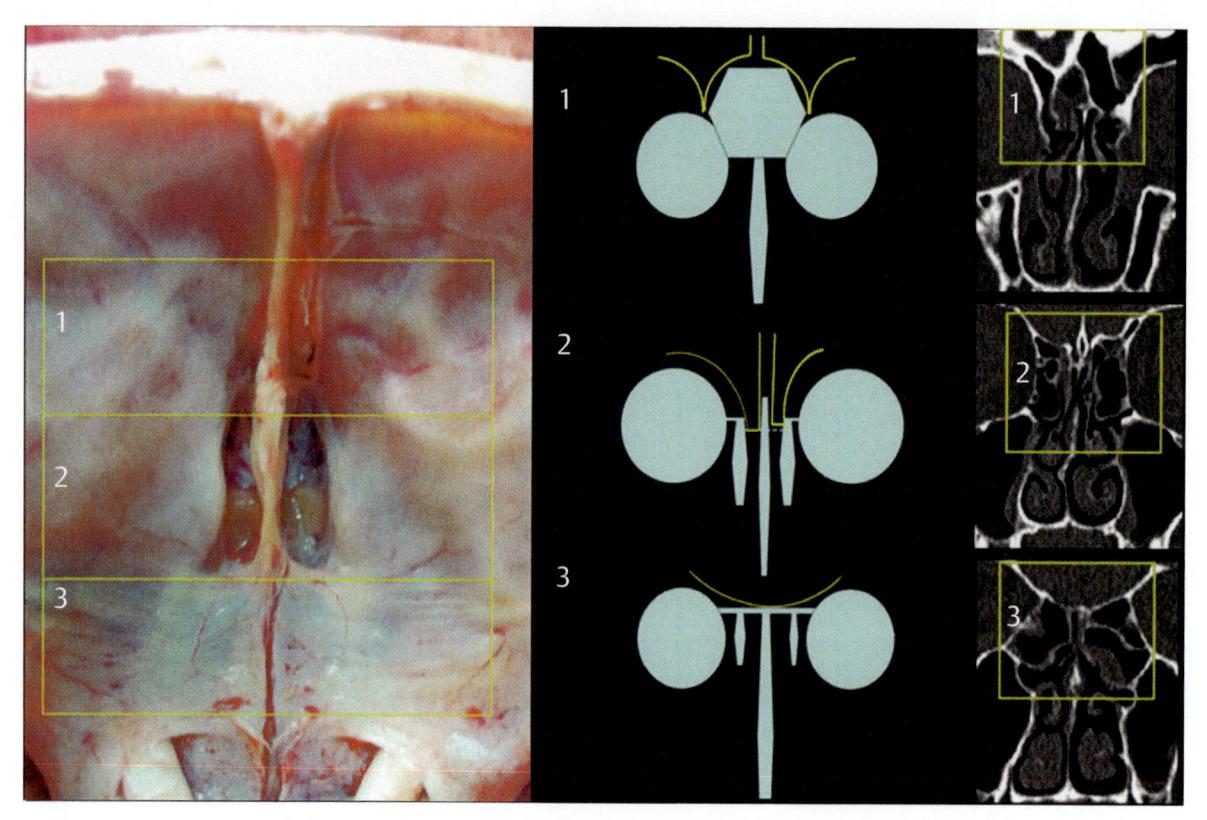

Fig. 3-123. Comportamento da dura-máter: (*1*) anterior a Crista Galli: a dura-máter está adjacente à parede posterior do seio frontal; (*2*) na altura da Crista Galli: a dura-máter, em sentido inferior, acompanha a face lateral da lâmina cribriforme, diminuindo progressivamente sua espessura e adentrando no teto do nariz para a passagem dos filetes olfatórios; (*3*) posterior a Crista Galli: na altura do plano esfenoidal a dura-máter fica espessa, horizontal e forma uma cinta.

Sendo assim, a Crista Galli determina três comportamentos anatômicos distintos no seio etmoidal:

1. Anterior a Crista Galli: o seio etmoidal é limitado lateralmente pelo processo frontal do maxilar, unguis e lâmina papirácea, medialmente: pela placa do *agger nasi* e superiormente: pelo seio frontal. A dura-máter está adjacente à parede posterior do seio frontal, oferecendo muito pouco risco.
2. Ao nível da Crista Galli: lateralmente pela lâmina papirácea, medialmente pela placa das conchas e lâmina vertical da cribriforme e superiormente pelo osso fronta. A dura-máter entra na fossa nasal, oferecendo muito risco.
3. Posterior a Crista Galli: limita-se lateralmente pela parede medial do ápice orbitário, medialmente pela porção posterior da placa das conchas e superiormente pelo plano esfenoidal. A dura-máter está imediatamente posterior ao plano esfenoidal, oferecendo médio risco.

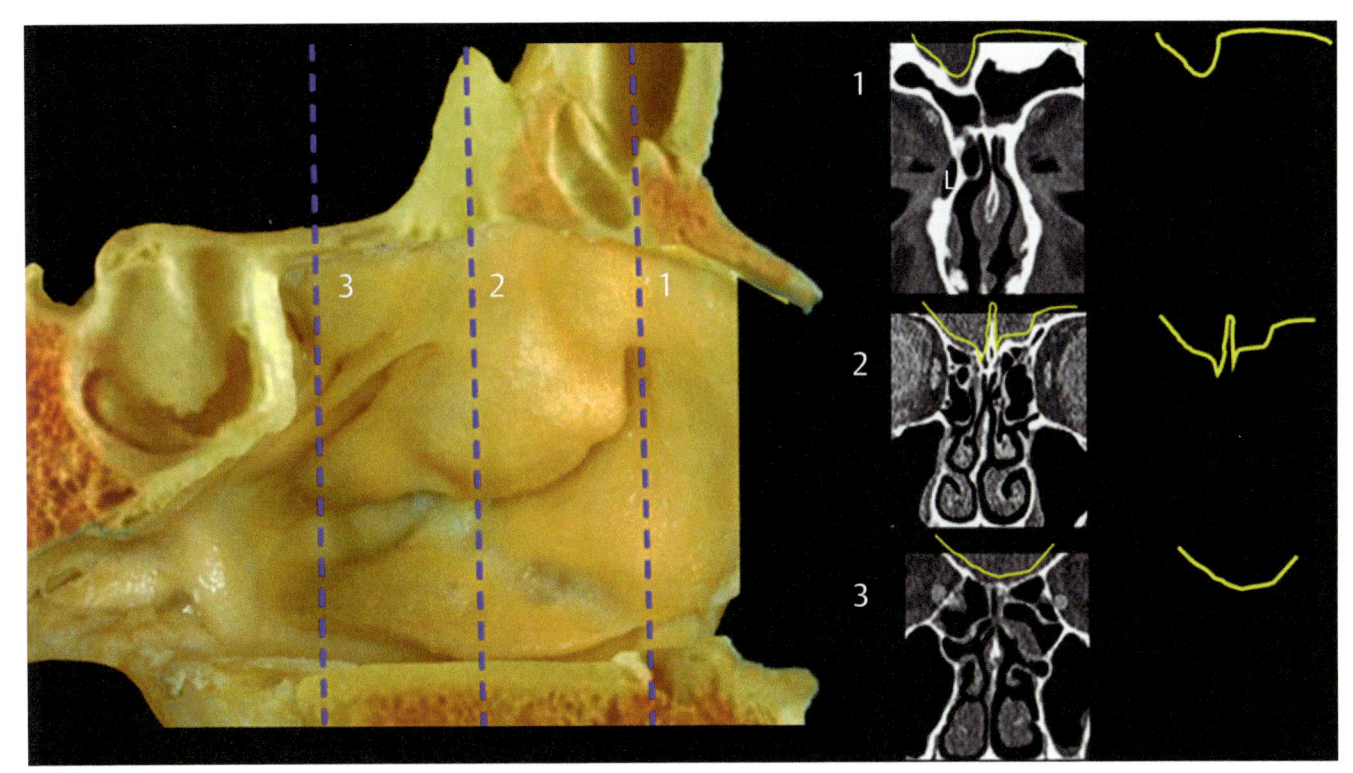

Fig. 3-124. Peça anatômica e TC demonstrando os 3 compartimentos anatômicos: (*1*) anterior à Crista Galli; (*2*) ao nível da Crista Galli; (*3*) posterior à Crista Galli.

O teto do seio etmoidal (não do osso etmoidal) é a lâmina orbitária do osso frontal que está coberta pela dura-máter, sendo importante notar a relação intracraniana da artéria fronto-orbitária, ramo da artéria cerebral anterior que corre paralela ao teto do seio etmoidal em trajeto ascendente, desde o plano esfenoidal.

Quanto mais posterior, mais próxima está essa artéria da dura-máter ou do limite superior da cirurgia. Este trajeto arterial ascendente posteroanterior é muito variável e, eventualmente, pode transformar uma pequena fístula liquórica em um evento hemorrágico intracraniano importante. A artéria fronto-orbitária tem um volume aproximado de 150 mm^3/segundo, sendo sempre um risco a ser considerado. A lesão da artéria fronto-orbitária é o grande motivo de acidentes fatais em cirurgias etmoidais.

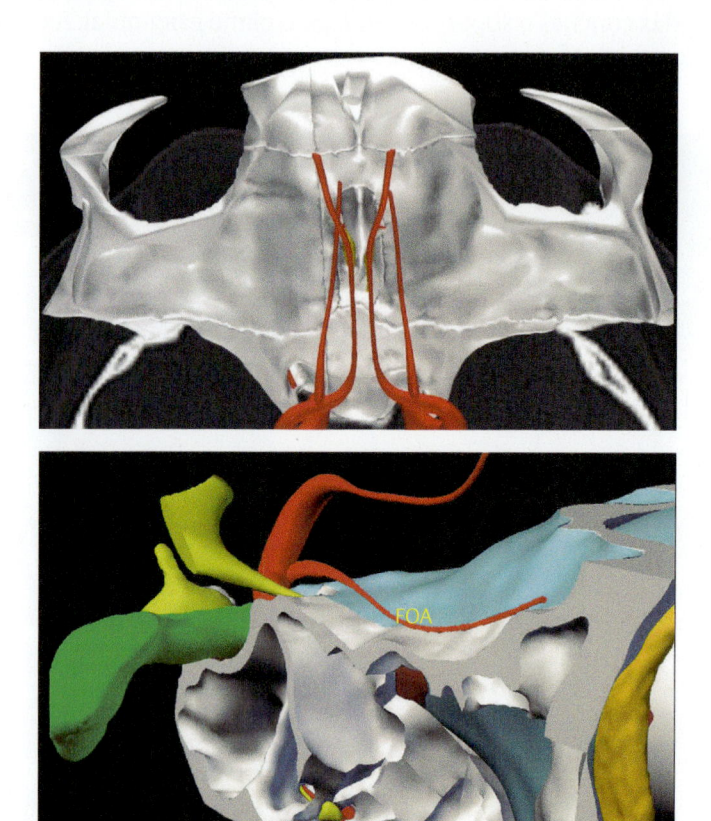

Fig. 3-125. Reconstrução tridimensional da artéria fronto-orbitária.

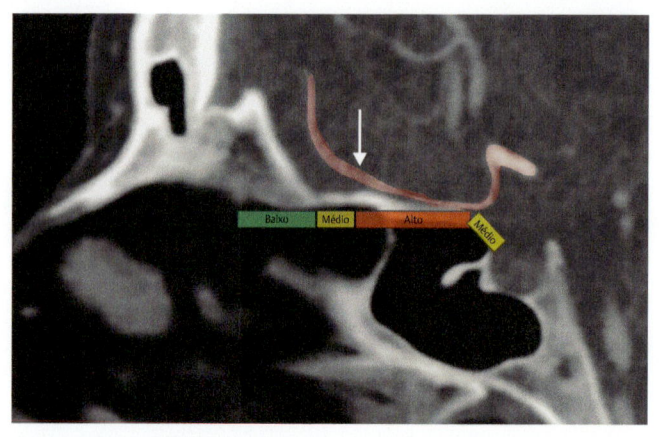

Fig. 3-126. Angiotomografia em corte sagital com demonstração do risco de lesão da artéria fronto-orbitária na base do crânio (H. Patrício, U. Sennes, A. Felippu).

Utilizando a via transnasal o cirurgião sempre opera contra a base do crânio e não pode jamais estar com a noção equivocada de que a base do crânio está superior e paralela ao seu deslocamento. Um plano horizontal imaginário passando no meio das pupilas dá uma ideia aproximada da posição do piso da fossa anterior, onde está a dura-mater e a artéria fronto-orbitária.

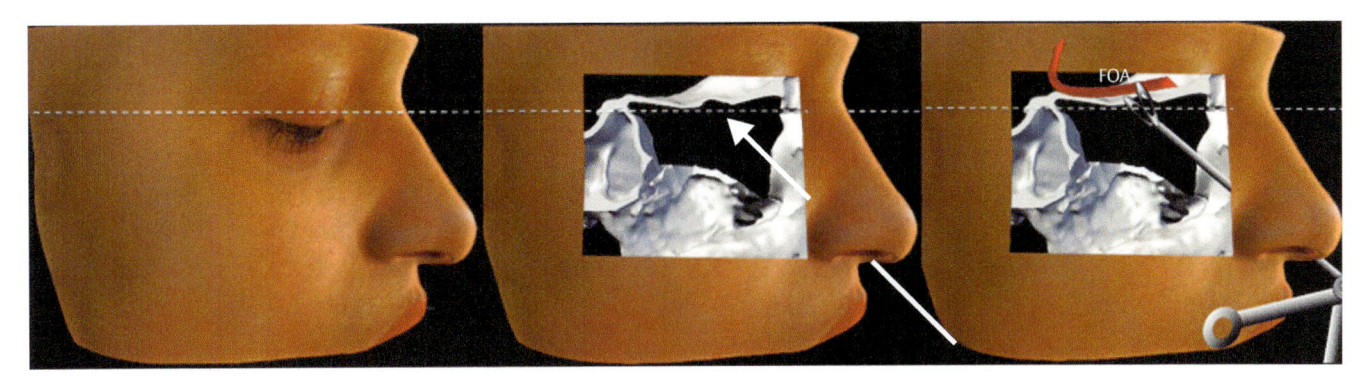

Fig. 3-127. Posição natural do instrumento e sua relação com o plano da fossa anterior (linha pontilhada).

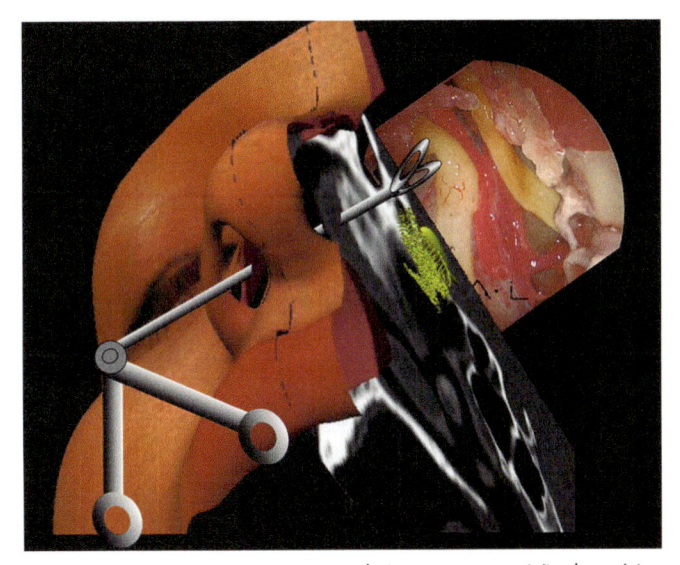

Fig. 3-128. Penetração intracraniana do instrumento e visão da artéria fronto-orbitária e bulbo olfatório.

TÉCNICA CENTRÍPETA

A etmoidectomia centrípeta inicia-se nas margens e progride para o centro. Os limites anatômicos do seio etmoidal são identificados no início da cirurgia e controlados desde então.
Geralmente iniciamos com a ressecção parcial da placa meatal da concha média.

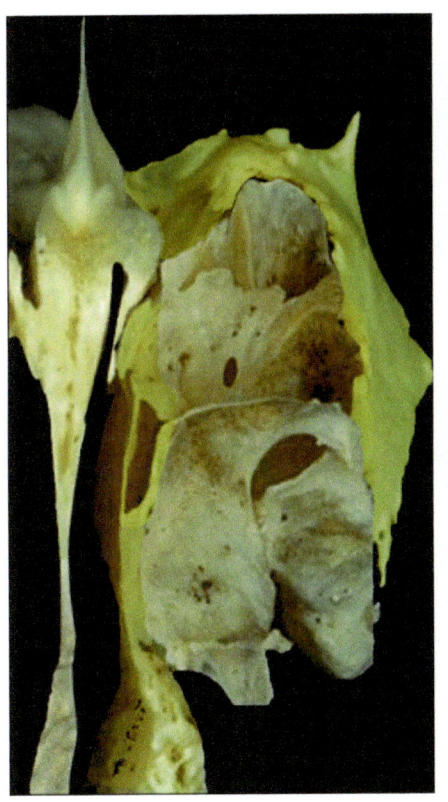

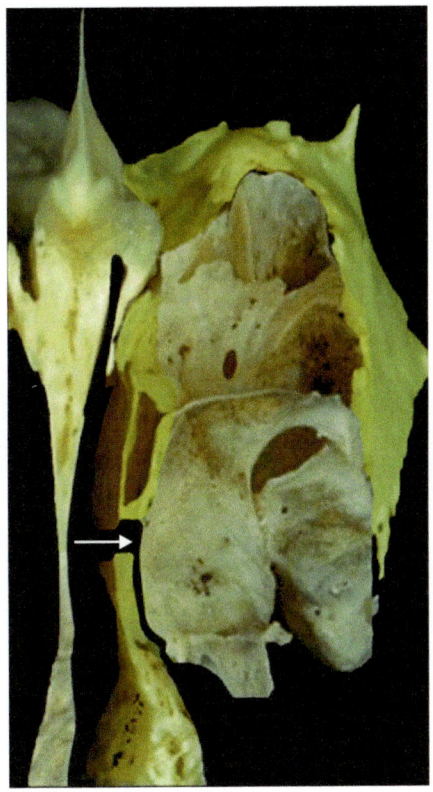

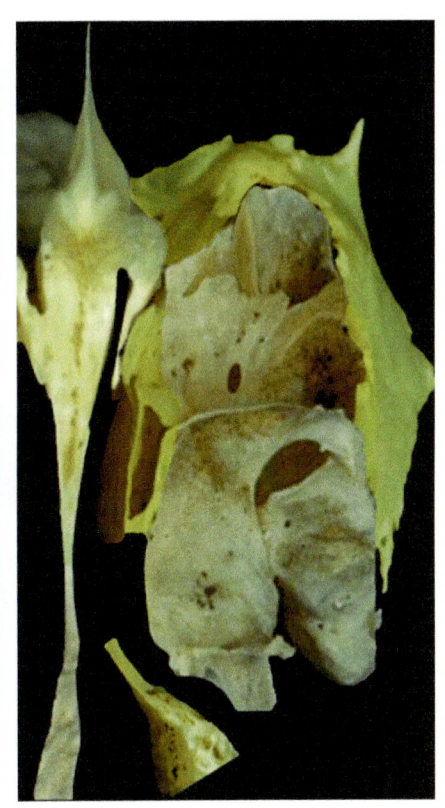

Fig. 4-129. Recorte da placa meatal da concha média.

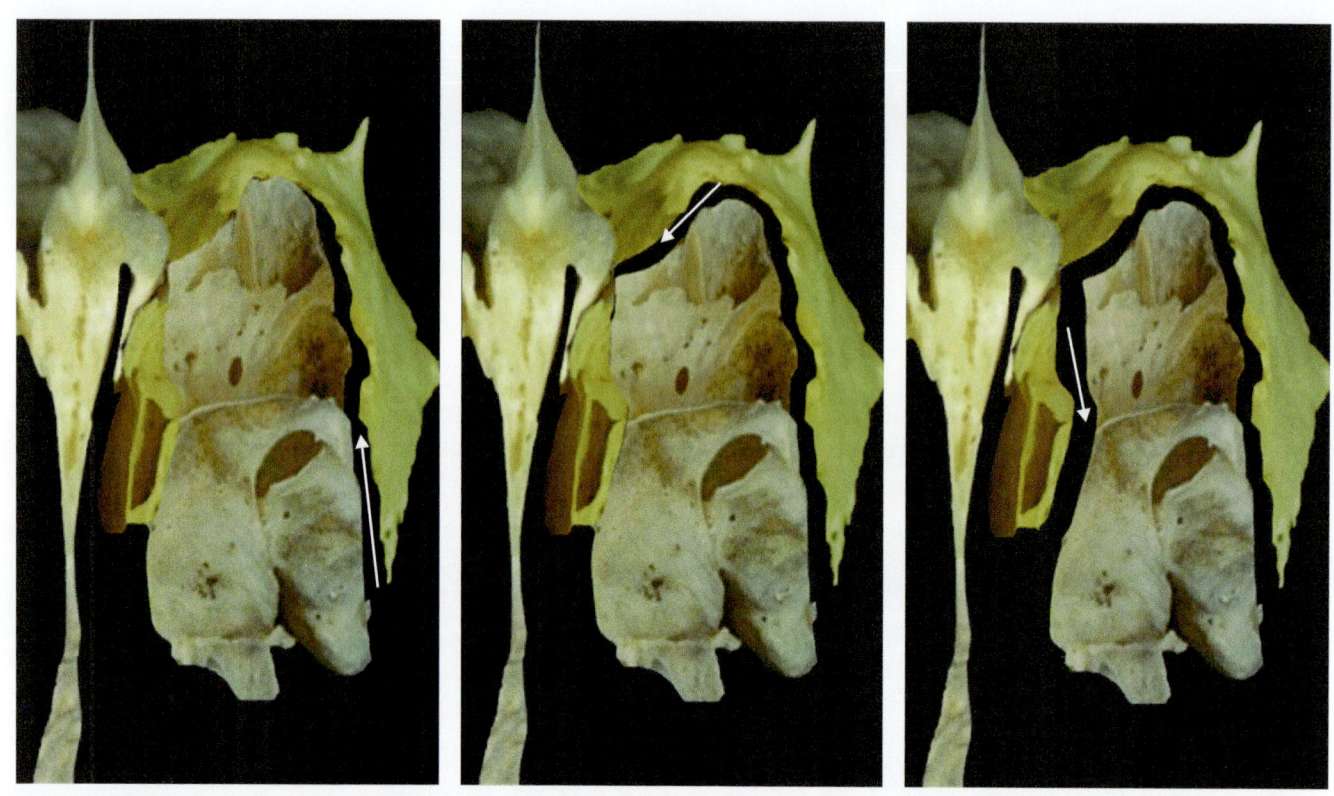

Fig. 4-130. Dissecção da parede medial da órbita, base do crânio e recorte das lamelas basais junto à placa meatal da concha média.

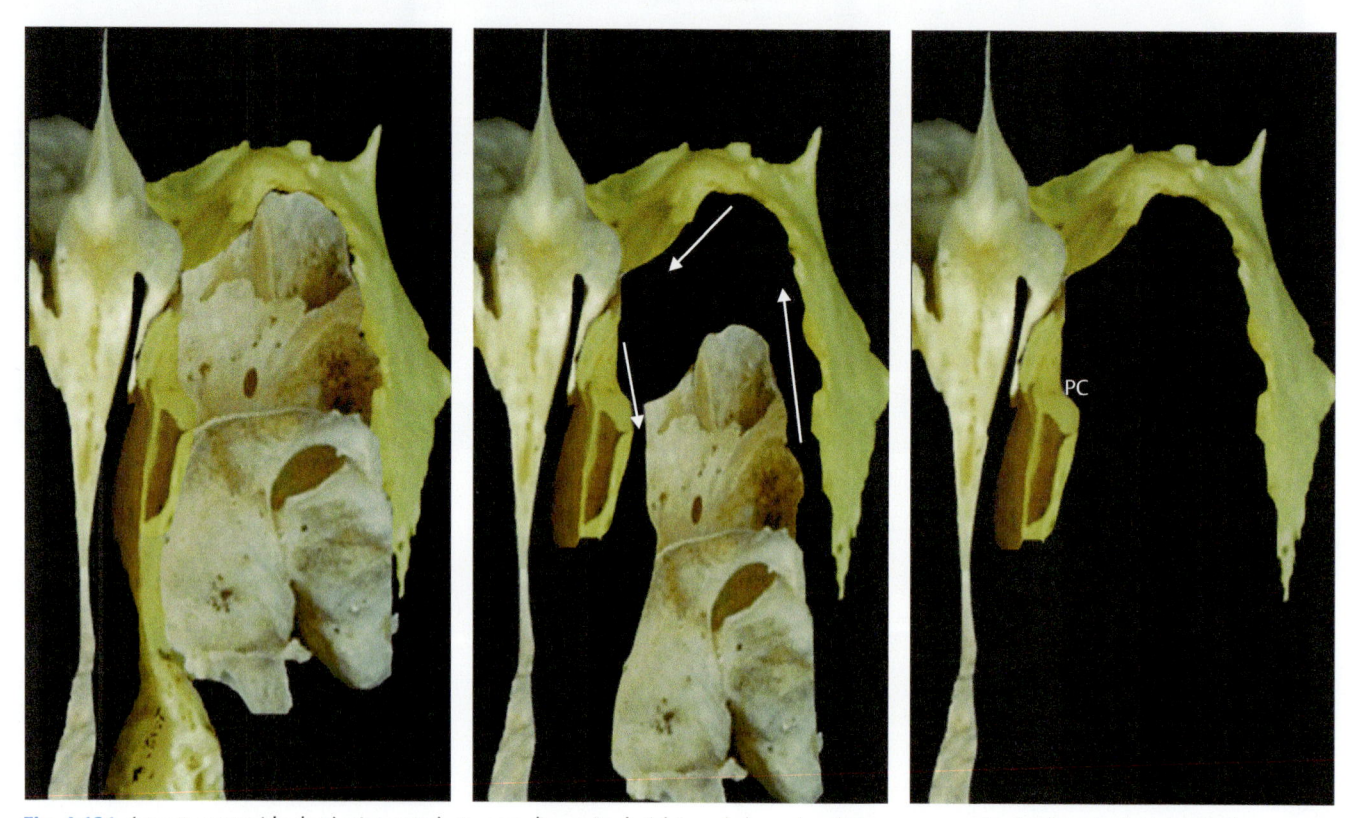

Fig. 4-131. Aspecto resumido da técnica centrípeta com dissecção da órbita e da base do crânio e preservação da placa das conchas (PC).

TÉCNICA CENTRÍPETA

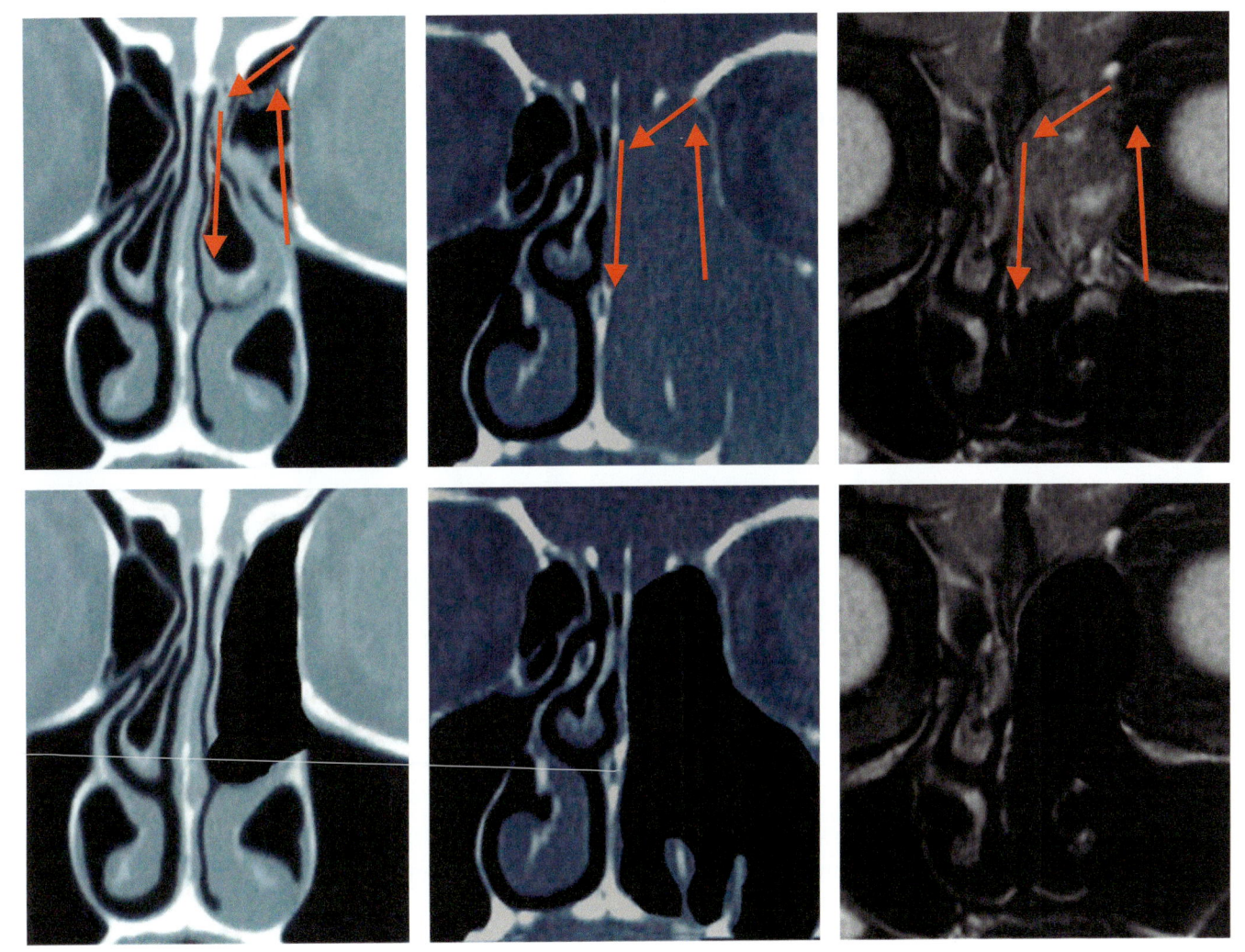

Fig. 4-132. Sistematização da CESS com dissecção das margens: parede medial da órbita e base anterior do crânio, independente do tipo de patologia.

Anatomia distorcida pela patologia ou cirurgias anteriores aumentam o risco de complicações. Em contraste, nossa experiência mostra que a dissecção centrípeta permite um controle seguro do campo operatório, sendo a razão de baixos níveis de complicações intra e pós-operatórias. A dissecção centrípeta transcorre ao longo do piso da fossa craniana anterior e da parede interna da órbita, tornando inútil o conhecimento da posição, número e variações das lamelas que compõem o seio etmoidal.

A dissecção centrípeta permite ao cirurgião estar topograficamente situado do princípio ao fim da cirurgia.

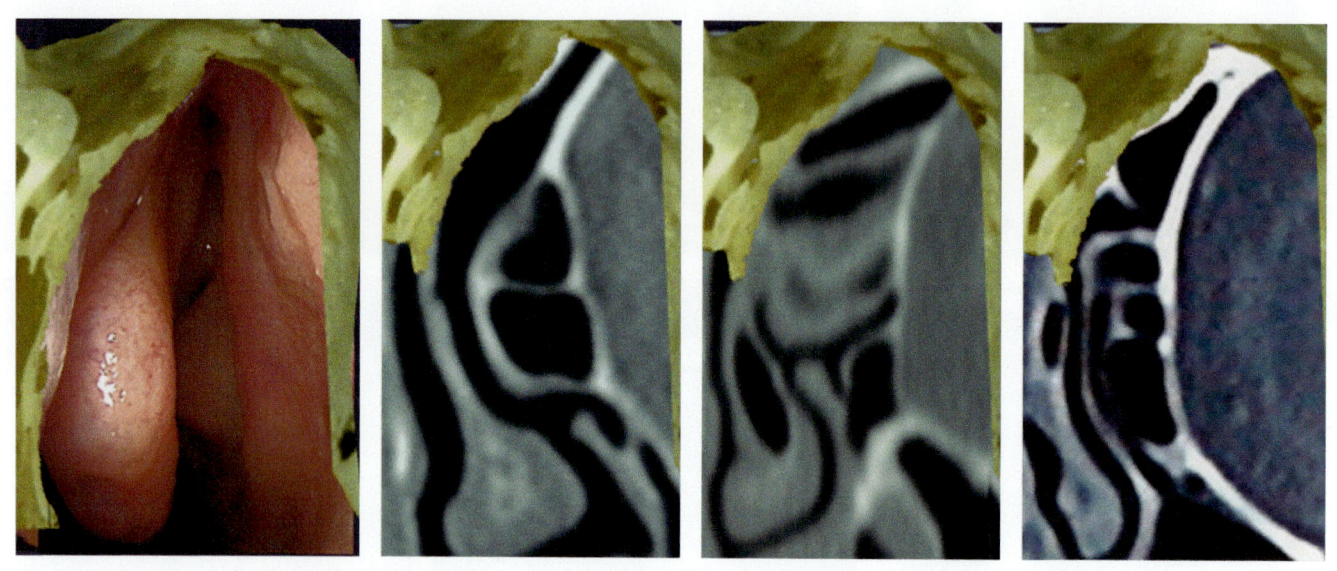

Fig. 4-133. Aspectos endoscópicos (externo) semelhantes podem conter infinitas variações internas na estrutura etmoidal (interna).

ENDOSCÓPIO

A cirurgia videoendoscópica atualmente disponibiliza apenas duas dimensões, horizontal e vertical. A noção de profundidade depende do cérebro do cirurgião, que vai construir então uma imagem tridimensional que é o verdadeiro campo cirúrgico, ou seja, a operação está sendo realizada pela cabeça do executor, daí a importância do profundo conhecimento da anatomia geral macroscópica além da anatomia endoscópica.

A compreensão tridimensional da estrutura craniofacial é parte importante de todo processo de aprendizado da cirurgia endoscópica transnasal. Este conhecimento que permite uma terceira dimensão confiável e uma cirurgia segura.

A escolha do endoscópio depende de alguns fatores, como preferência do cirurgião e técnica utilizada.

O endoscópio de zero grau segue o instrumento cirúrgico e está posicionado na mesma direção, sendo com frequência retirado simultaneamente e percorrendo a fossa nasal apontando para a região a ser operada. Os grandes seios não estão na direção do deslocamento linear da ótica e não podem ser vistos de maneira apropriada.

Para execução da técnica centrípeta utilizamos o endoscópio de 30 graus que proporciona uma mudança na direção da luz e, portanto, da imagem, provocando uma dissociação entre a posição do endoscópio e o aspecto do campo cirúrgico, o que permite ao cirurgião posicioná-lo fora do campo operatório (o endoscópio e o instrumento estão em posições distintas), garantindo uma área maior para o manuseio dos instrumentos cirúrgicos, e mais que isso, possibilitando entrada e saída contínua dos instrumentos sem a necessidade de retirada frequente do endoscópio. Este fato é altamente vantajoso na presença de sangramentos importantes. O endoscópio está afastado do campo cirúrgico e sempre apoiado, o que significa imagem estável e menor esforço manual.

TÉCNICA CENTRÍPETA

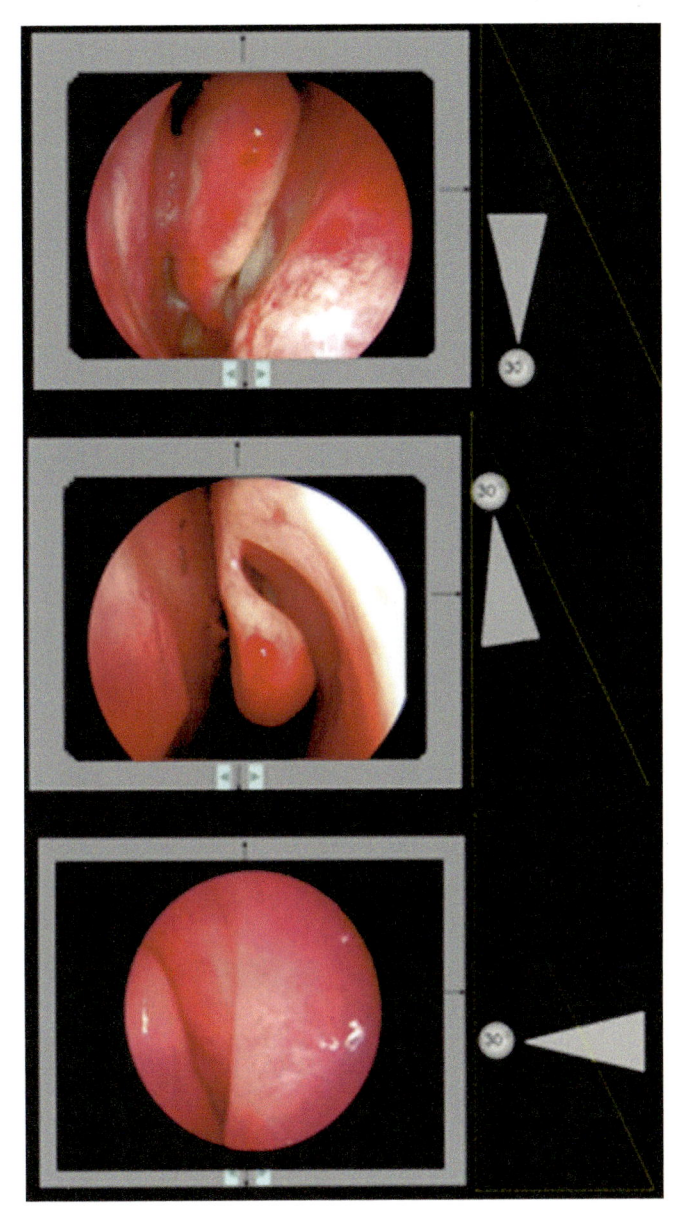

Fig. 4-134. Aspecto endoscópico de 30 graus olhando superiormente (apoiado no piso), inferiormente (apoiado na válvula) e lateralmente (apoiado no septo).

Os endoscópios angulados proporcionam aspectos mais completos e precisos dos seios da face, que estão situados lateralmente (maxilar), superiormente (frontal) e posteroinferiormente (esfenoide).

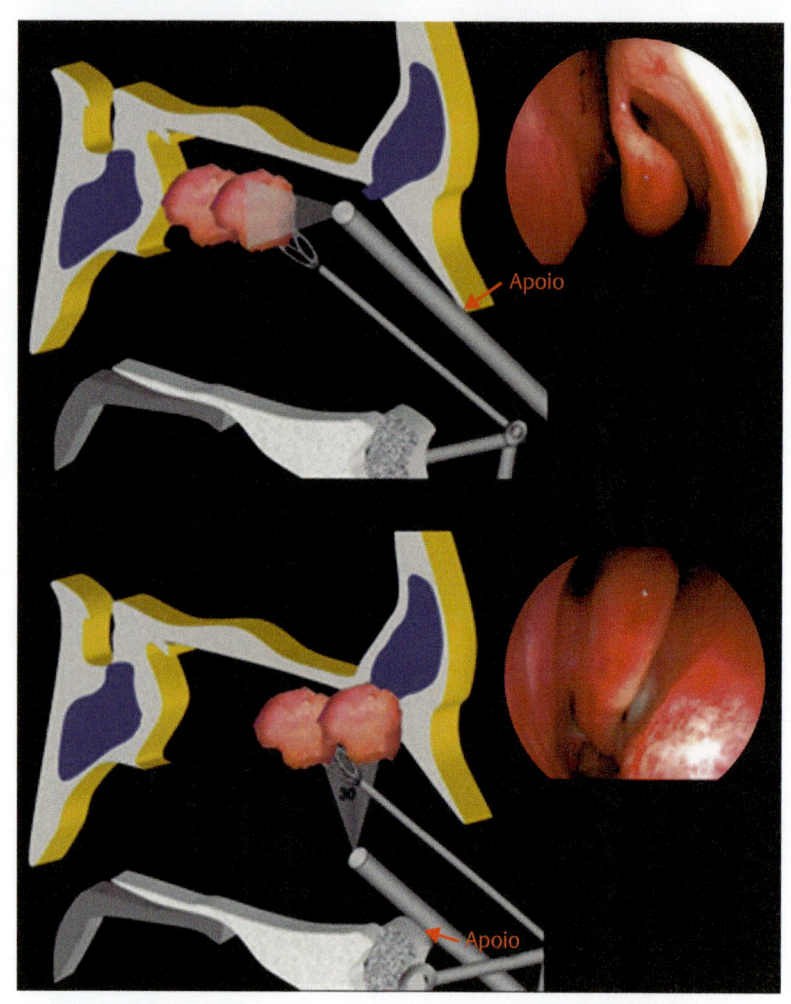

Fig. 4-135. Demonstração do uso de endoscópio de 30 graus: apoiado na válvula quando se deseja uma visão de cima para baixo e apoiado no assoalho quando se deseja uma visão de baixo para cima.

TÉCNICA CENTRÍPETA

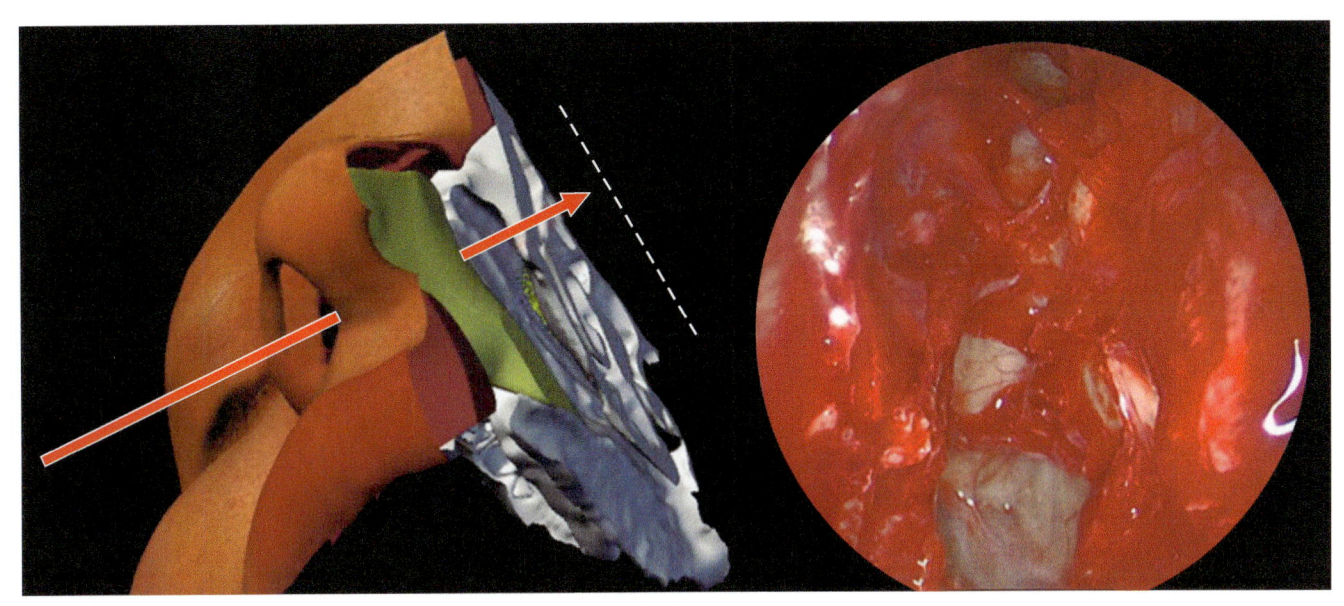

Fig. 4-136. Na via transnasal, trabalha-se sempre em direção à base do crânio.

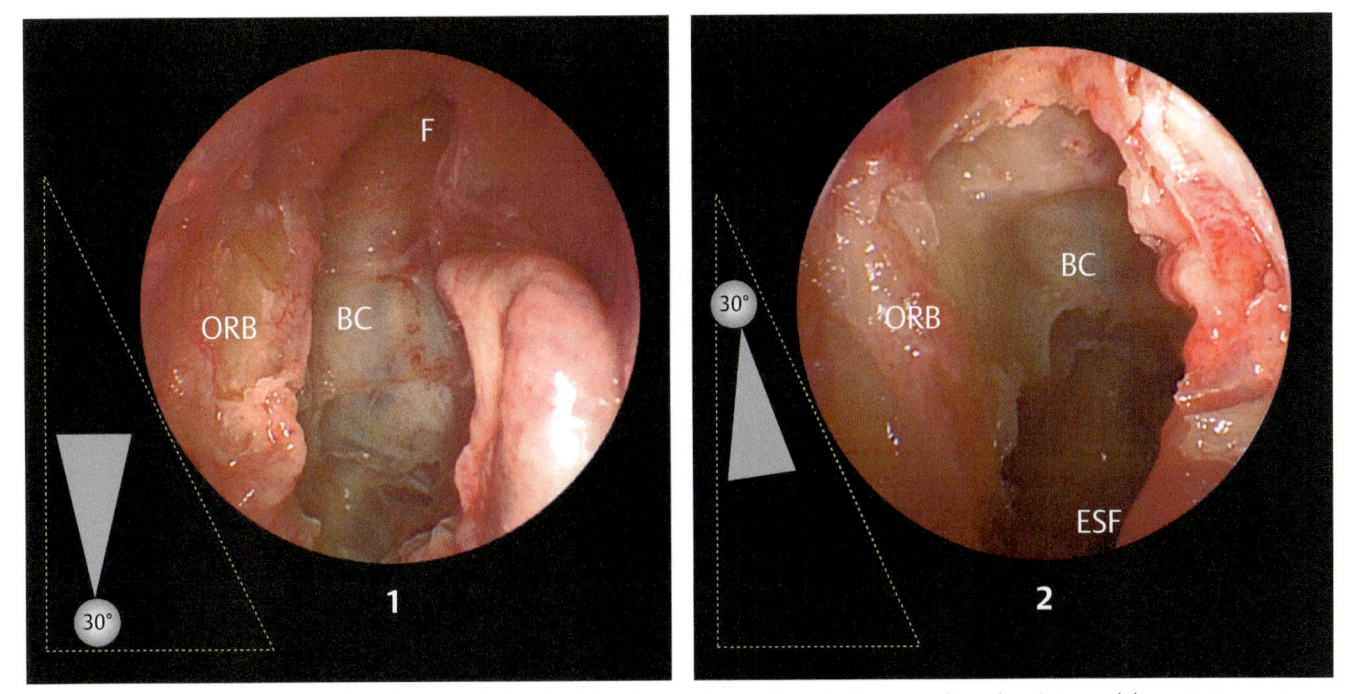

Fig. 4-137. O uso de 30 graus, devido à alteração da direção da luz (imagem), permite trabalhar com a base do crânio paralela aos instrumentos, como na (2), com 30 graus olhando para baixo.

A análise cuidadosa da tomografia, principalmente dos cortes sagitais, que estudam a linha da base do crânio anterior, permite ao cirurgião saber antecipadamente o tipo de angulação necessária dos endoscópios.

Geralmente utilizamos o endoscópio de 30 graus e eventualmente de 45 ou 70 graus, principalmente nos seios frontal e maxilar.

INSTRUMENTOS

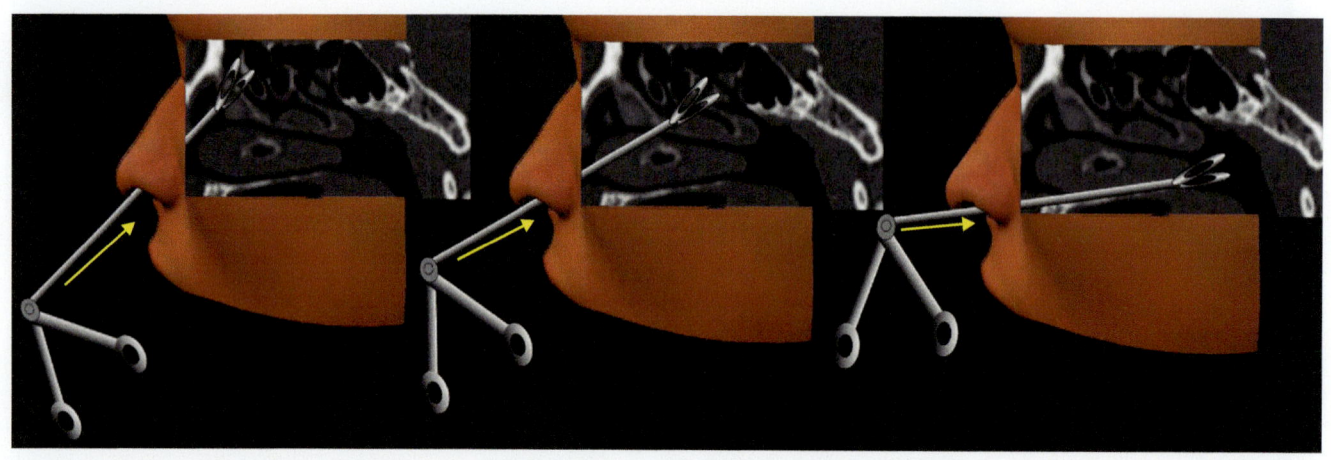

Fig. 4-138. Posição, direção e profundidade do instrumento permitem saber onde está o campo cirúrgico.

Quando se emprega uma pinça de ressecção e manipulação provocamos o descolamento das mucosas adjacentes. Devido a isso desenhamos e usamos vários instrumentos de corte e osteótomos de precisão. Quando cortamos uma lamela, cortamos também sua mucosa, provocando menos trauma, oferecendo um desenho mais preciso da cavidade e melhor pós-operatório, principalmente nos casos de rinossinusite crônica sem polipose, onde a mudança da arquitetura é o objetivo final da cirurgia.

Nas poliposes empregamos dissectores-aspiradores para dissecar a parede medial da órbita e a base do crânio como tempo inicial, pois removemos a massa polipoide em bloco e apenas no final da intervenção. Fazemos também a ligadura do pedículo esfenopalatino para obter uma parassimpatectomia seletiva.

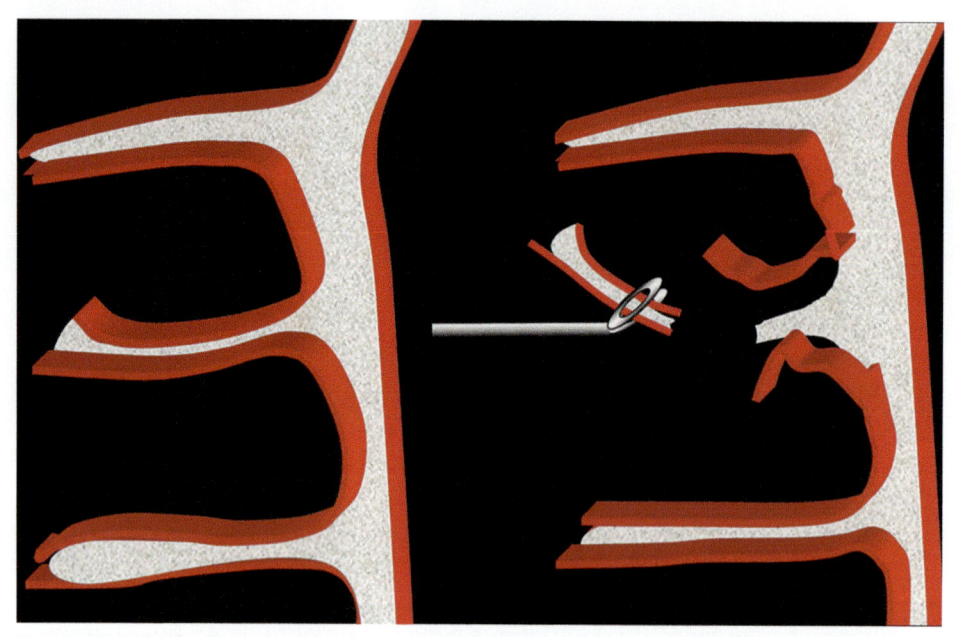

Fig. 4-139. Ação de pinças de ressecção com descolamento e lesão da mucosa adjacente.

TÉCNICA CENTRÍPETA

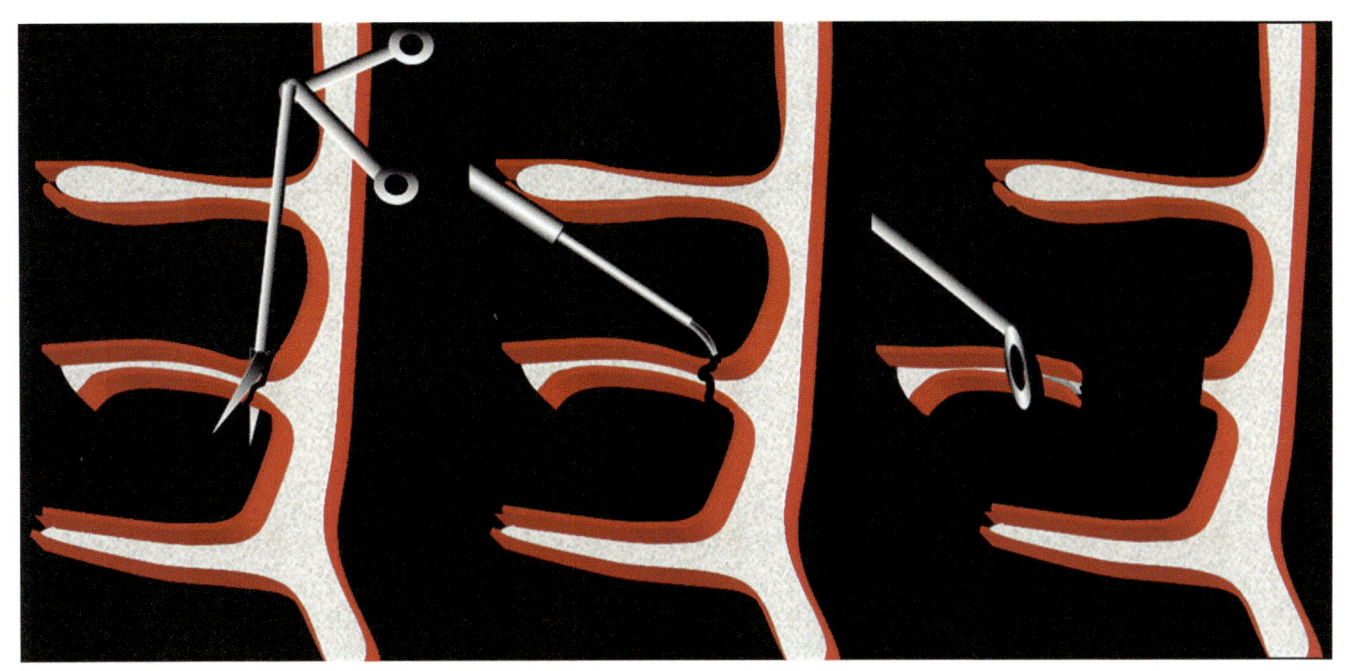

Fig. 4-140. Ação de instrumentos de corte com preservação da mucosa adjacente ao do local do corte.

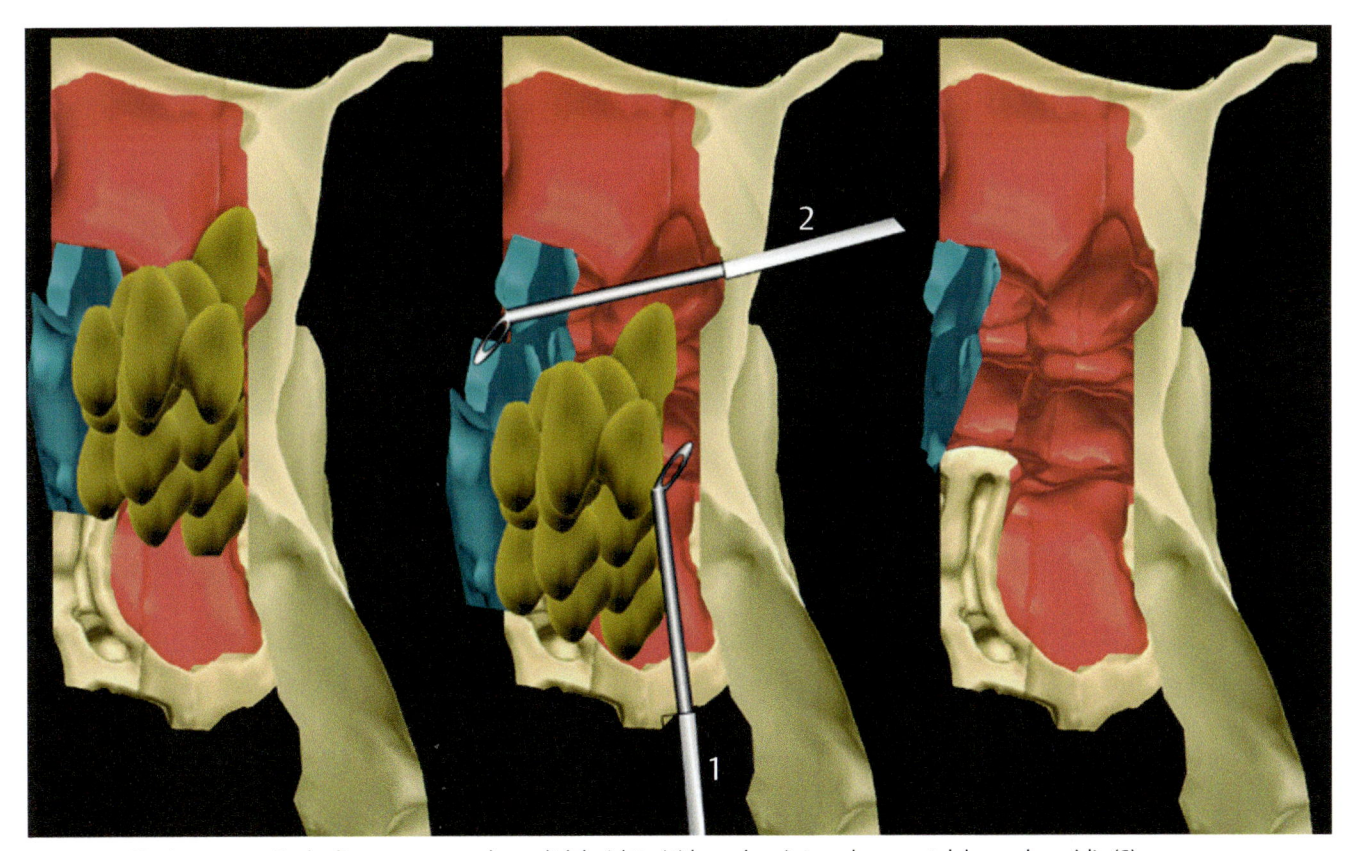

Fig. 4-141. Movimento e ação do dissector na parede medial da órbita (*1*) base do crânio e placa meatal da concha média (*2*).

PASSO A PASSO

A fossa nasal é preenchida delicadamente com algodões embebidos com adrenalina e aguardamos 10-15 minutos enquanto realizamos a tricotomia nasal.

A infiltração (1:100.000) subperiosteal ou subpericondral é o passo inicial, pois além de auxiliar na hemostasia, promove uma hidrodissecção da área de incisão facilitando a identificação do plano cirúrgico adequado. Os pontos de infiltração são:

1. *Agger nasi*.
2. 1 cm anterior prévia à cauda do corneto médio (forame esfenopalatino).
3. Lâmina ascendente da maxila.

Salientamos a necessidade previa da visualização bilateral da área olfatória e da região do *agger nasi*, por isso realizamos a remoção das deformidades septais que impedem uma visão adequada do campo cirúrgico.

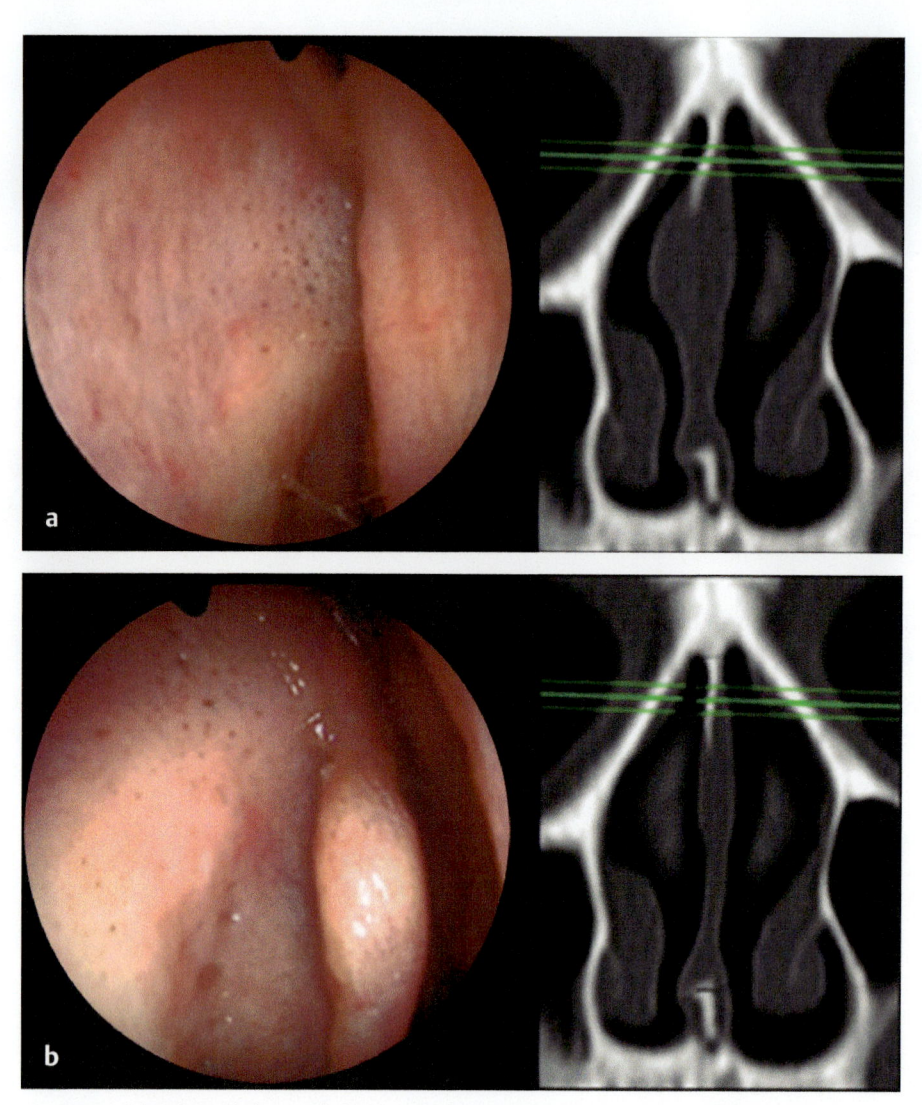

Fig. 5-142. (a) Deformidade septal alta impedindo a visualização da concha média e *agger nasi*; (b) correção da deformidade permitindo total visualização do *agger nasi* e concha média. Observam-se fossas nasais assimétricas.

RESSECÇÃO DA CONCHA MÉDIA

A concha média já foi considerada intocável durante a etmoidectomia. Este conceito não é correto pois a porção meatal da concha média perde sua função quando a unciforme e a bulha são removidas, uma vez que essas três estruturas funcionam aerodinamicamente em conjunto e são fisiologicamente interdependentes. Além disso, a ressecção da porção meatal da concha média não altera a função olfatória, uma vez que os filetes olfatórios estão mais concentrados na porção posterossuperior da placa das conchas.

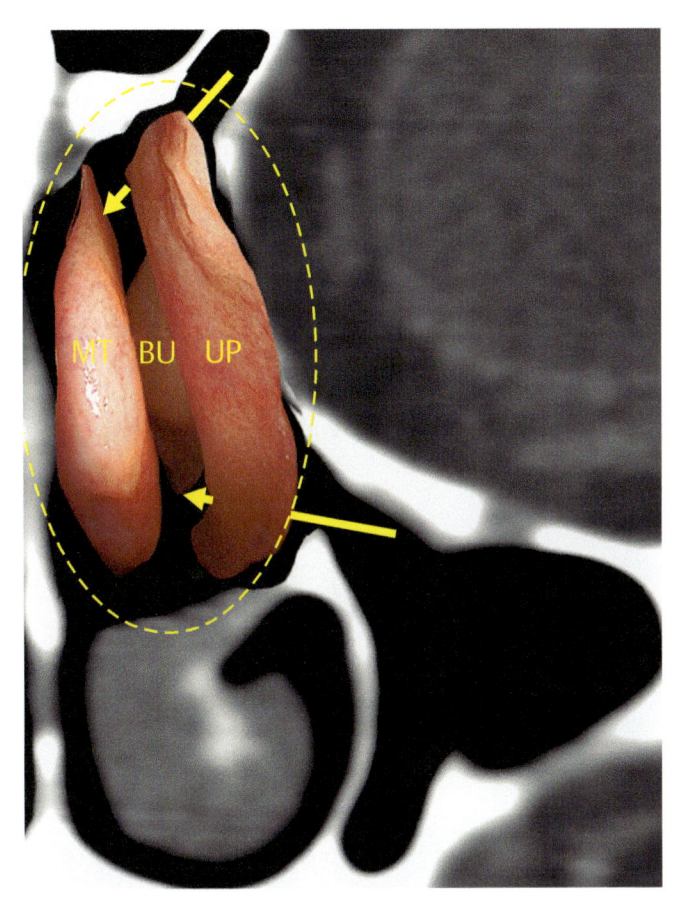

Fig. 5-143. Demonstração da função combinada da placa meatal (MT), processo uncinado (UP) e bulha etmoidal (BU) para drenagem do seio maxilar e seio frontal.

A ressecção parcial da concha média pode ser realizada como um dos primeiros passos da etmoidectomia centrípeta, pois amplia o campo cirúrgico.

O corte horizontal é feito com tesoura de microcirurgia endonasal e inicia na axila da concha média, terminando na concha superior. Para realização do corte, que deve ser paralelo ao piso da fossa anterior, colocamos o endoscópio de 30 graus com visualização superoinferior, que permite ao cirurgião uma noção tridimensional do local exato.

A ressecção da concha média termina com um corte vertical, sempre anterior à sua cauda, evitando-se os ramos principais da artéria esfenopalatina. A visão completa da tesoura deve ser observada em todos os momentos da ressecção.

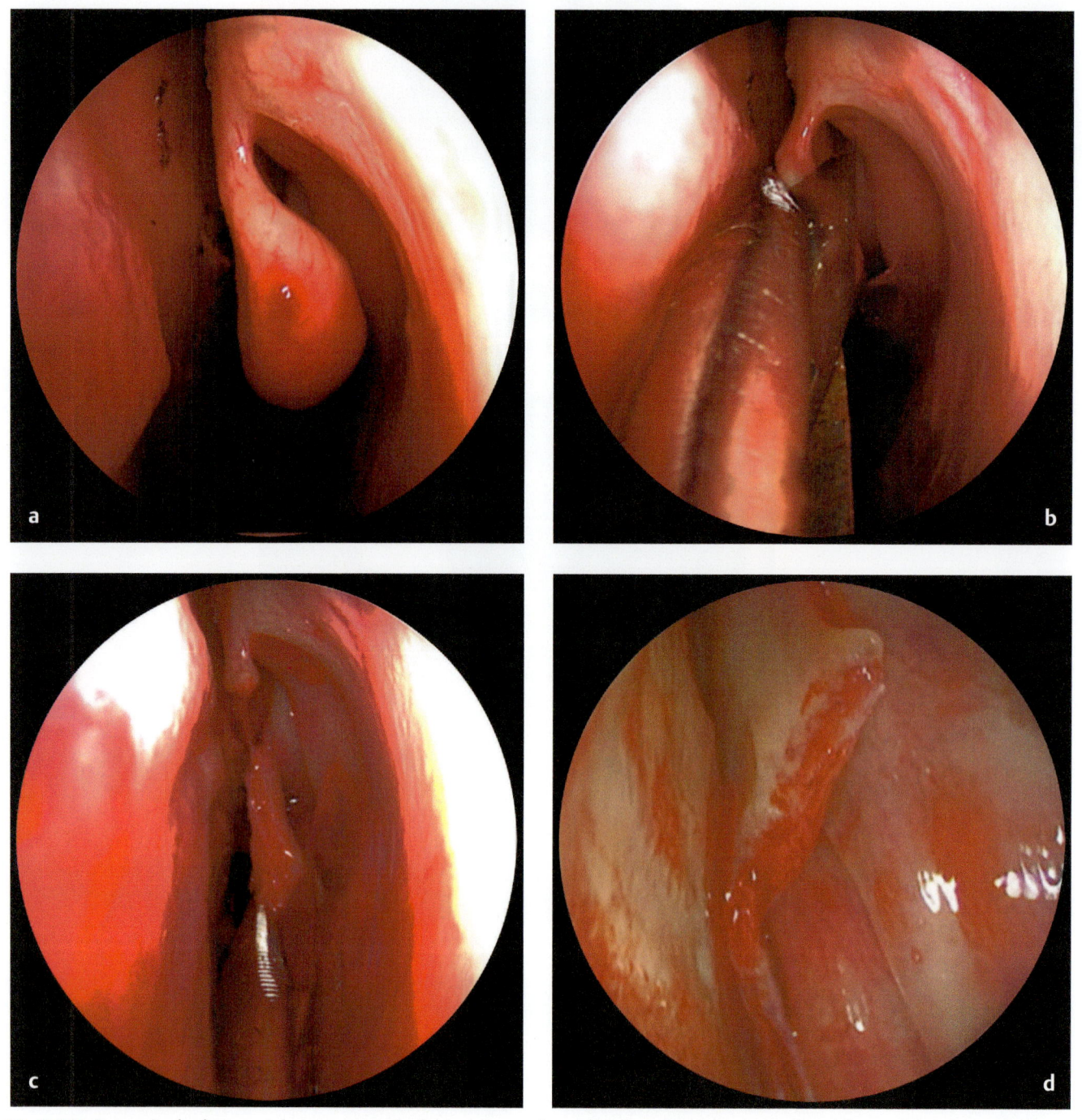

Fig. 5-144. Ressecção da placa meatal com preservação da placa das conchas. (**a**) Visão endoscópica da concha média com 30 graus para baixo; (**b**) posicionamento inicial da tesoura; (**c**) progressão do corte preservando a placa das conchas; (**d**) término da ressecção com preservação da cauda da concha média e placa das conchas.

ETMOIDECTOMIA
A compreensão das estruturas ósseas do seio etmoidal determina o planejamento da cirurgia.

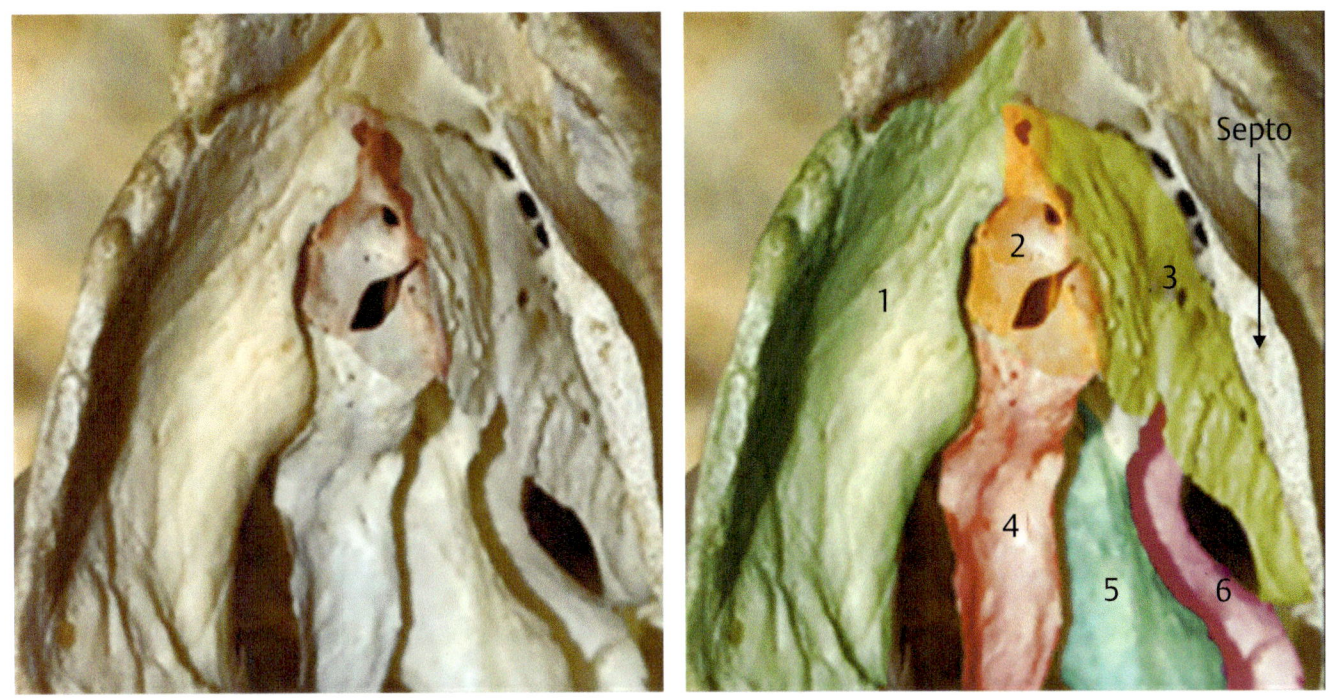

Fig. 5-145. Peça anatômica óssea da parede lateral da fossa nasal direita: (*1*) lâmina ascendente da maxila; (*2*) *agger nasi*; (*3*) placa das conchas; (*4*) processo uncinado, (*5*) bulha etmoidal, (*6*) lamela basal.

CAPÍTULO 5

INCISÃO

Realizamos uma incisão vertical e levemente convexa no bordo posterior da lâmina ascendente do maxilar que vai desde a inserção do corneto médio, superiormente (*agger nasi*), e se estende até o dorso do corneto inferior, onde muda sua direção para horizontal, prosseguindo posteriormente até encontrar o ângulo entre as porções vertical e horizontal do processo uncinado. Não realizamos incisões diretamente no processo uncinado.

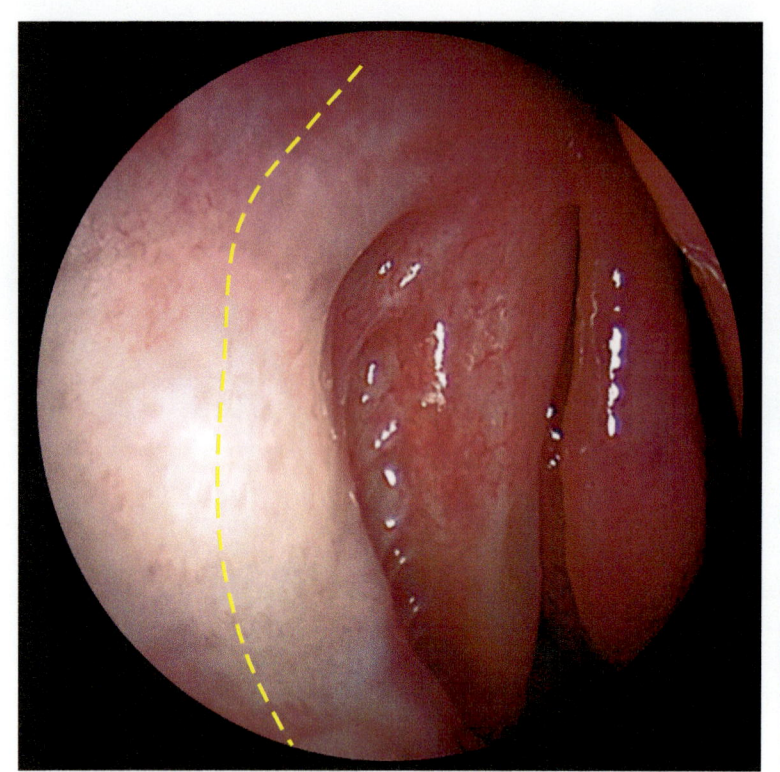

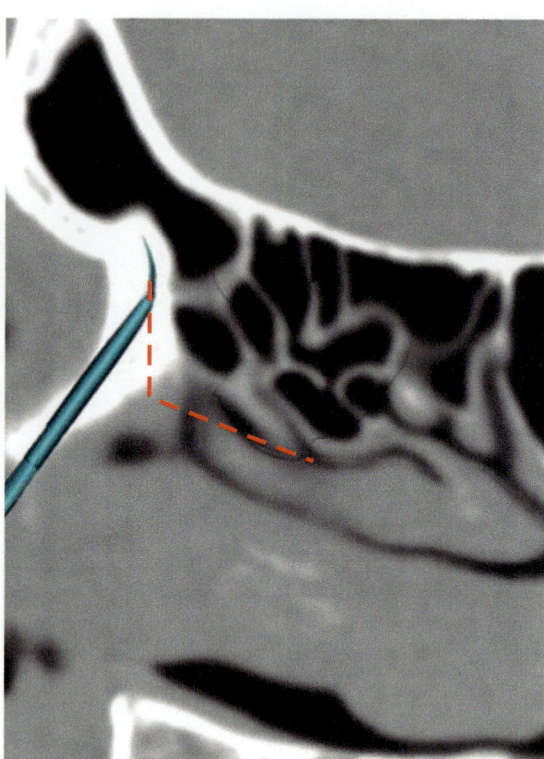

Fig. 5-146. Demonstração do local da incisão na lâmina ascendente do maxilar.

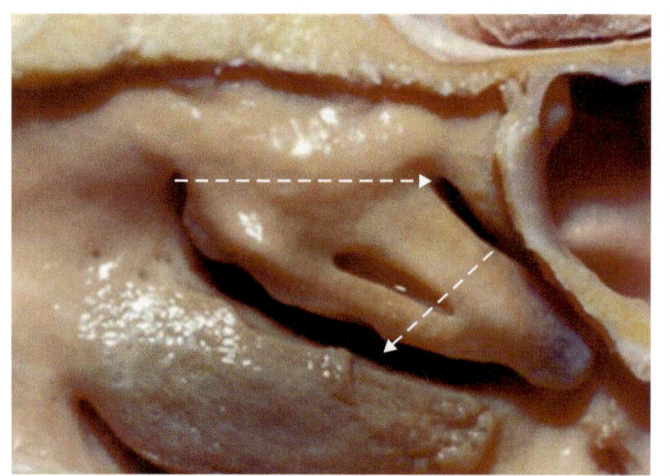

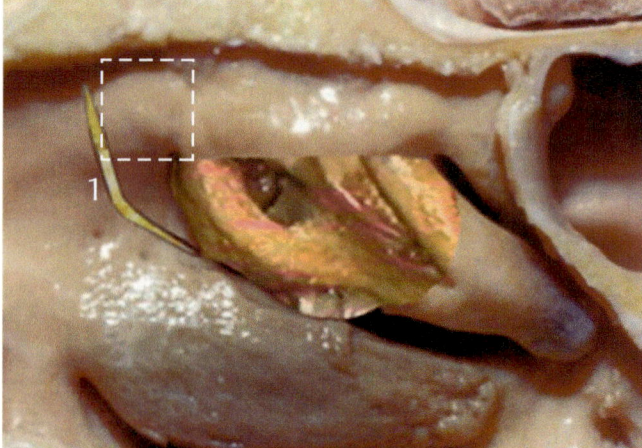

Fig. 5-147. Ressecção da concha média com preservação da cauda e placa das conchas e, a seguir, incisão no *agger nasi* (1).

Com a incisão vertical na lâmina ascendente do maxilar, antes do processo uncinado, temos o controle de todo o etmoide anterior, não deixando restos de uncinado ou células residuais.

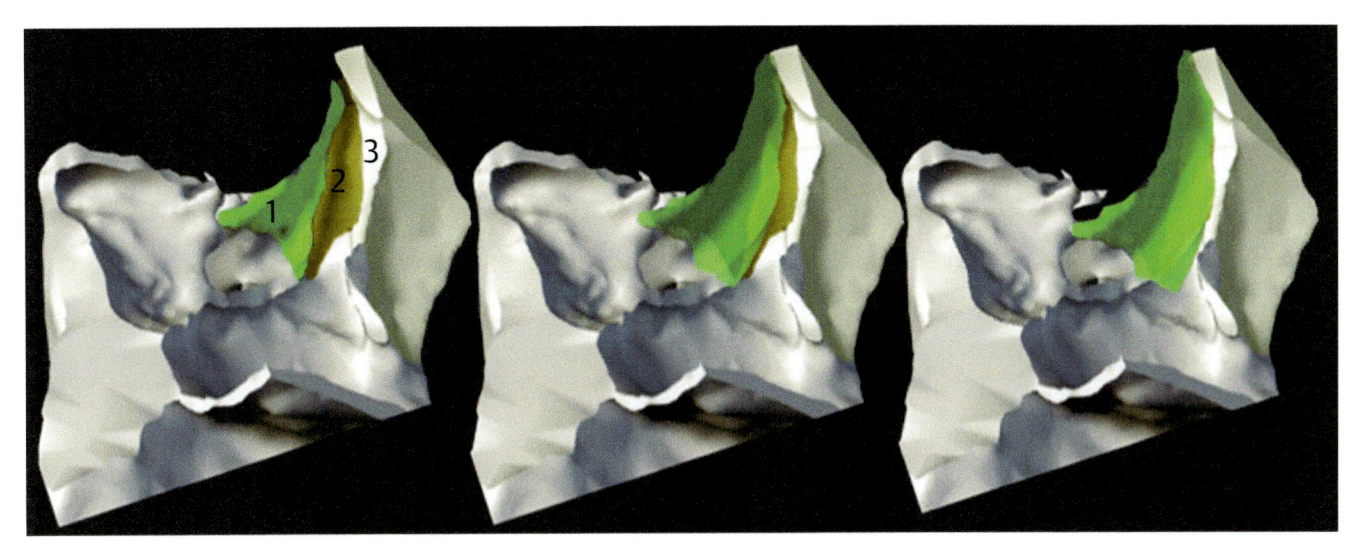

Fig. 5-148. Possíveis implantações do processo uncinado. (1) Processo uncinado; (2) osso lacrimal; (3) lâmina ascendente do maxilar. Com a incisão na lâmina ascendente, anterior ao processo uncinado, tem-se o controle total do etmoide anterior, independente de variações anatômicas, motivo das inúmeras classificações.

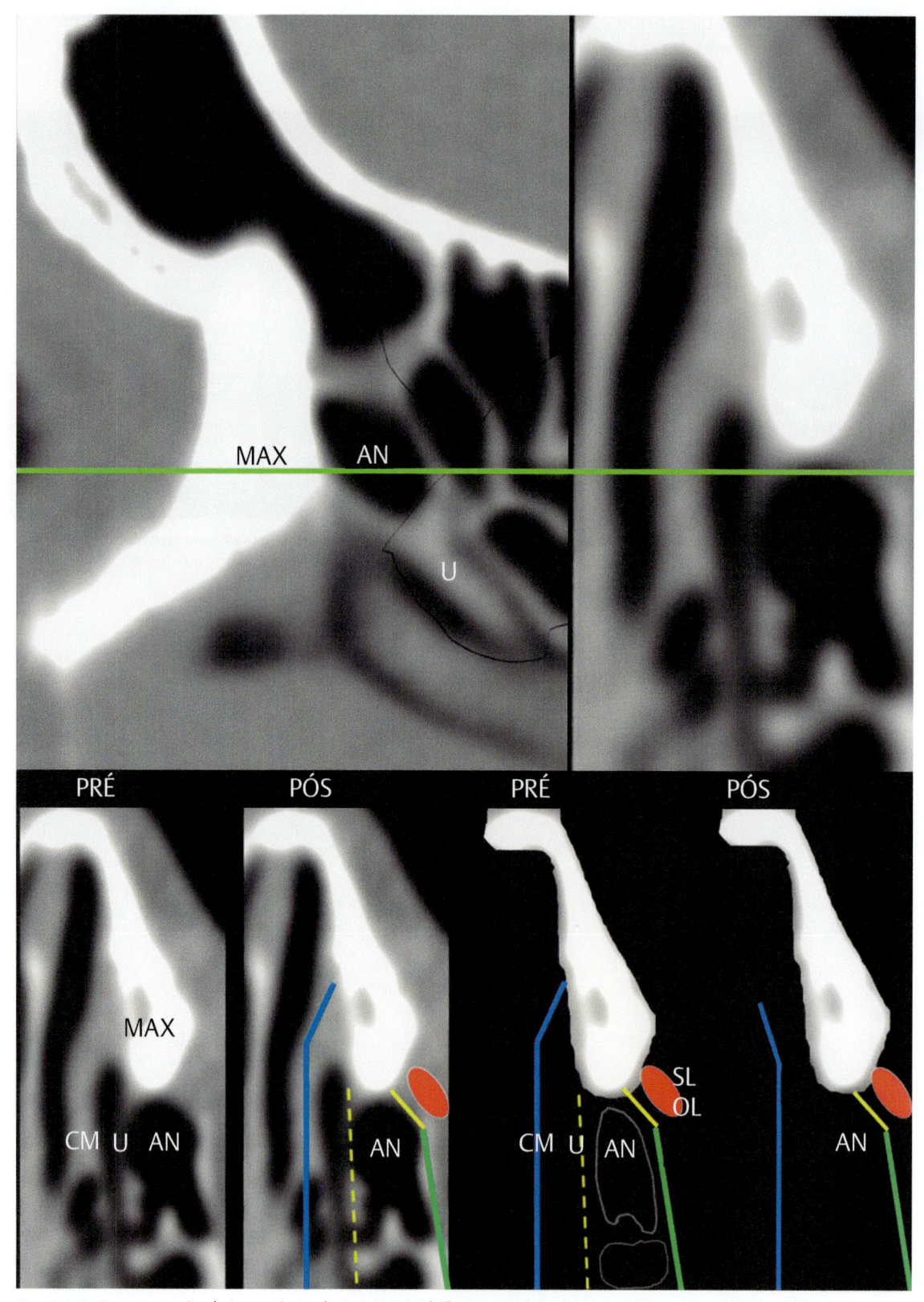

Fig. 5-149. Demonstração da importância da incisão inicial (flexa amarela) anterior ao processo uncinado, na lâmina ascendente, com controle do ângulo entre a lâmina ascendente, osso lacrimal (amarelo) e processo uncinado (linha pontilhada). Como existe um ângulo entre a lâmina ascendente (se projetando medialmente), a via lacrimal (lateral - vermelho) e a parede medial da órbita (verde), a incisão anterior é segura, mesmo para via lacrimal.

PASSO A PASSO 107

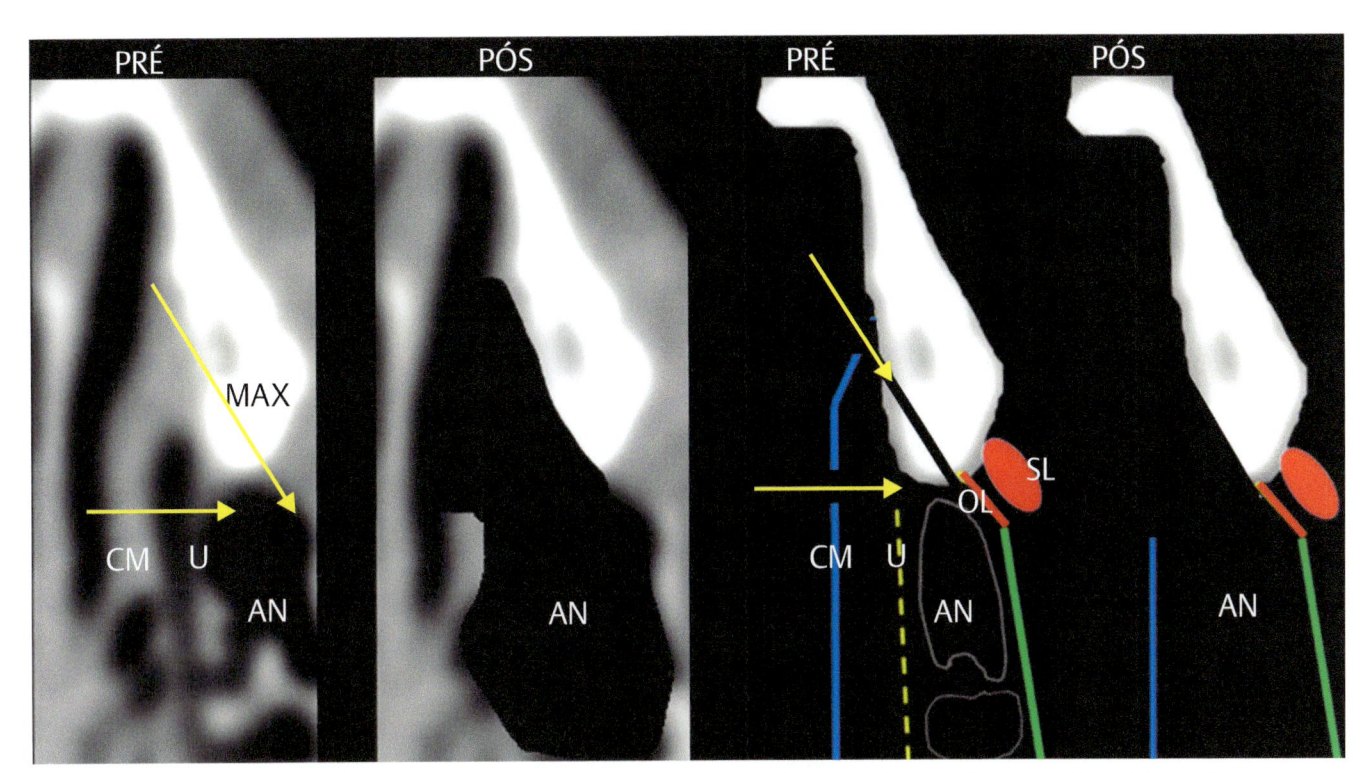

Fig. 5-150. Demonstração de pré e pós-procedimento quando ressecamos a placa do *agger nasi* e parte do processo frontal do maxilar.
CM: Concha média; U: unciforme; NA: *agger nasi*; OL: osso lacrimal; SL: saco lacrimal; MAX: maxilar.

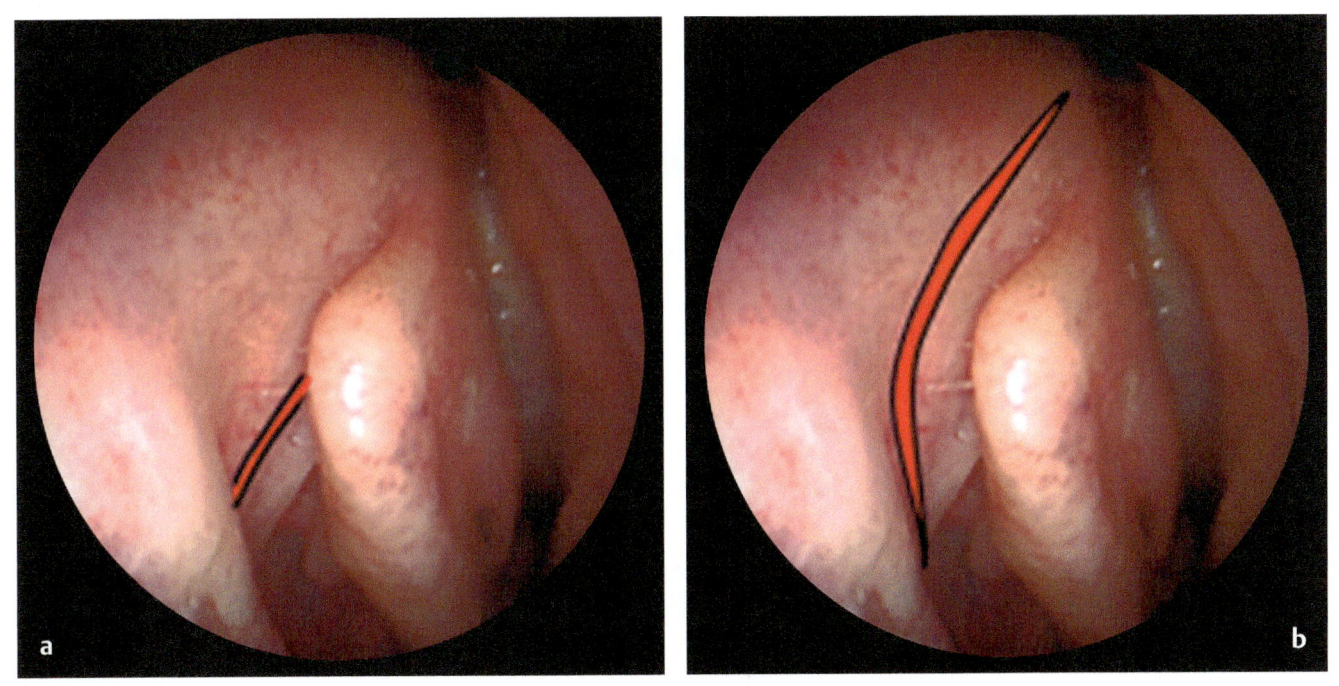

Fig. 5-151. (**a**) Incisão da FESS no processo uncinado. (**b**) Incisão da CESS na lâmina ascendente do maxilar.

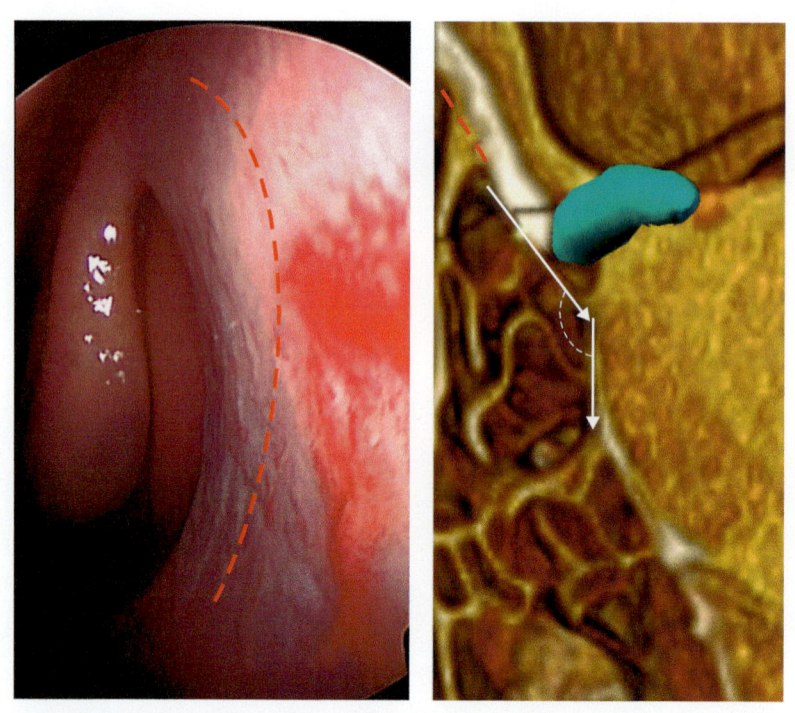

Fig. 5-152. Incisão centrípeta (linha pontilhada): importante para controle do etmoide anterior. Observar ângulo entre lâmina ascendente e lâmina papirácea. Devido a esse ângulo, a via lacrimal fica protegida com a incisão na lâmina ascendente com possibilidade de dissecção de todas as células etmoidais anteriores.

A partir dessa incisão dissecamos o mucoperióstio no sentido posterossuperior, incluindo a placa *agger* e a porção vertical do processo uncinado.

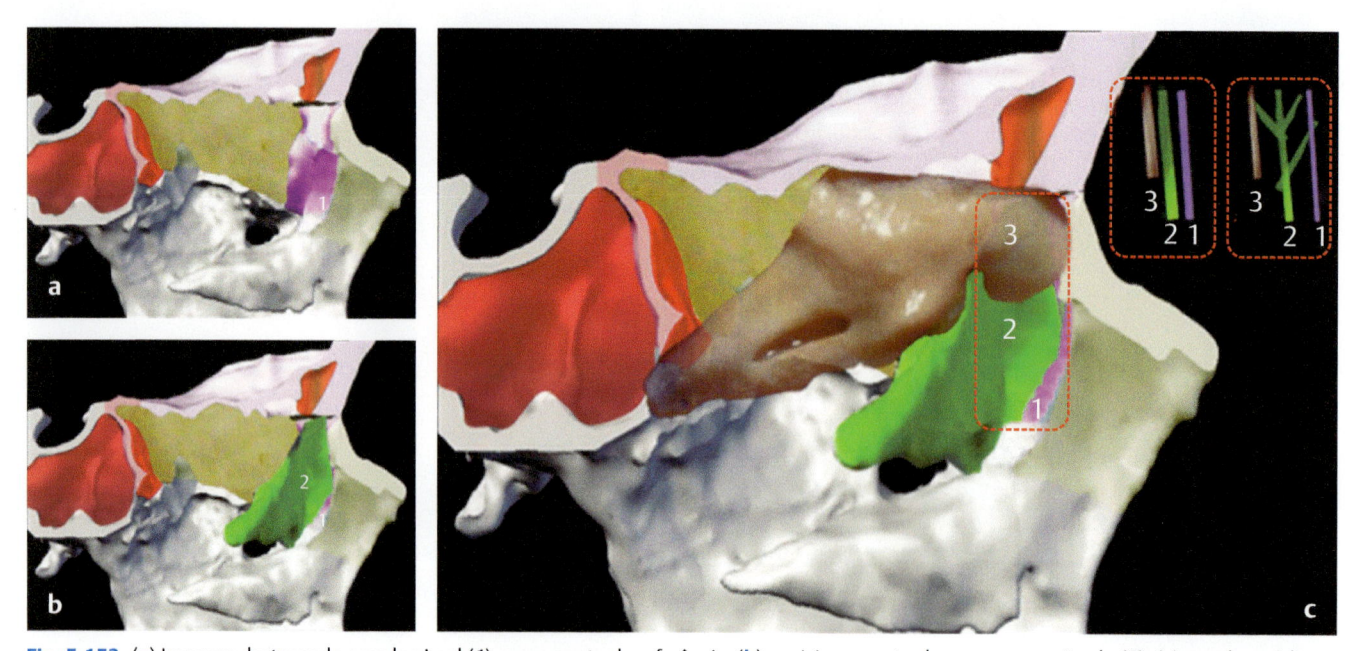

Fig. 5-153. (**a**) Imagem destacando osso lacrimal (*1*) como ponto de referência; (**b**) posicionamento do processo uncinado (*2*); (**c**) concha média (*3*) com inserção na lâmina ascendente do maxilar. Observar que sempre temos as três estruturas na sequência, com variação das diversas inserções do processo uncinado.

A placa do *agger nasi* e a porção vertical do processo uncinado são separadas do processo frontal do maxilar com uma incisão feita com faca endoscópica ou fratura feita com micro-osteótomo.

O bordo posterior do processo frontal da maxila é exposto, assim como o osso lacrimal e a parede medial da órbita (lâmina papirácea).

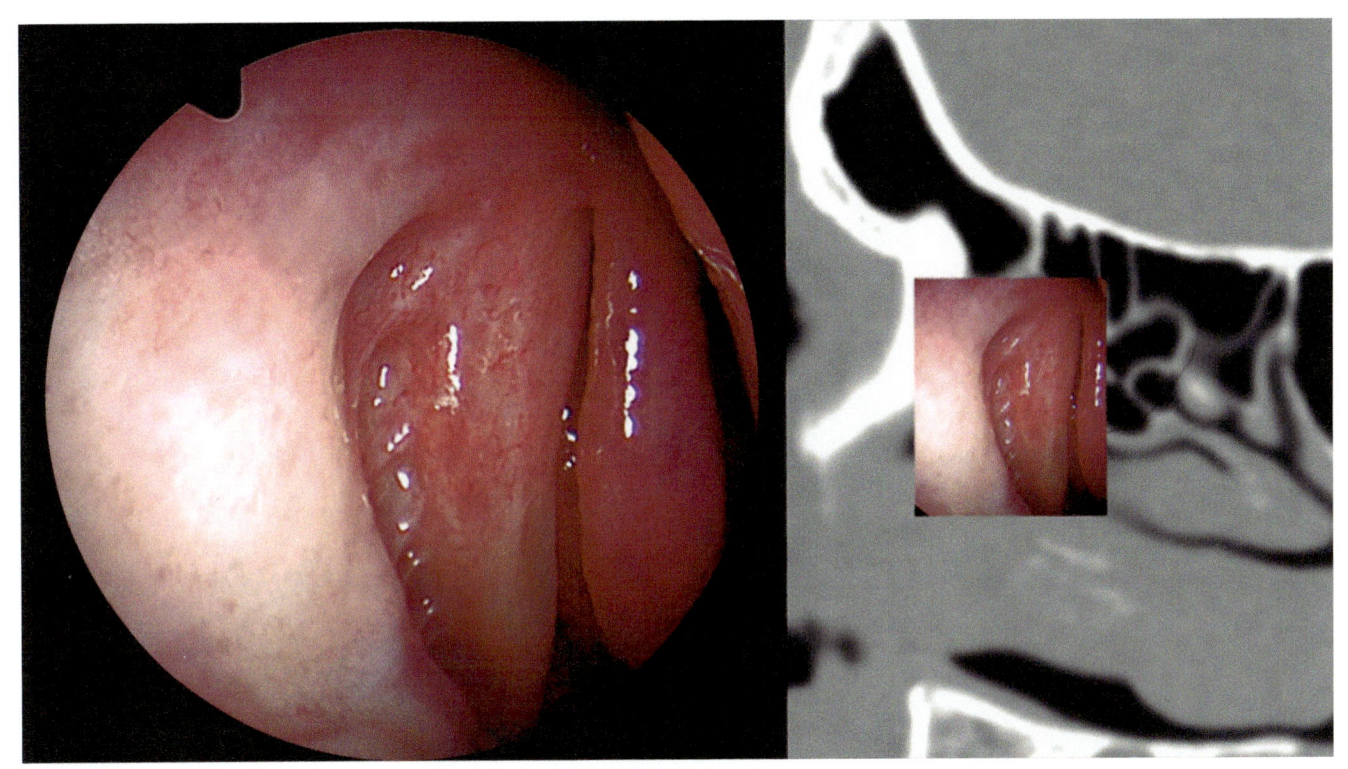

Fig. 5-154. Aspecto da parte anterior da parede lateral da fossa nasal direita.

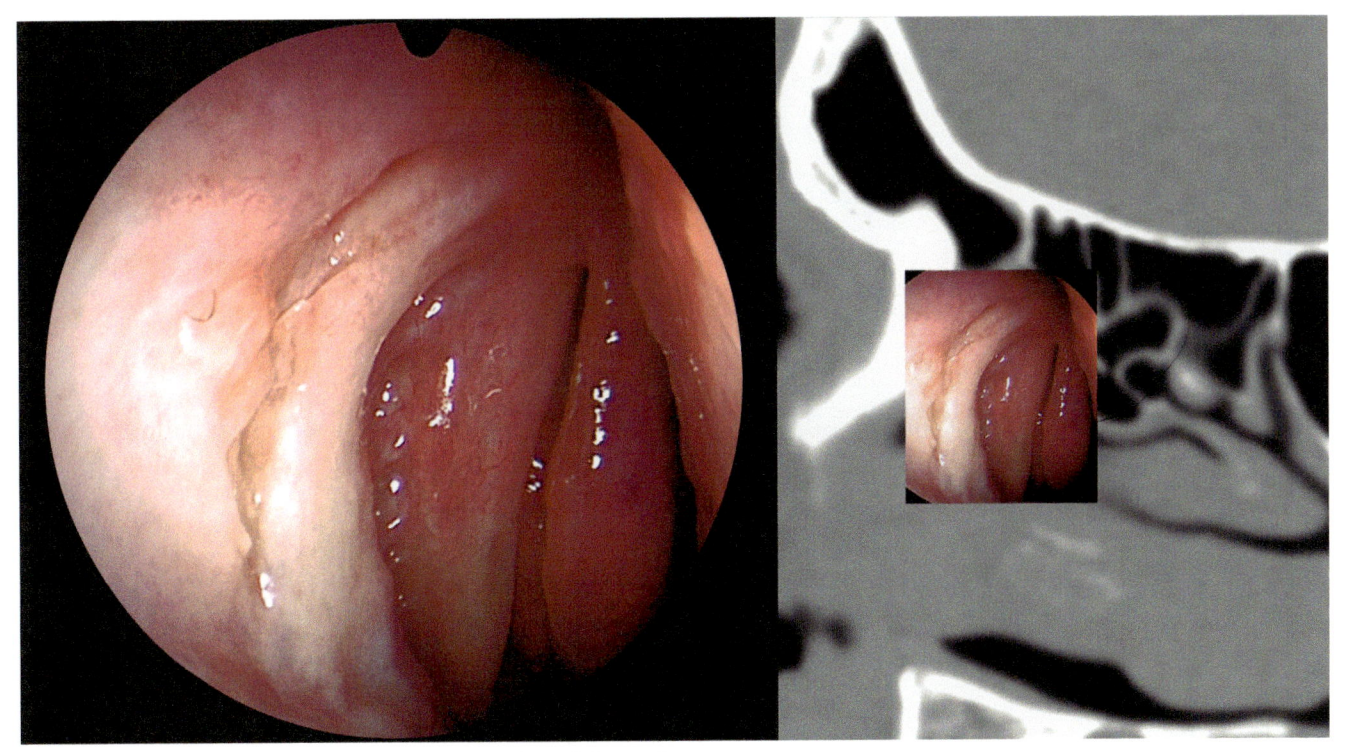

Fig. 5-155. Incisão sempre anterior ao processo uncinado, na linha maxilar.

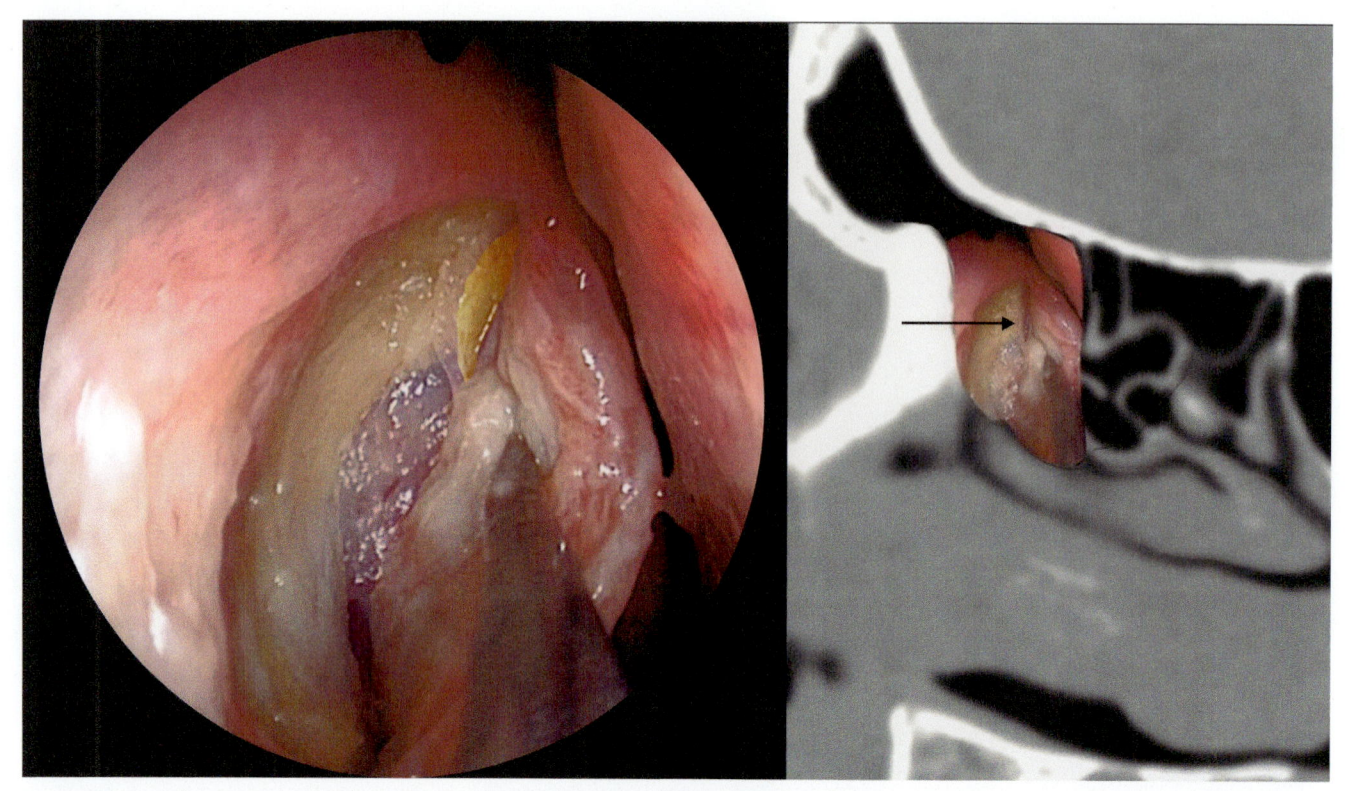

Fig. 5-156. Descolamento posterior da mucosa e visão da inserção da unciforme e placa do *agger nasi* na lâmina ascendente do maxilar.

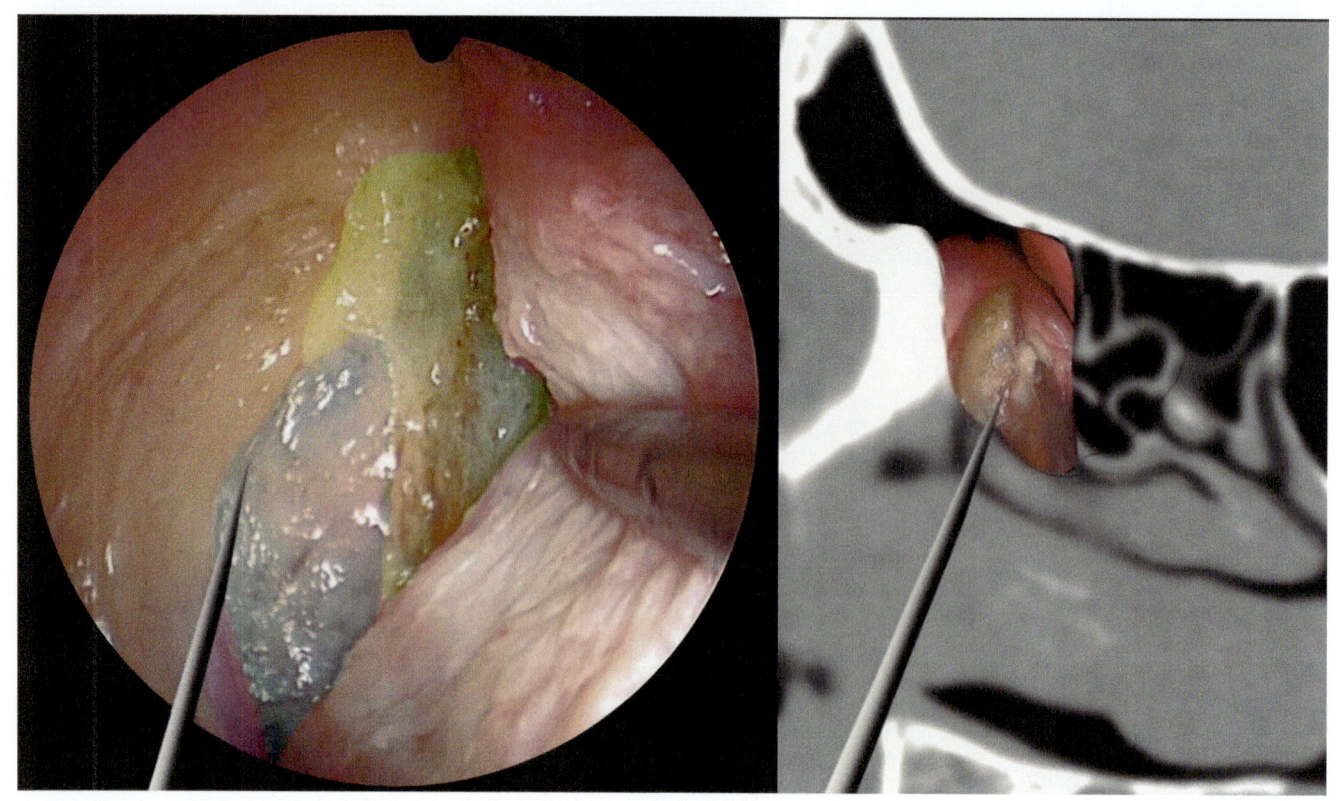

Fig. 5-157. Exposição da unciforme e da placa do *agger nasi*.

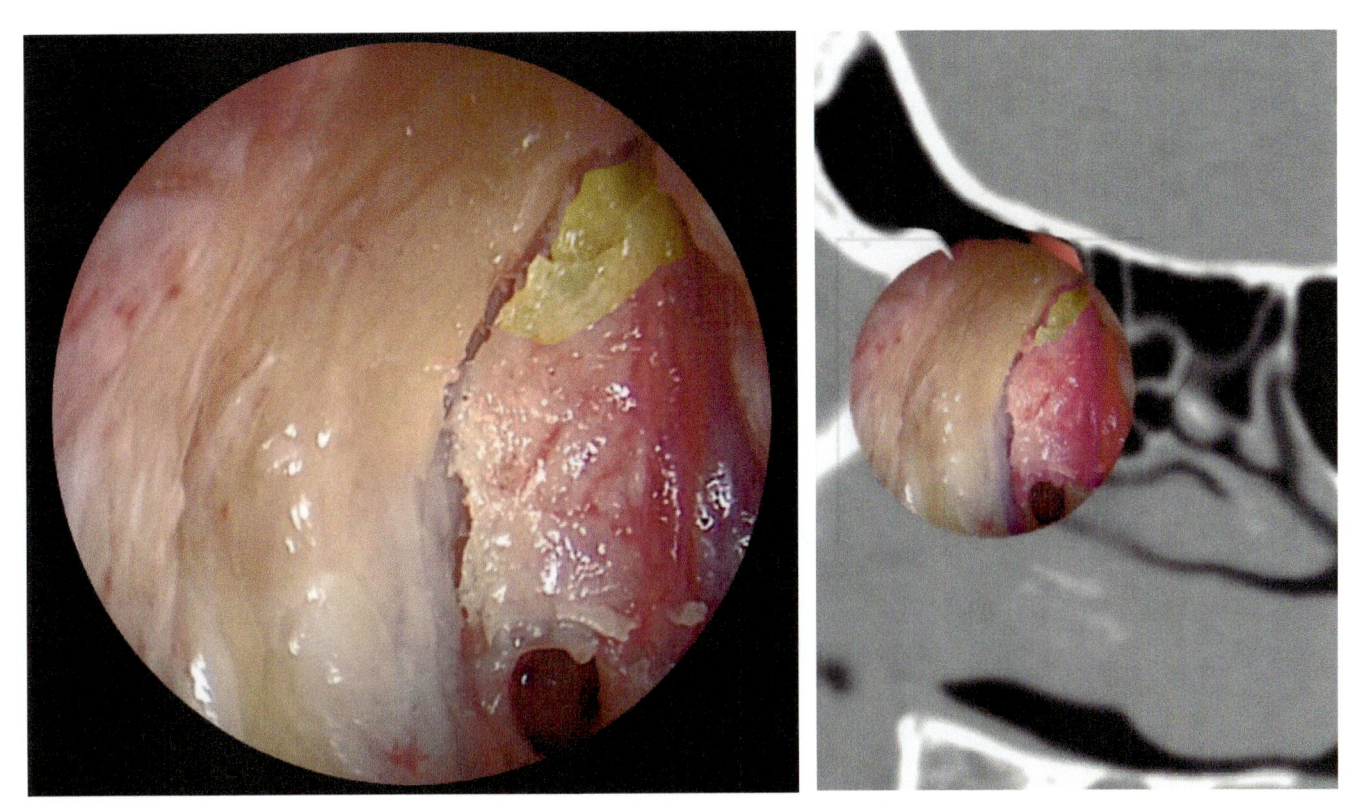

Fig. 5-158. Incisão ou fratura na junção do osso maxilar com a unciforme e a placa do *agger nasi*.

Após a identificação dessas estruturas encontra-se, superiormente, a abertura do seio frontal e a base do crânio, e inferolateralmente, o óstio do seio maxilar.

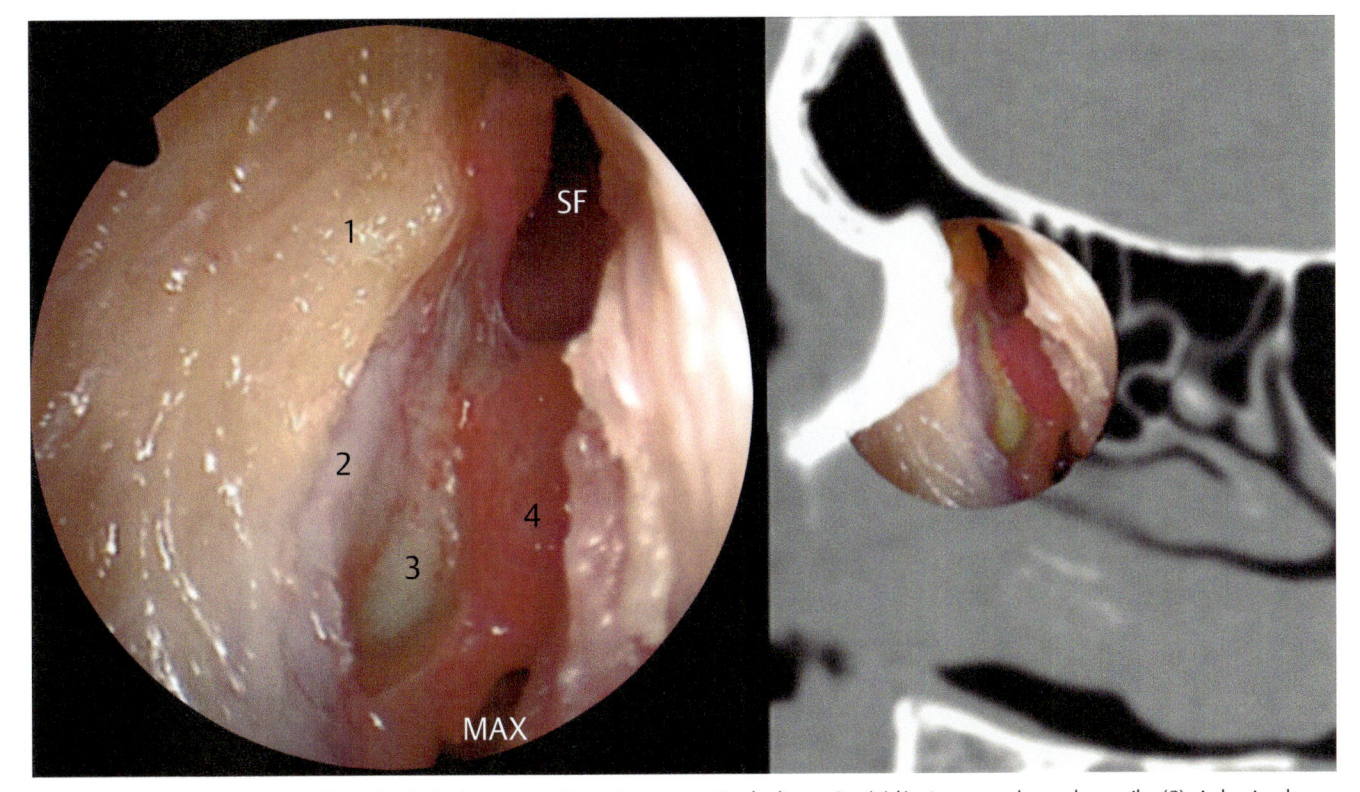

Fig. 5-159. Identificação do seio frontal e óstio do seio maxilar após progressão da dissecção: (*1*) lâmina ascendente da maxila; (*2*) via lacrimal; (*3*) lâmina papirácea; (*4*) bulha etmoidal; SF: seio frontal; MAX: seio maxilar.

Quando a porção superomedial do processo frontal do maxilar projeta-se medialmente e impede a visualização do seio frontal, podemos ressecá-la utilizando o osteótomo ou mesmo uma broca. Esta resseção permite o controle da parede medial da órbita e sua relação com a abertura do seio frontal, e foi descrita por Gustav Killian em 1867.

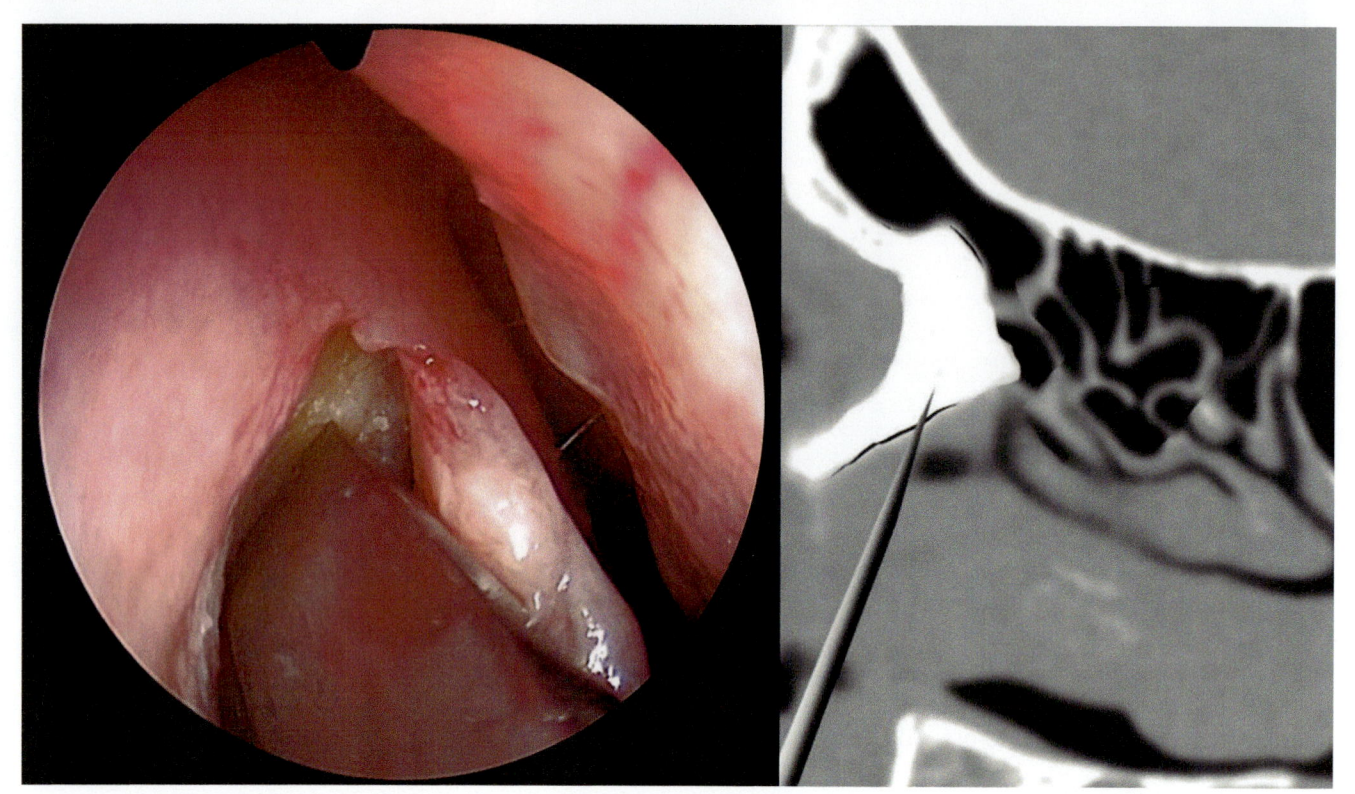

Fig. 5-160. Ressecção da porção superomedial do processo frontal da maxila para controlar o plano da parede medial da órbita.

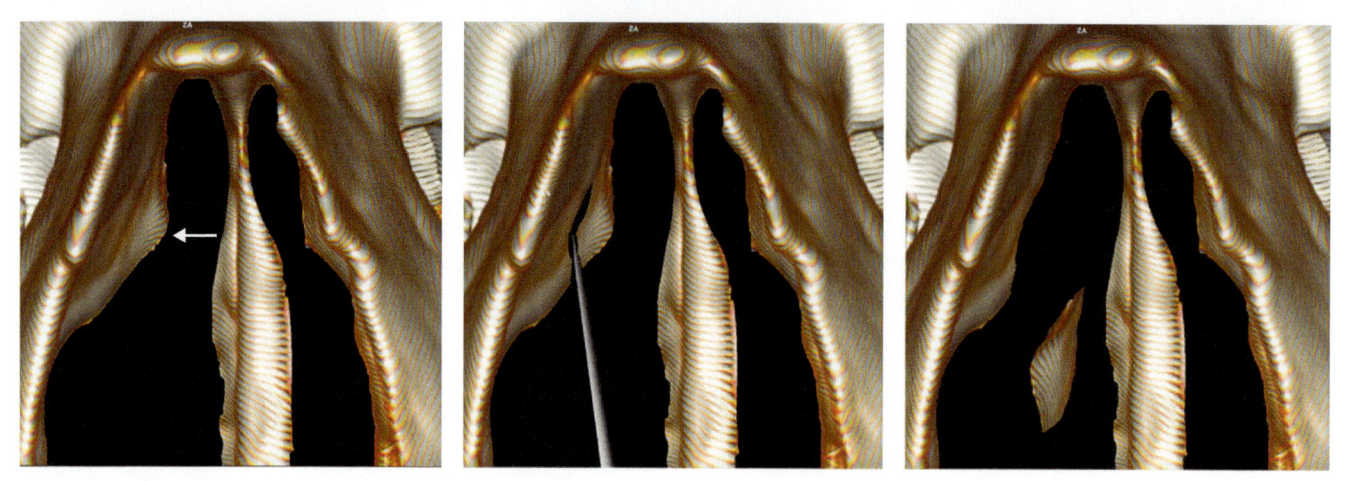

Fig. 5-161. A forma do processo frontal do maxilar e sua projeção superomedial que eventualmente precisa ser removida para que se obtenha o controle visual da parede orbitária e da entrada do seio frontal.

PASSO A PASSO 113

É importante a identificação do ângulo formado entre a parede posterior do seio frontal e o piso da fossa anterior, ângulo esse variável de agudo a obtuso e que se constitui um fator extremamente importante no prosseguimento da operação.

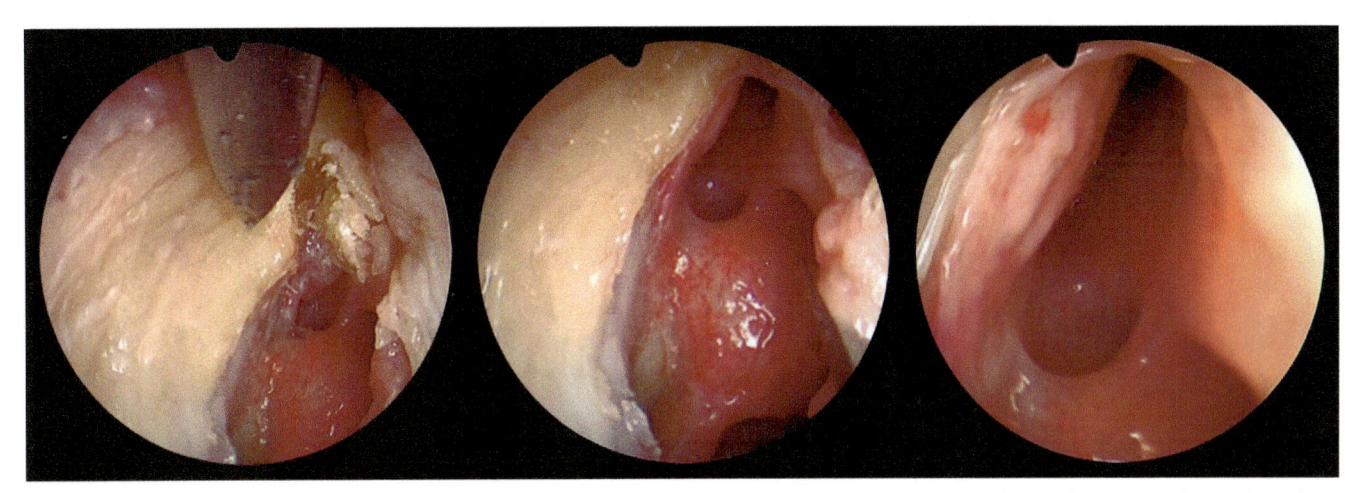

Fig. 5-162. Ressecção da projeção do ângulo superointerno da lâmina ascendente do maxilar e identificação da parede posterior do seio frontal e sua relação com a bulha e curva da base anterior do crânio.

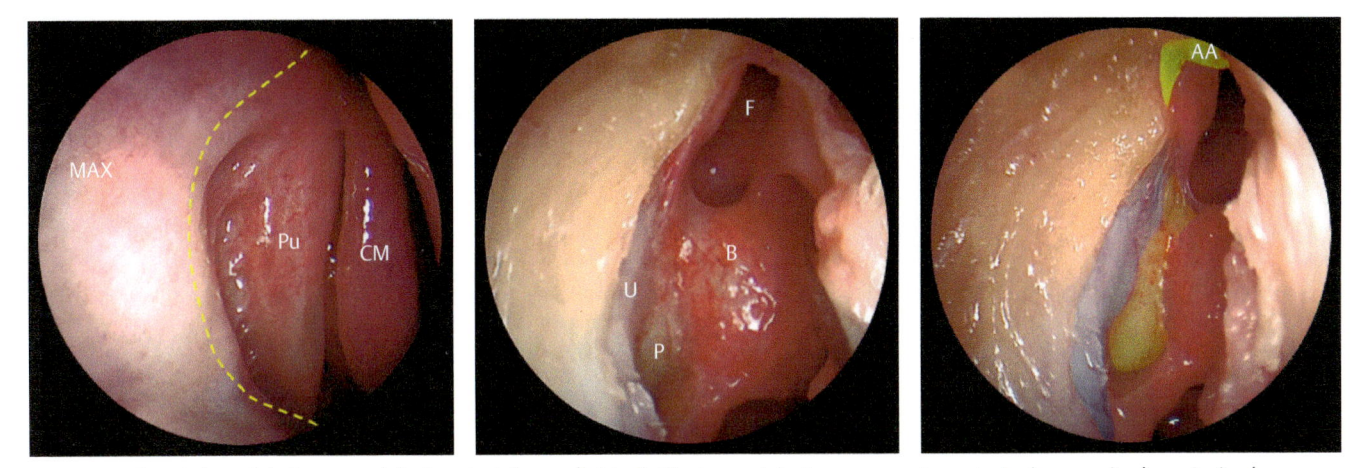

Fig. 5-163. Parede lateral da fossa nasal direita e incisão para início da técnica centrípeta com aspecto posterior à ressecção da projeção do maxilar, e medialização da unciforme (PU), observando a bulha etmoidal (B) intacta, a entrada do seio frontal (F), o unguis (S), papirácea (P) e apófise angular do frontal (AA).

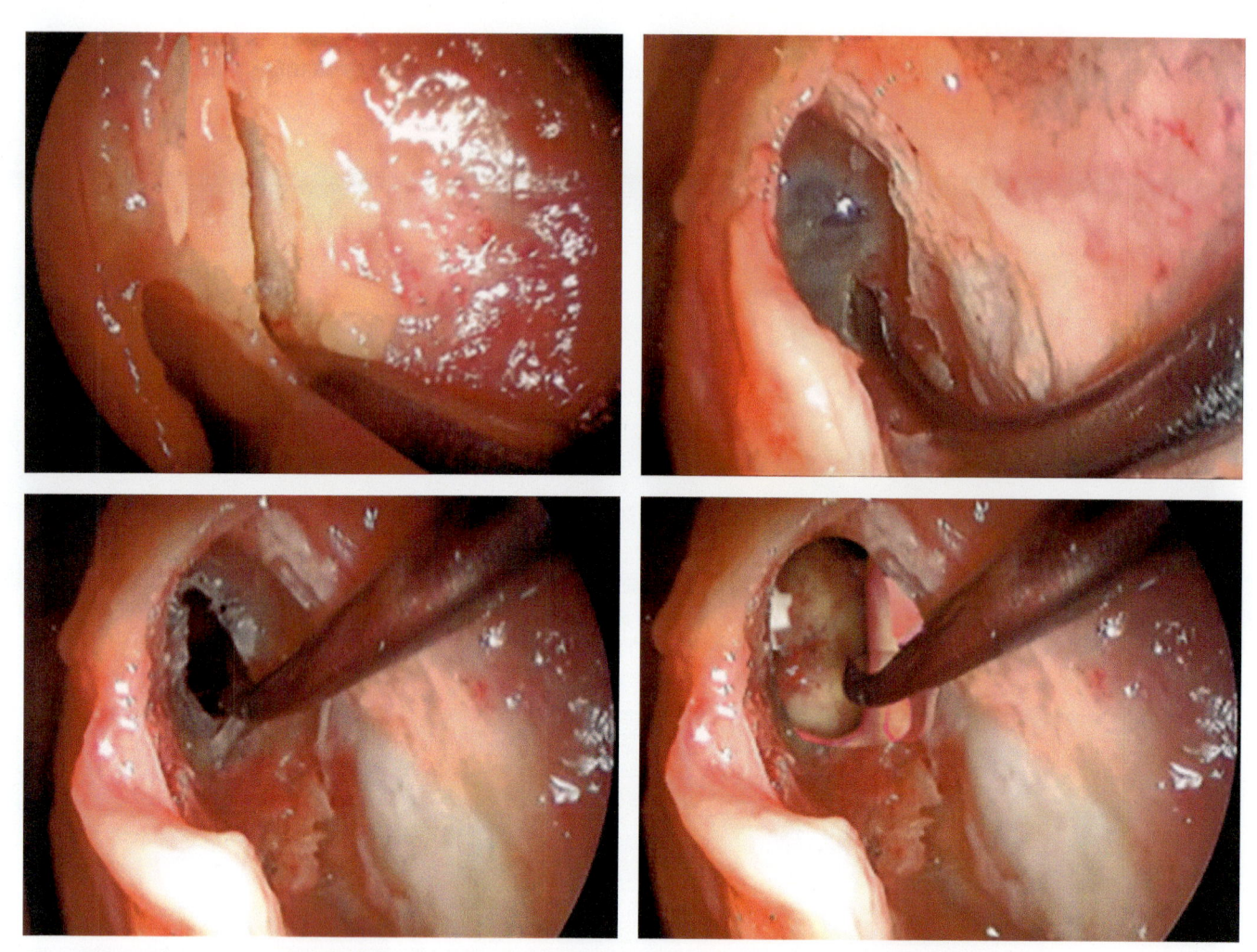

Fig. 5-164. Em alguns casos a porção superior do processo uncinado insere-se na parede medial da órbita, formando o recesso terminal, que é aberto após incisão sempre paralela à orbita para abertura do seio frontal. Desenhamos um bisturi com curva apropriada para cortar a trabécula e a mucosa adjacente e prevenir seu desgarramento, fato comum aos instrumentos de apreensão habitualmente utilizados.

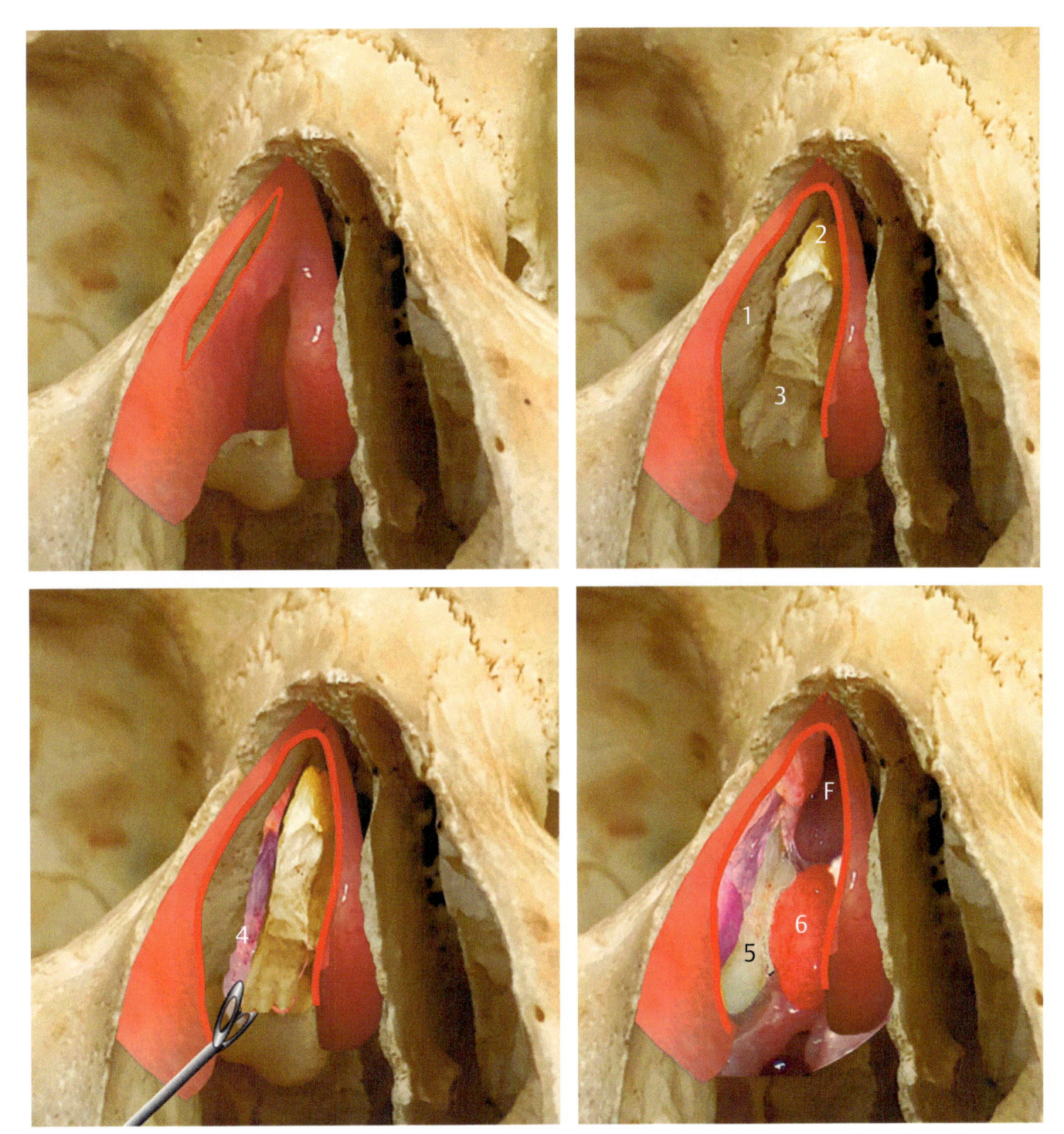

Fig. 5-165. Demonstração da parede lateral com acesso centrípeto ao recesso frontal. (*1*) Maxilar; (*2*) placa *agger nasi*; (*3*) unciforme; (*4*) unguis; (*5*) papirácea; (*6*) bulha; F: seio frontal.

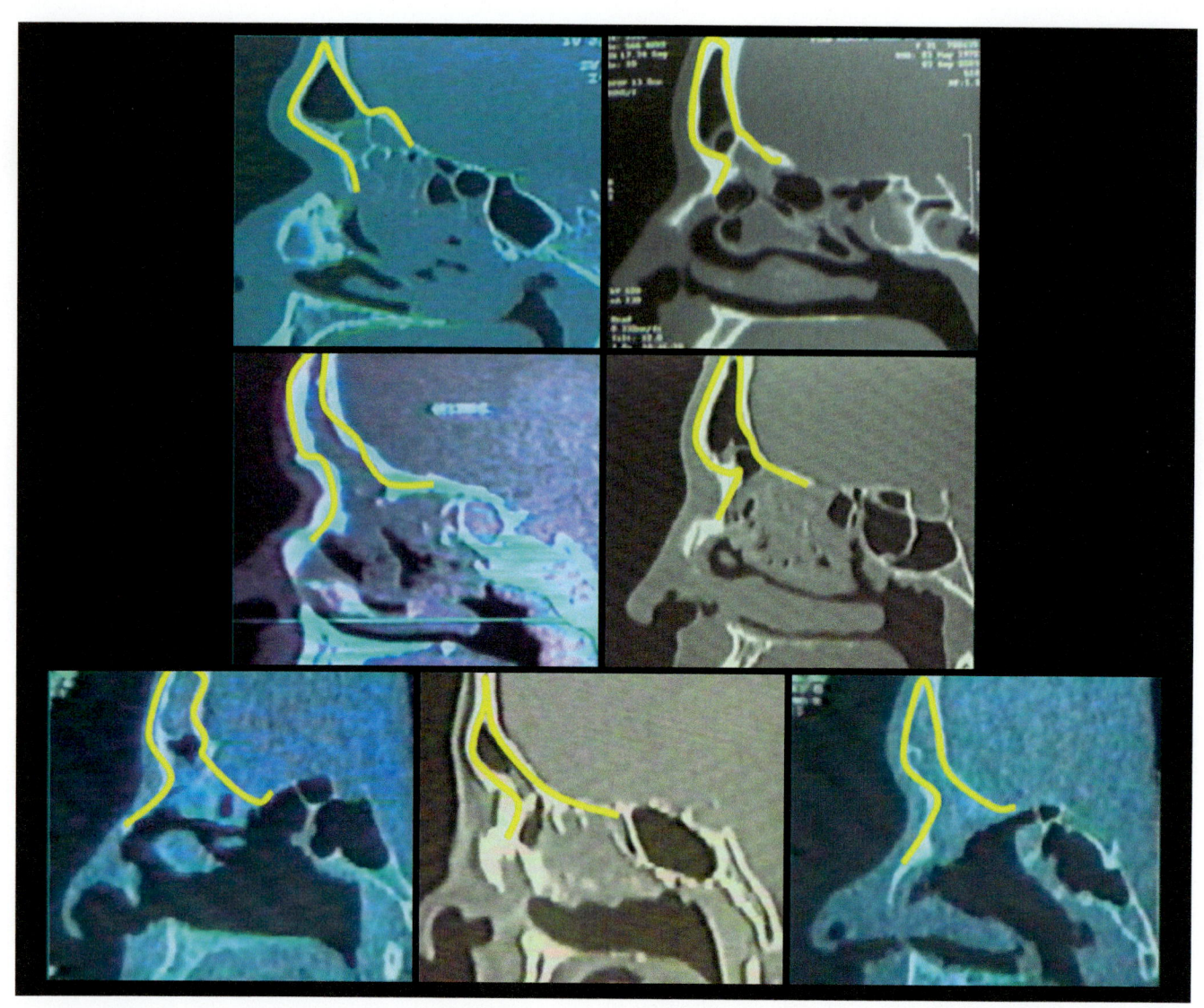

Fig. 5-166. Variações da curva da parede posterior do seio frontal e base anterior do crânio.

Uma vez identificado o ângulo pela junção da parede medial da órbita com a base do crânio (ângulo duro), a cirurgia prossegue posteriormente, dissecando-se simultaneamente essas estruturas, onde identificamos, com frequência, a projeção das artérias etmoidais anterior e posterior junto ao piso da fossa anterior.

Quando existe anatomia normal, essa dissecção no sentido posterior é obtida cortando-se as inserções das lamelas etmoidais na parede medial da órbita e na base do crânio.

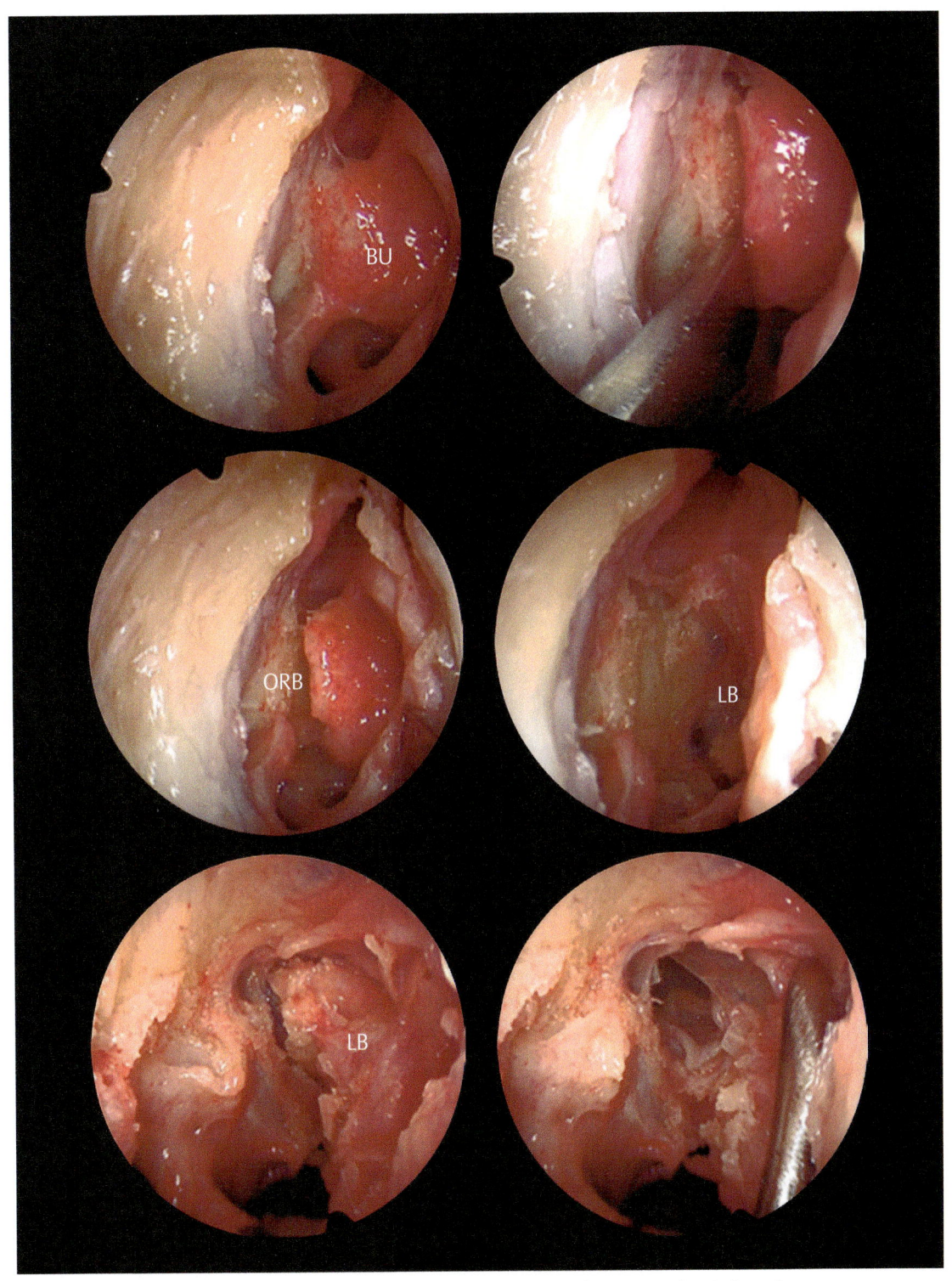

Fig. 5-167. Após a identificação da curva da base anterior do crânio e parede posterior do seio frontal, prossegue-se a dissecção da base anterior do crânio e da parede medial da órbita, cortando a inserção da bulha e das lamelas junto às margens, fazendo a dissecção até a exposição da parede anterior do seio esfenoidal.

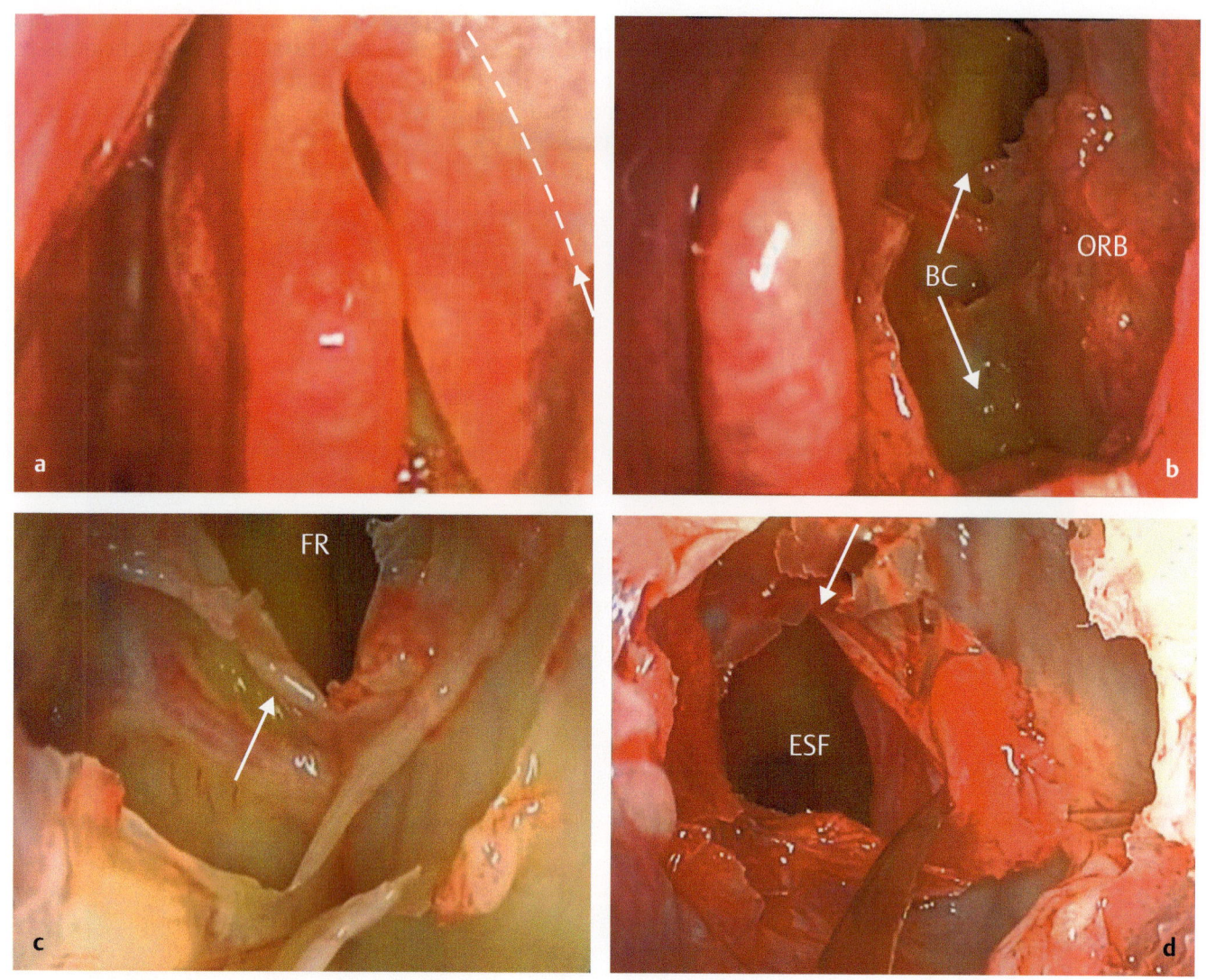

Fig. 5-168. (**a**) Demonstração do local da incisão centrípeta; (**b**) dissecção da órbita em direção à base do crânio; (**c**) exposição do seio frontal (FR) no sentido anterior; (**d**) seio esfenoidal (ESF) no sentido posterior.

A dissecção é realizada com segurança a partir da identificação do ângulo formado pela junção da parede medial da órbita com piso da fossa anterior, local onde a base do crânio é mais resistente (ângulo duro).

A quantidade de lamelas e sua classificação é absolutamente desnecessária, pois o objetivo da cirurgia é a dissecção completa da parede medial da órbita e do piso da fossa anterior.

A FESS clássica, como é descrita, vai sistematicamente em direção medial, indo ao encontro da junção da placa das conchas com a lâmina vertical da cribriforme, região particularmente muito frágil da base do crânio (ângulo mole).

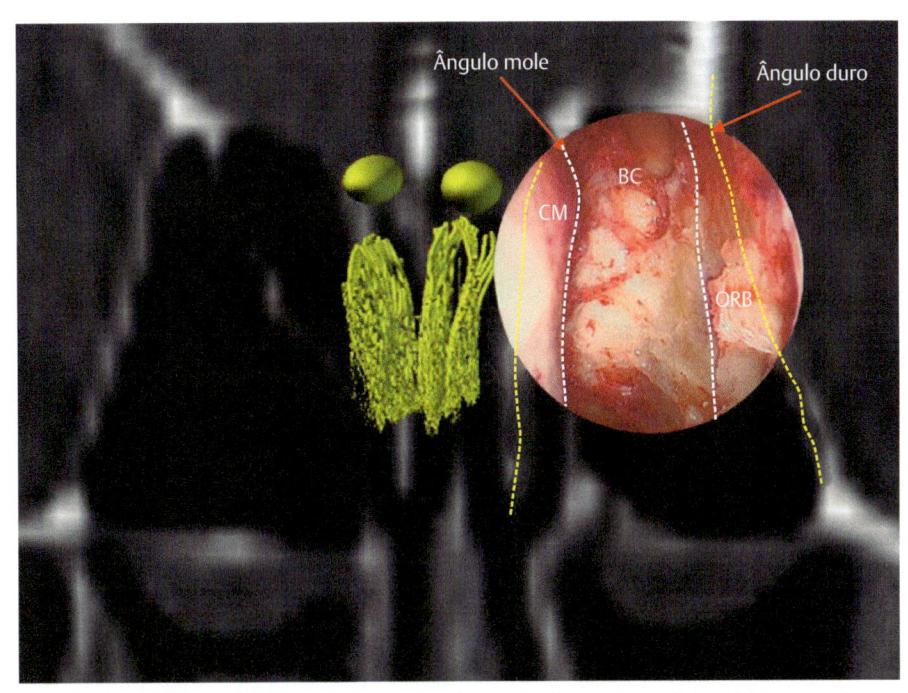

Fig. 5-169. Demonstração do ângulo formado pela junção da parede medial da órbita com piso da fossa anterior (ângulo duro). Medial à placa das conchas, a dura-máter se projeta para o interior do nariz, sendo o local mais frágil da base anterior do crânio (ângulo mole).

O limite posterior da etmoidectomia é sempre a parede anterior do seio esfenoidal.

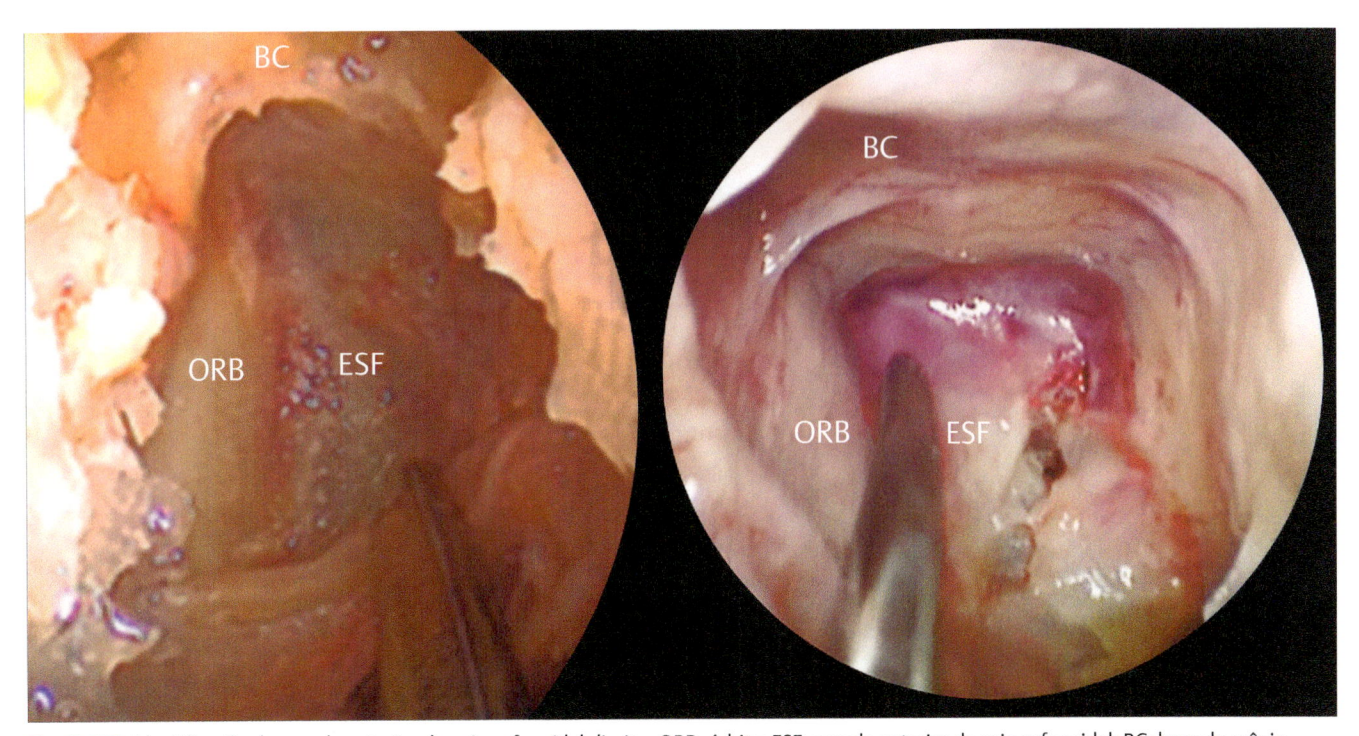

Fig. 5-170. Identificação da parede anterior do seio esfenoidal direito. ORB: órbita; ESF: parede anterior do seio esfenoidal; BC: base do crânio.

Na necessidade de abertura do seio esfenoidal, esta deve ser feita somente após identificação precisa dos seus limites (órbita e base do crânio). Não utilizamos instrumentos que exerçam força contínua sobre a parede anterior do esfenoide, como aspirador ou pinça; preferimos o uso de osteótomos, que exercem uma força autocessante, muito mais seguros e posicionados paralelamente aos limites.

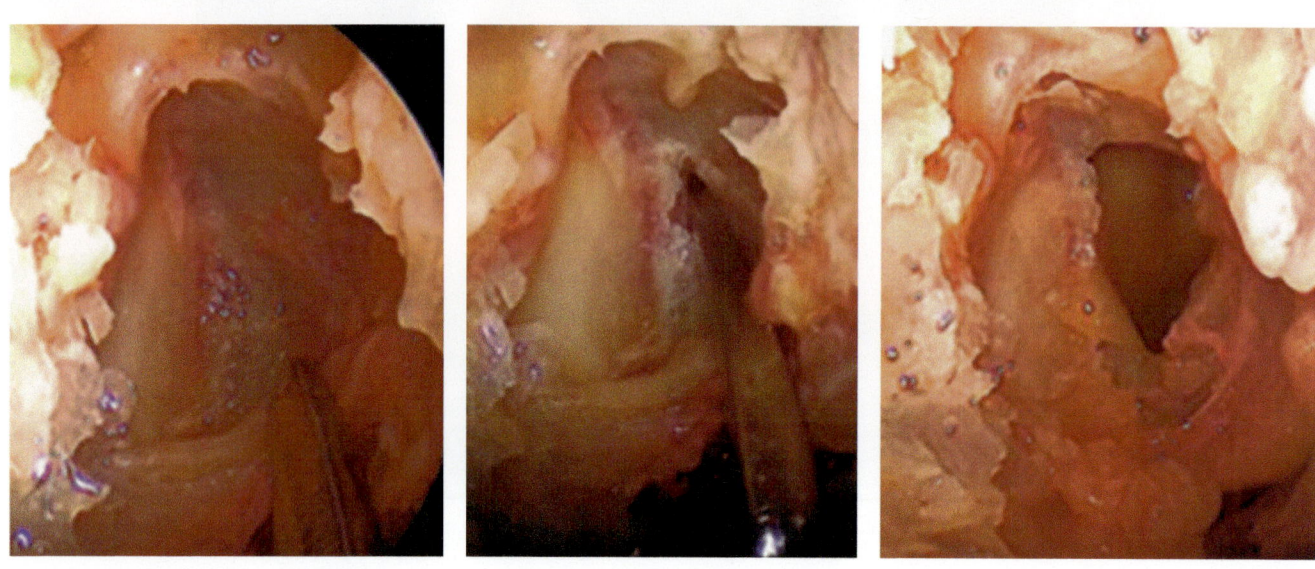

Fig. 5-171. Abertura do seio esfenoidal, com osteótomo paralelo à parede medial da órbita.

Completa-se a etmoidectomia cortando-se verticalmente a junção da placa das conchas com as lamelas etmoidais, permitindo remover a estrutura etmoidal em bloco e conservando a placa. Nos casos com anatomia preservada, o importante é a dissecção dos limites da etmoidectomia e a ressecção em bloco pode ser feita, embora não seja obrigatória.

A cirurgia é finalizada com a remoção da placa do *agger nasi* e cuidadosa revisão da cavidade.

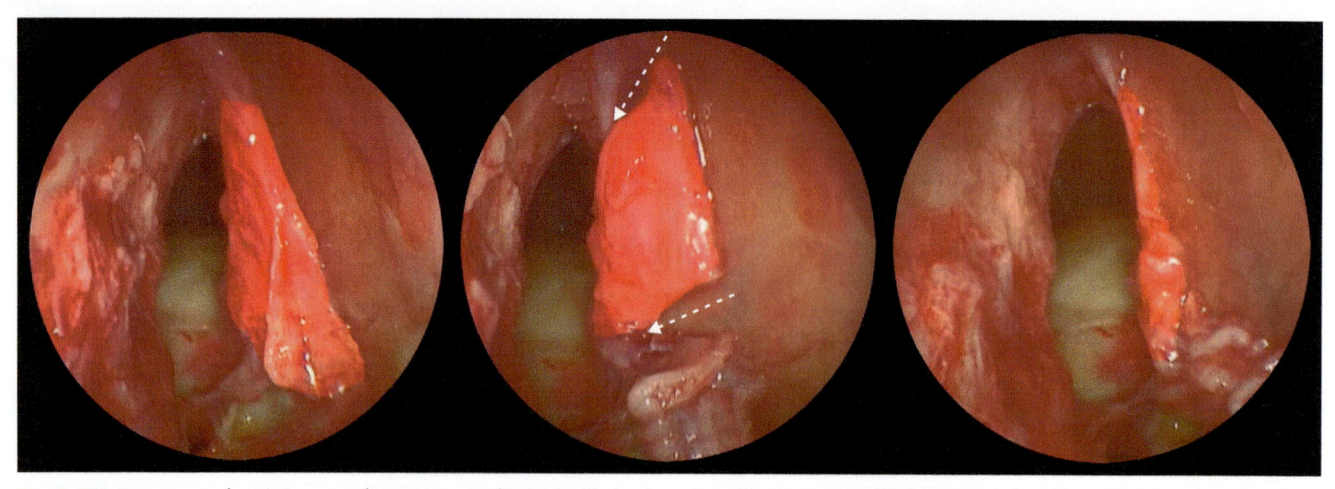

Fig. 5-172. Imagem endoscópica com demonstração da ressecção da placa do *agger nasi* e completa exposição da abertura do seio frontal.

PASSO A PASSO

Em poliposes ou tumores, preferimos a ressecção em bloco acompanhada da ligadura dos vasos esfenopalatinos com o objetivo de fazer uma parassimpatecotmia seletiva e hemostasia.

Não realizamos tamponamento nasal após o procedimento.

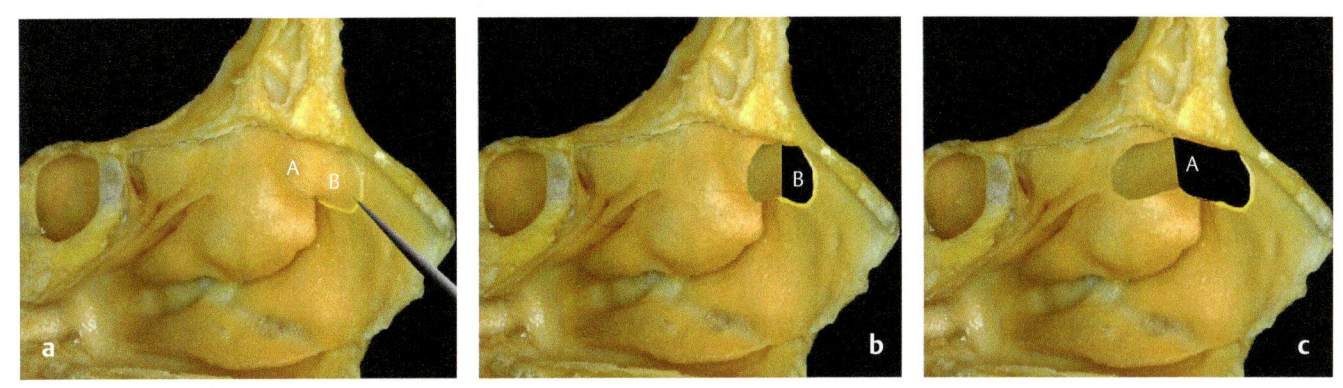

Fig. 5-173. Ressecção da placa do *agger nasi* (A), eventualmente acompanhada de parte do ângulo superointerno do processo frontal do maxilar (B).

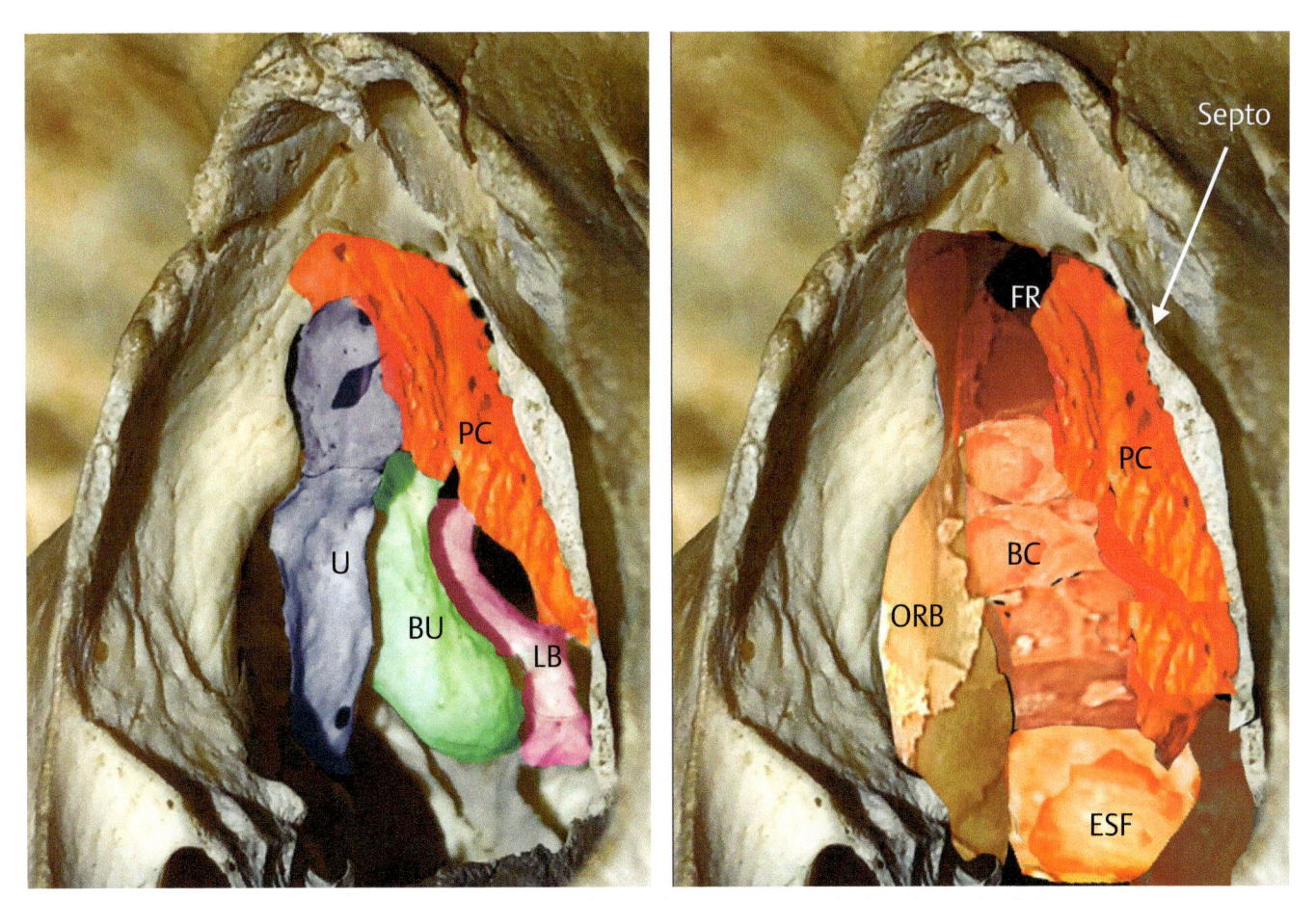

Fig. 5-174. Aspecto inicial e final da etmoidectomia centrípeta, observando-se a preservação da placa das conchas (PC).

A técnica centrípeta é uma técnica de dissecção completamente diferente das técnicas de ressecção descritas na literatura e utiliza conhecimentos sólidos de anatomofisiologia.

Resseca-se o seio etmoidal por completo conservando-se a placa das conchas e a cauda da concha média e é baseada na dissecção prévia da parede medial da órbita e do piso da fossa anterior.

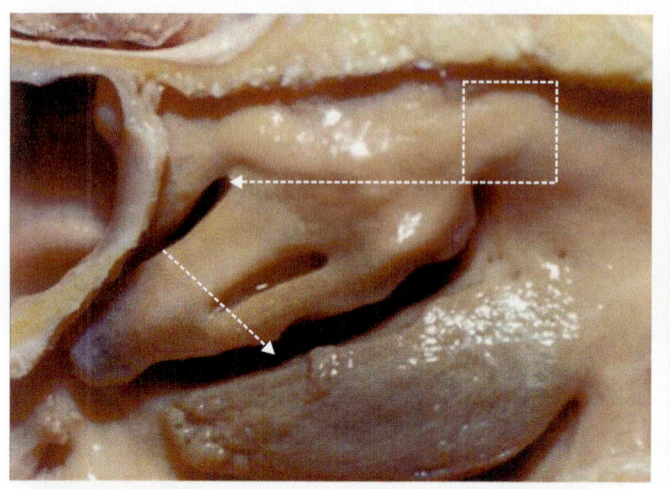

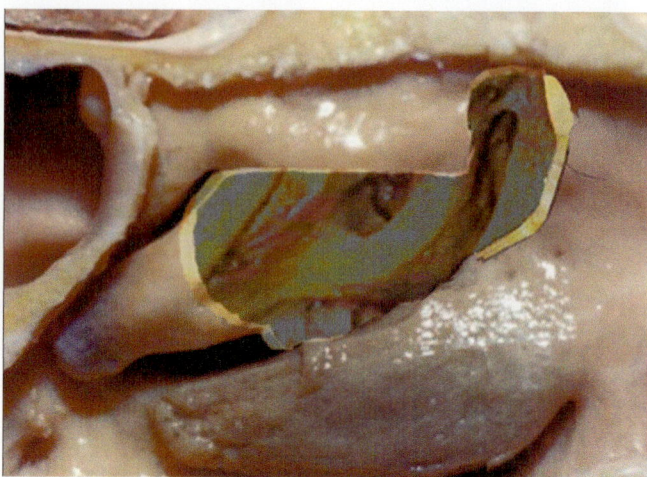

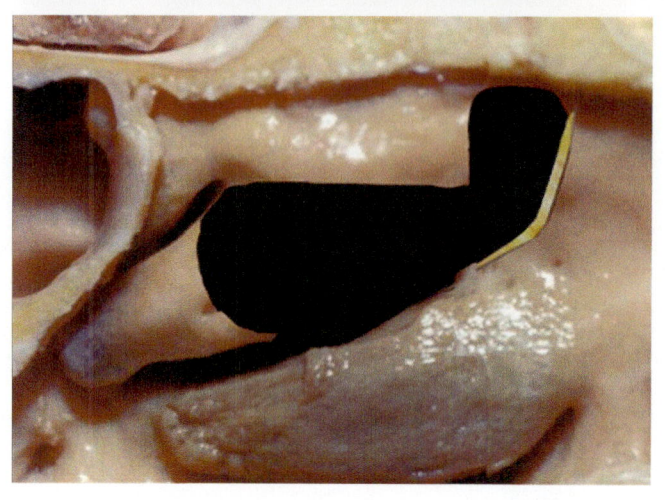

Fig. 5-175. Desenho esquemático da etmoidectomia centrípeta.

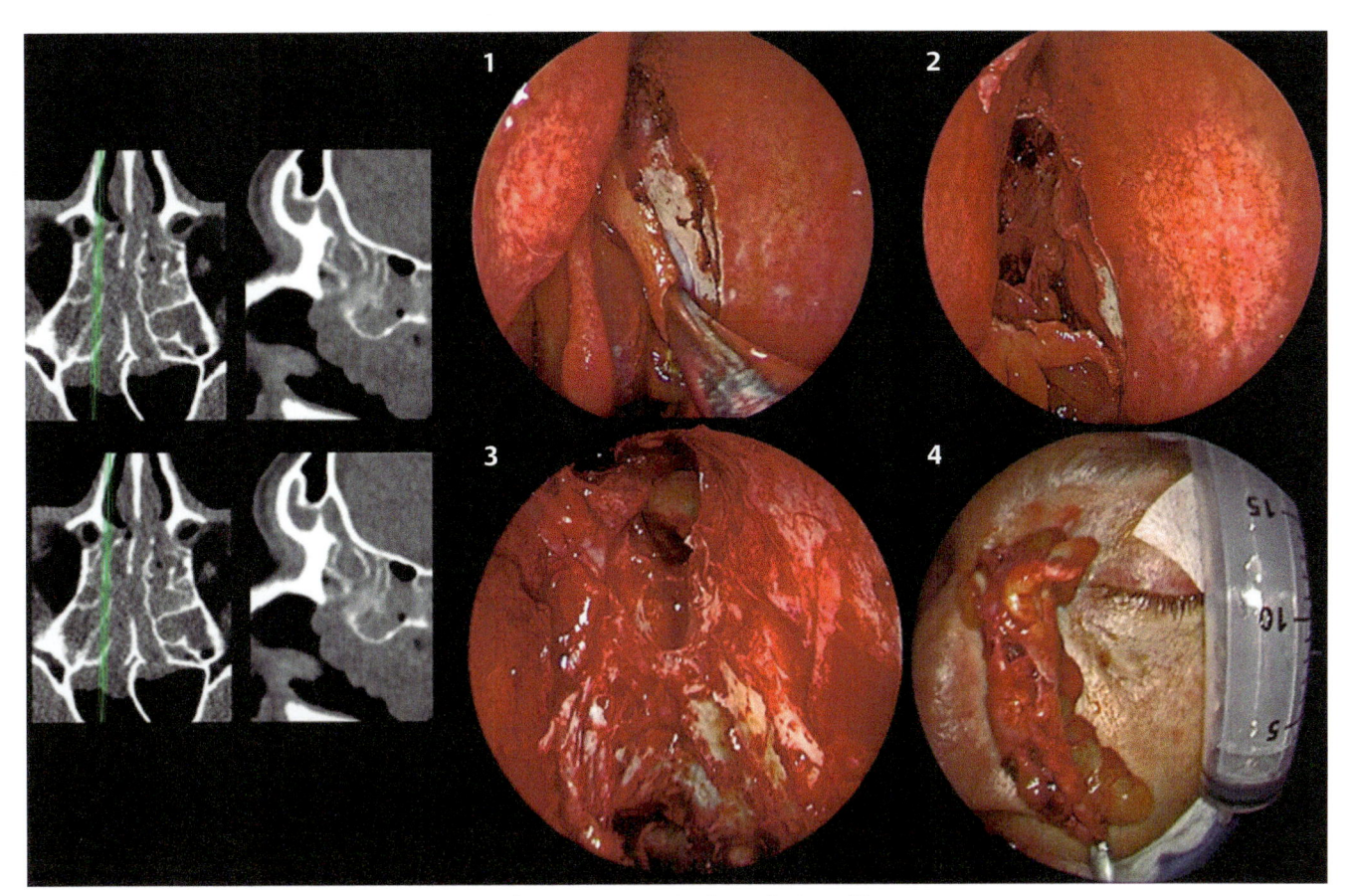

Fig. 5-176. Demonstração da técnica centrípeta em polipose com remoção da patologia em bloco.

DISSECÇÃO TÉCNICA CENTRÍPETA

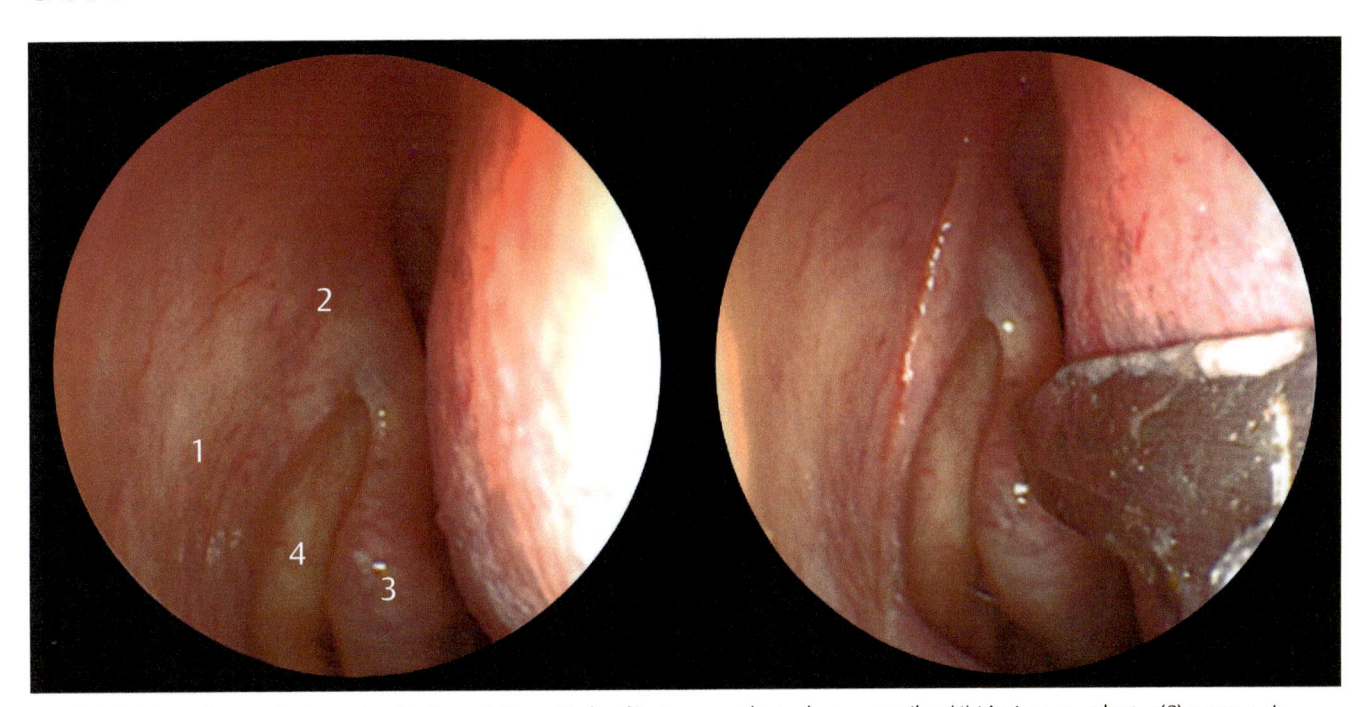

CASO 1

Fig. 6-177. Dissecção centrípeta, narina direita: incisão vertical na lâmina ascendente do osso maxilar. (*1*) Lâmina ascendente; (*2*) *agger nasi*; (*3*) concha média (porção meatal); (*4*) processo uncinado.

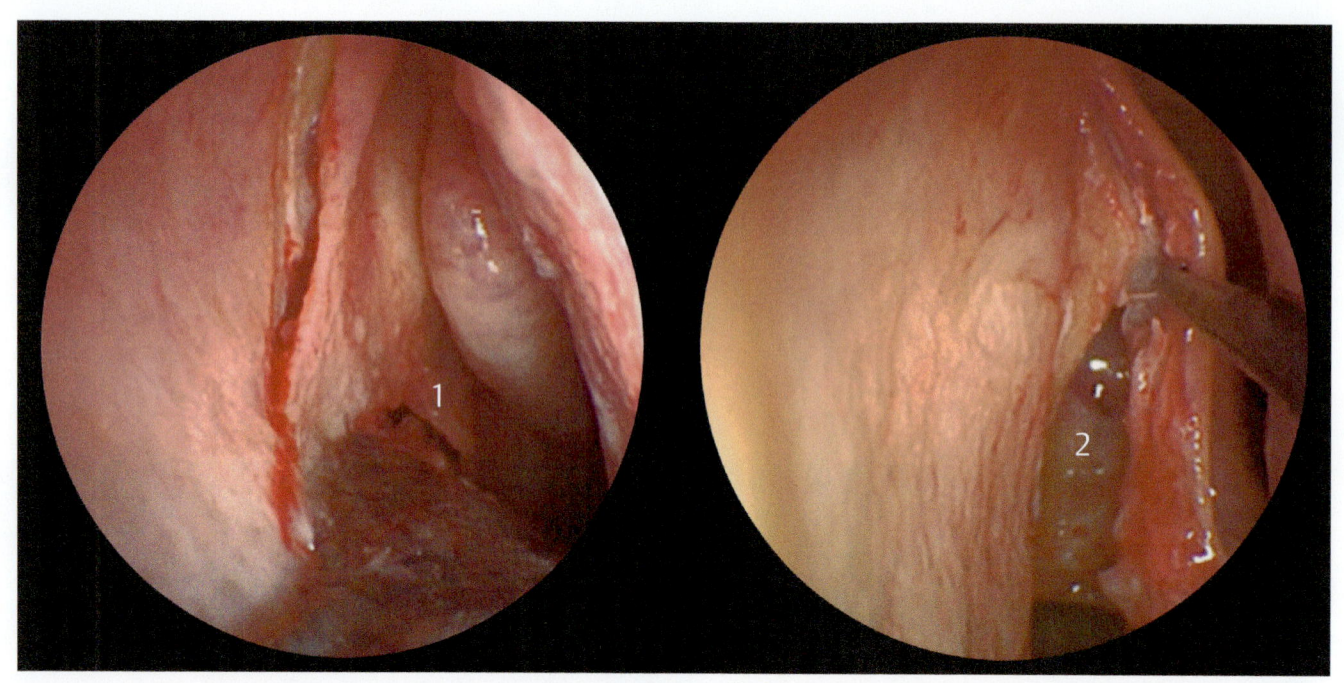

Fig. 6-178. O uncinado é incisado e cortado verticalmente (*1*) e medializado, permitindo identificar superiormente a placa do *agger nasi* e, posteriormente, a bulha etmoidal (*2*).

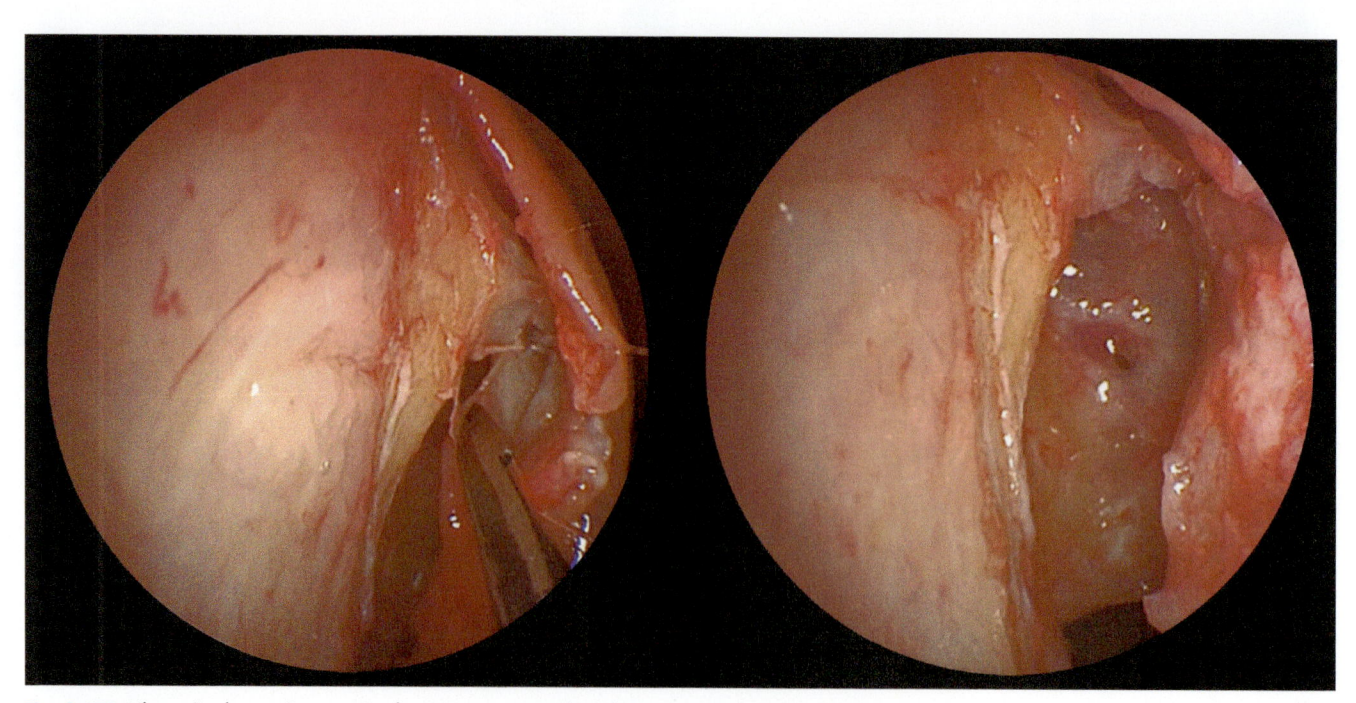

Fig. 6-179. Liberação da porção superior do processo uncinado da lâmina ascendente e exposição da bulha.

DISSECÇÃO TÉCNICA CENTRÍPETA

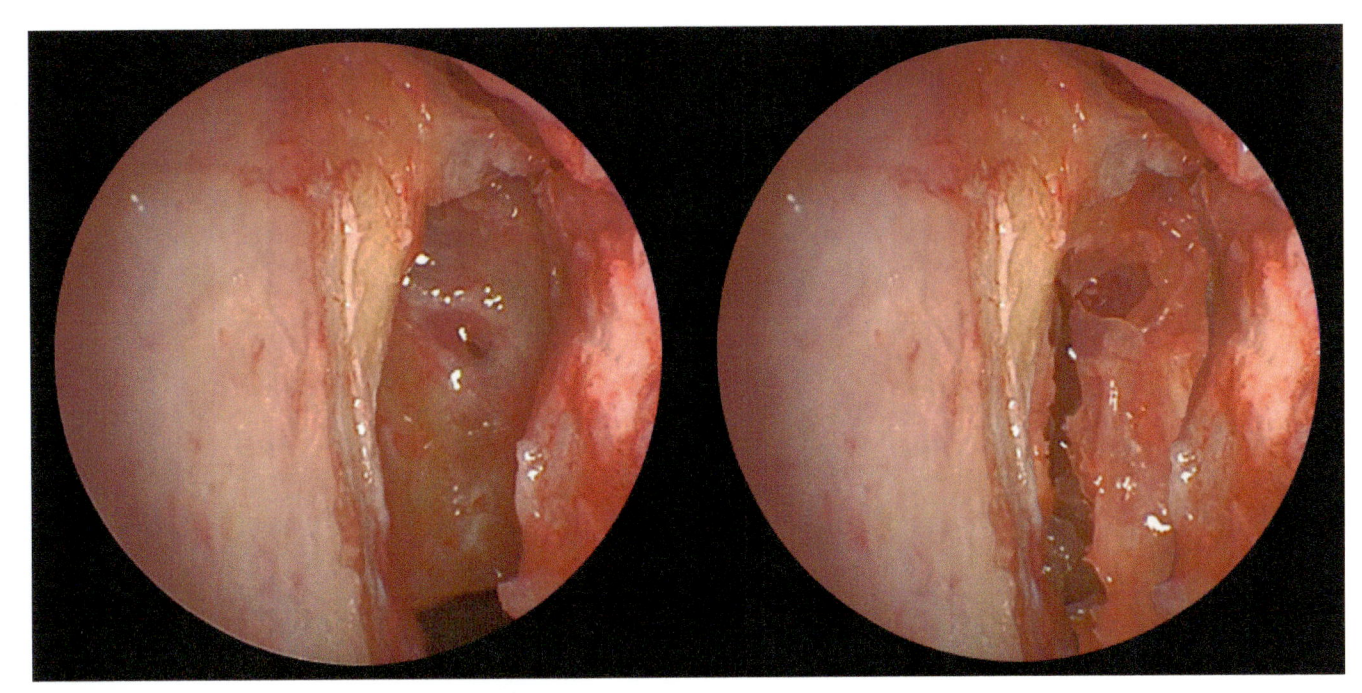

Fig. 6-180. O corte da inserção da bulha na parede orbitária.

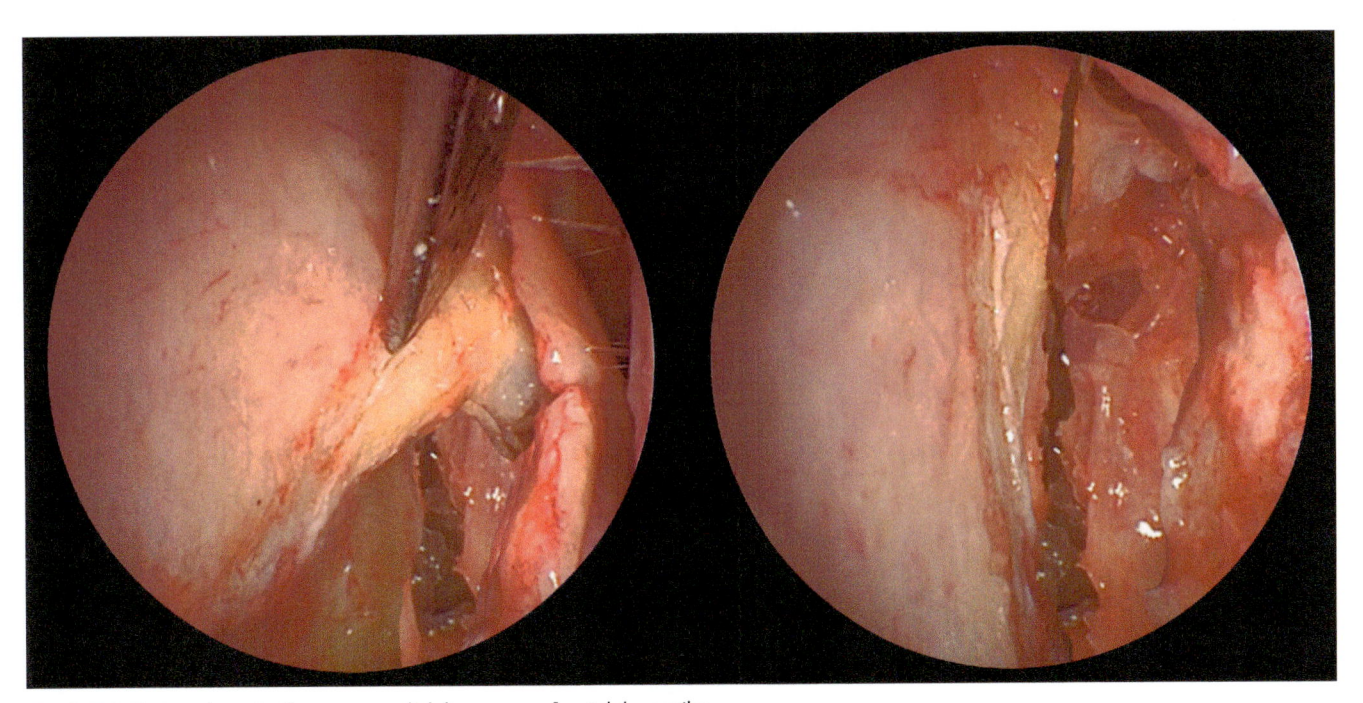

Fig. 6-181. Fratura da projeção superomedial do processo frontal do maxilar.

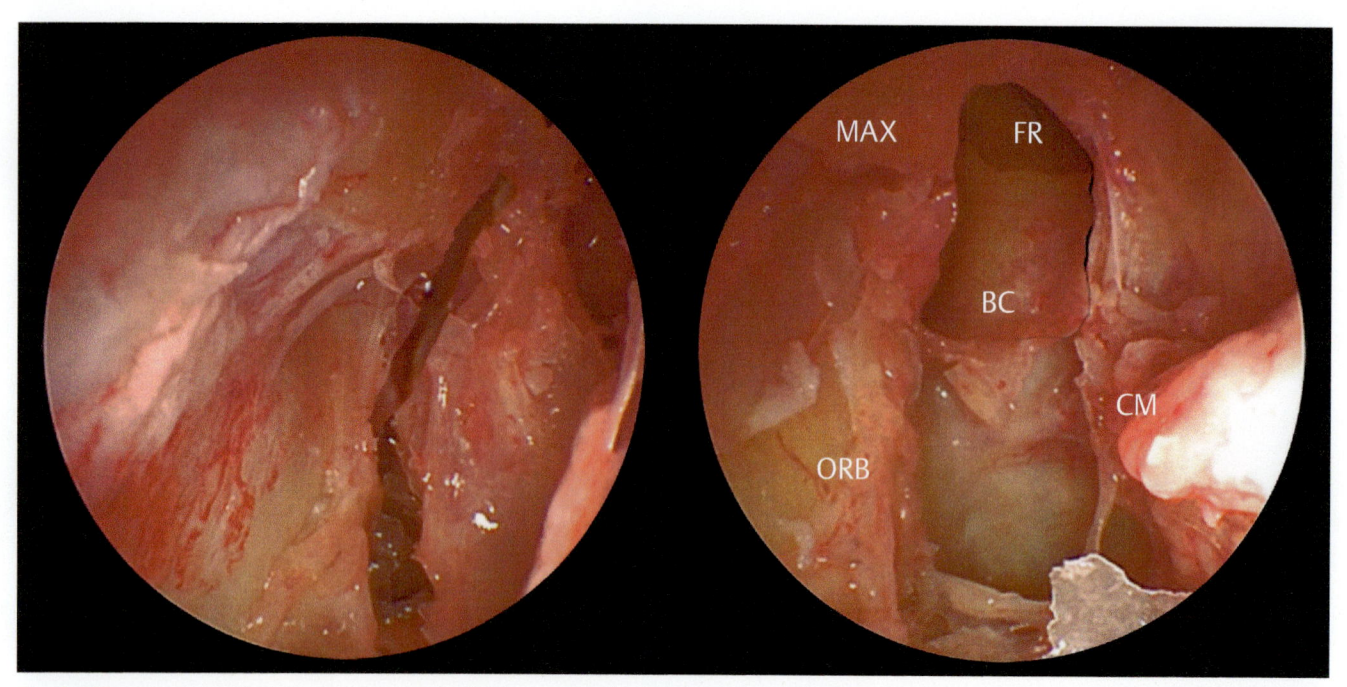

Fig. 6-182. Após ressecção da projeção superomedial do processo frontal do maxilar e da placa do *agger nasi*, vemos a base do crânio e seu ângulo com a parede posterior do seio frontal e sua abertura. MAX: Processo frontal do maxilar; FR: seio frontal; BC: base do crânio; ORB: órbita; CM: concha média.

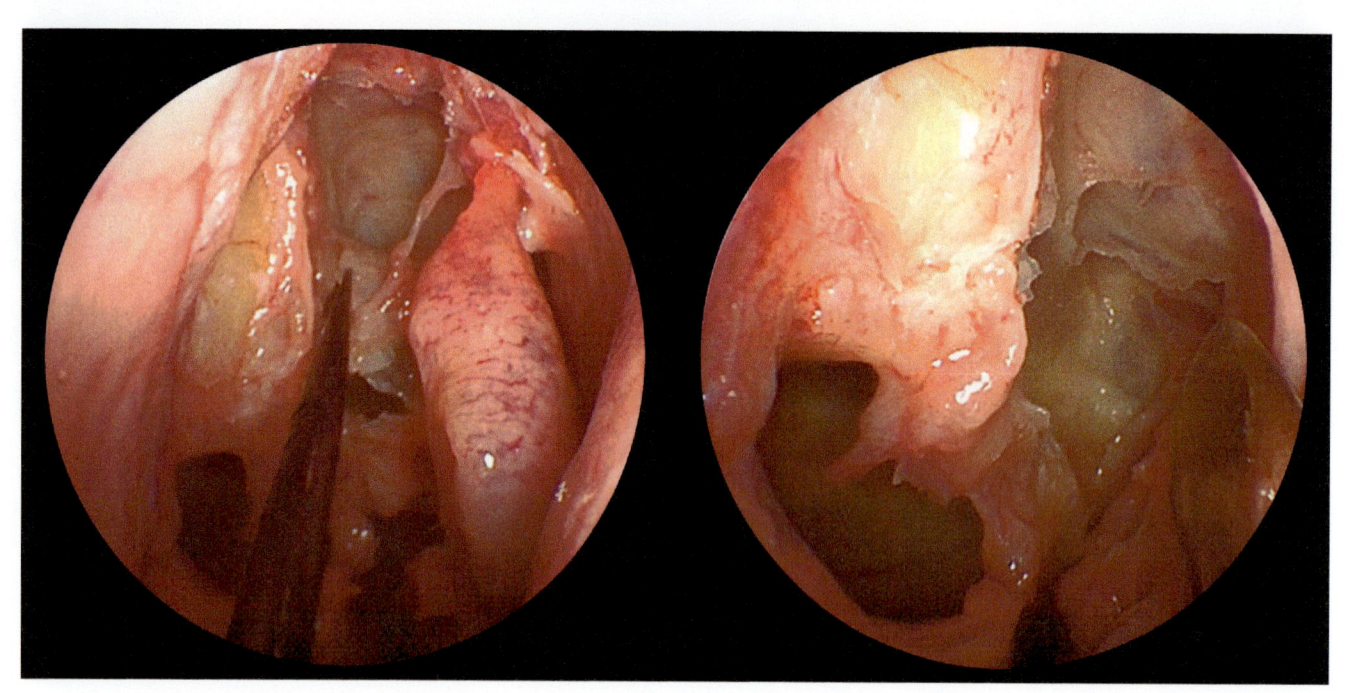

Fig. 6-183. Aspecto com 30 graus olhando para baixo, e secção das lamelas basais junto à parede orbitária. Ampliação da meatotomia média e exposição da parede anterior do seio esfenoidal.

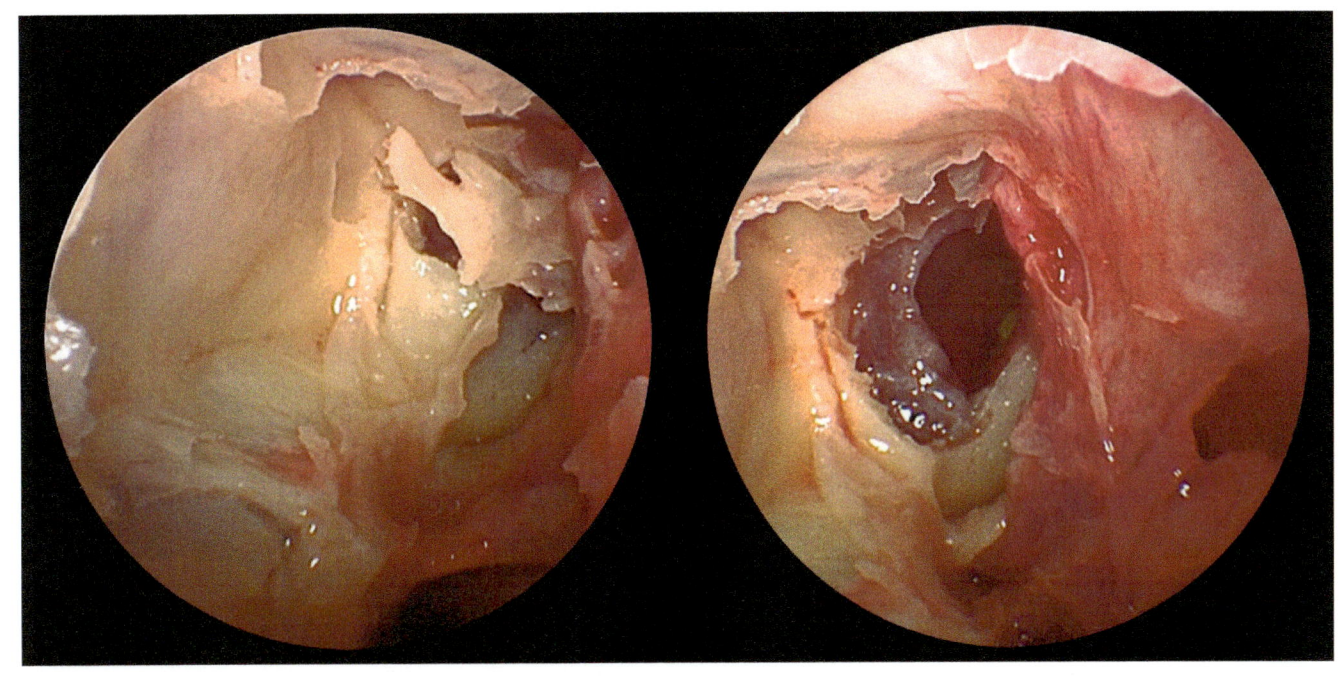

Fig. 6-184. Abertura da parede anterior do seio esfenoidal paralela à parede medial da órbita e à base do crânio.

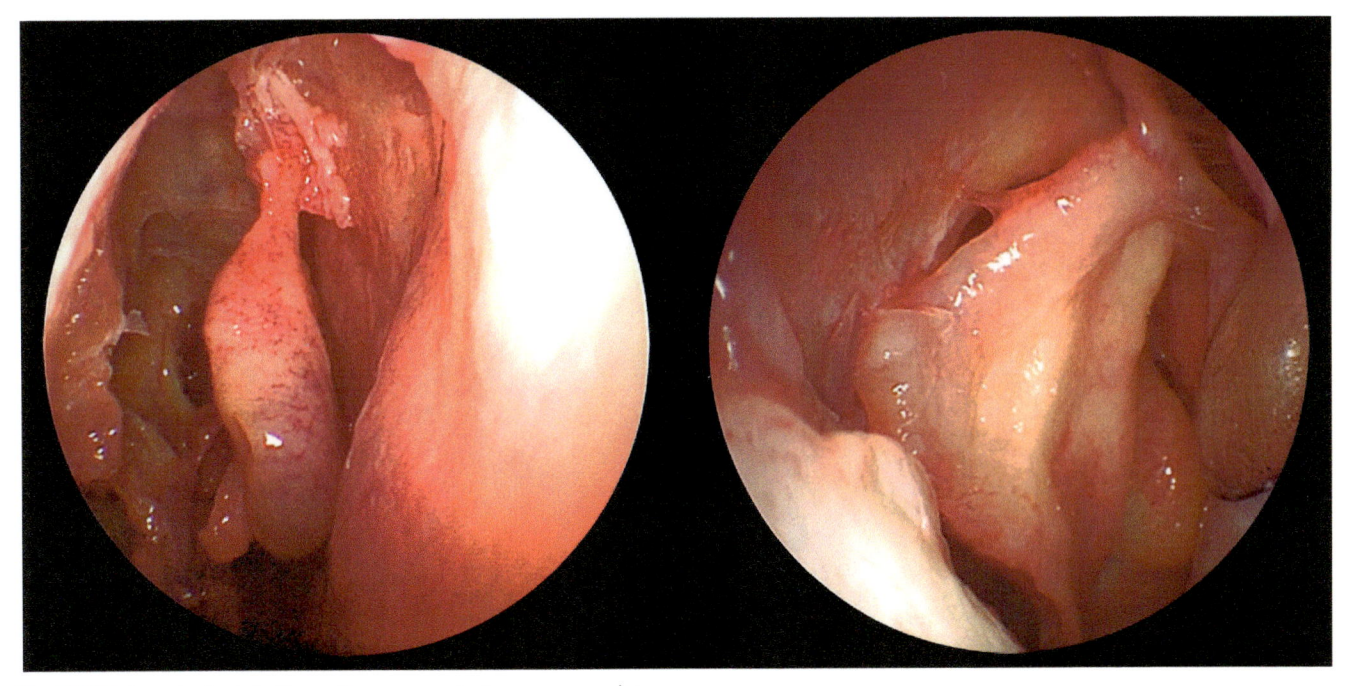

Fig. 6-185. Aspecto final da dissecção, com as estruturas preservadas.

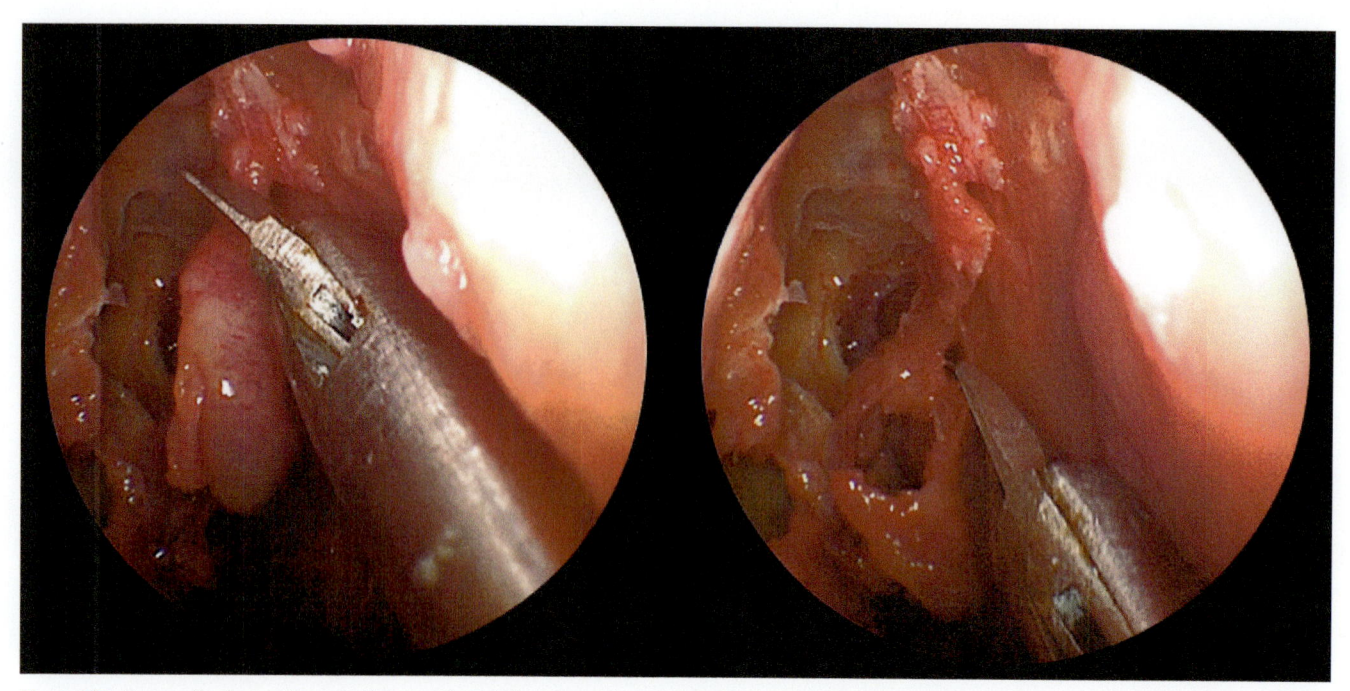

Fig. 6-186. Ressecção da porção meatal da concha média e etmoide, com preservação da placa das conchas e cauda da concha média.

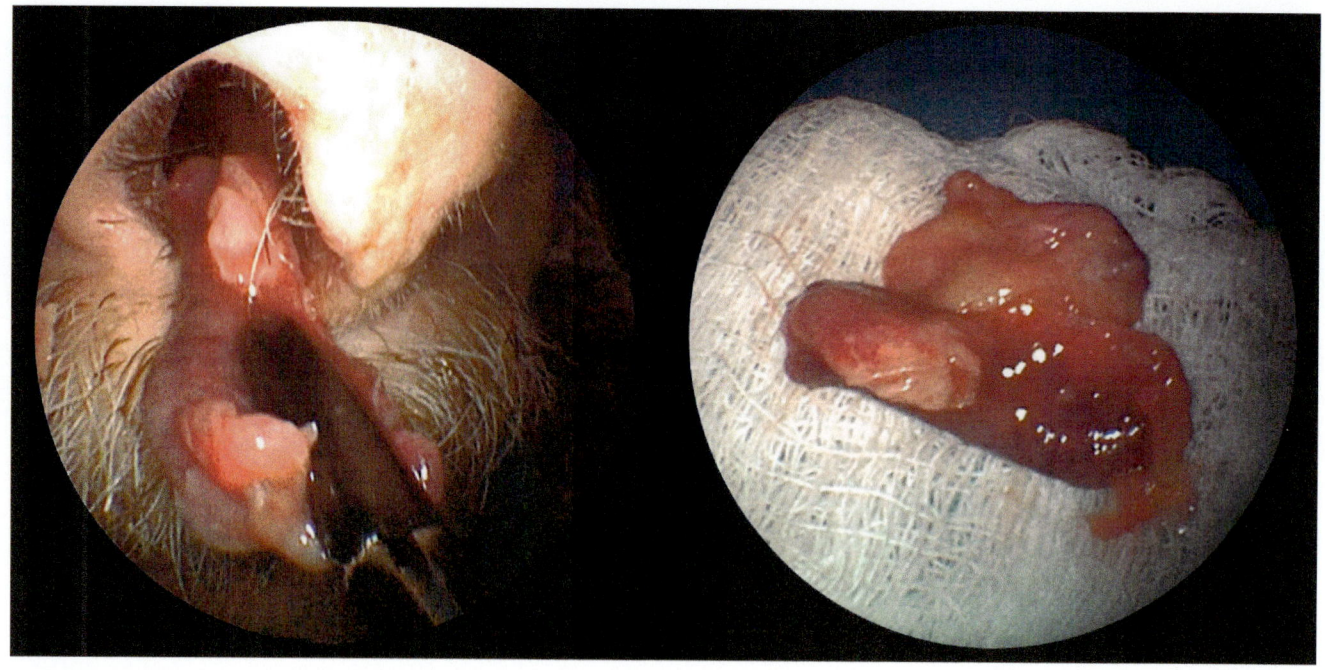

Fig. 6-187. Remoção em bloco do seio etmoidal.

DISSECÇÃO TÉCNICA CENTRÍPETA

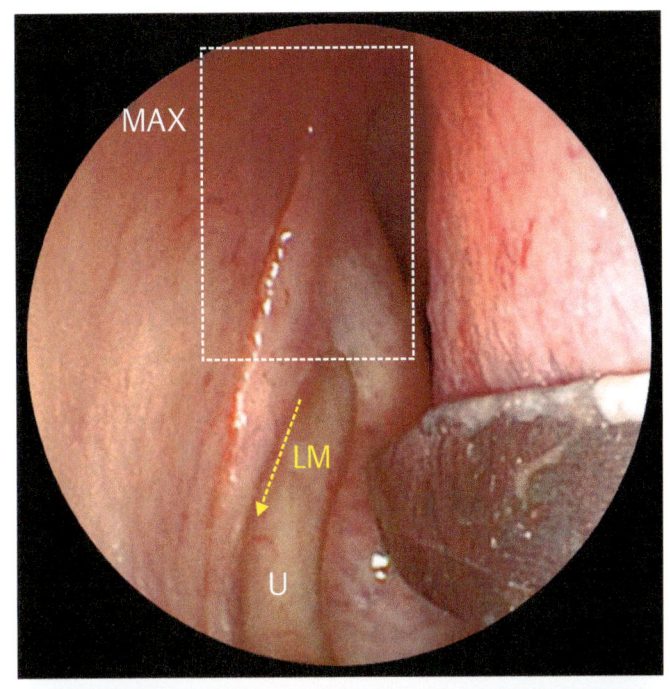

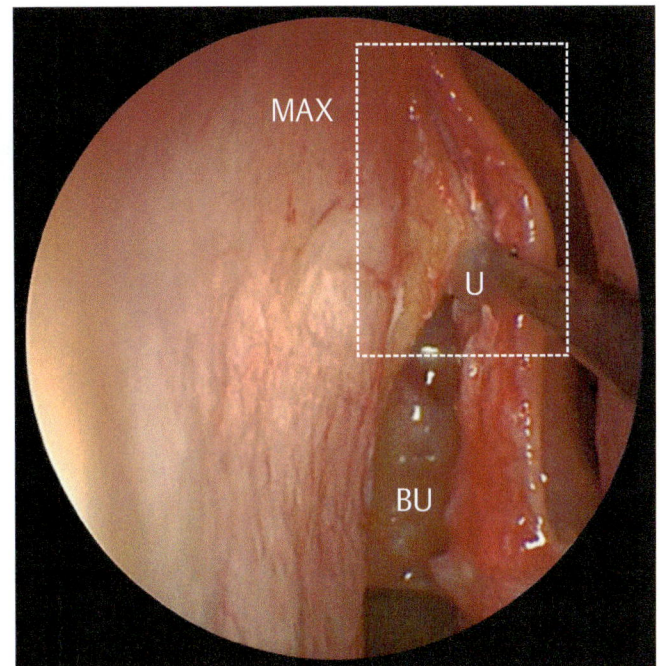

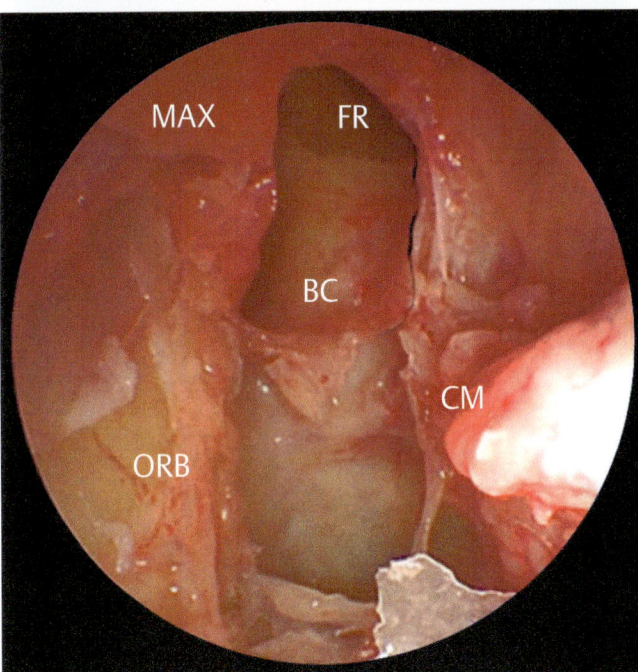

Fig. 6-188. Com frequência, a ressecção do ângulo superomedial do processo frontal do maxilar e da placa do *agger nasi* é importante para o sucesso da cirurgia. A referência é sempre a incisão anterior à linha maxilar (LM).

CIRURGIA TÉCNICA CENTRÍPETA

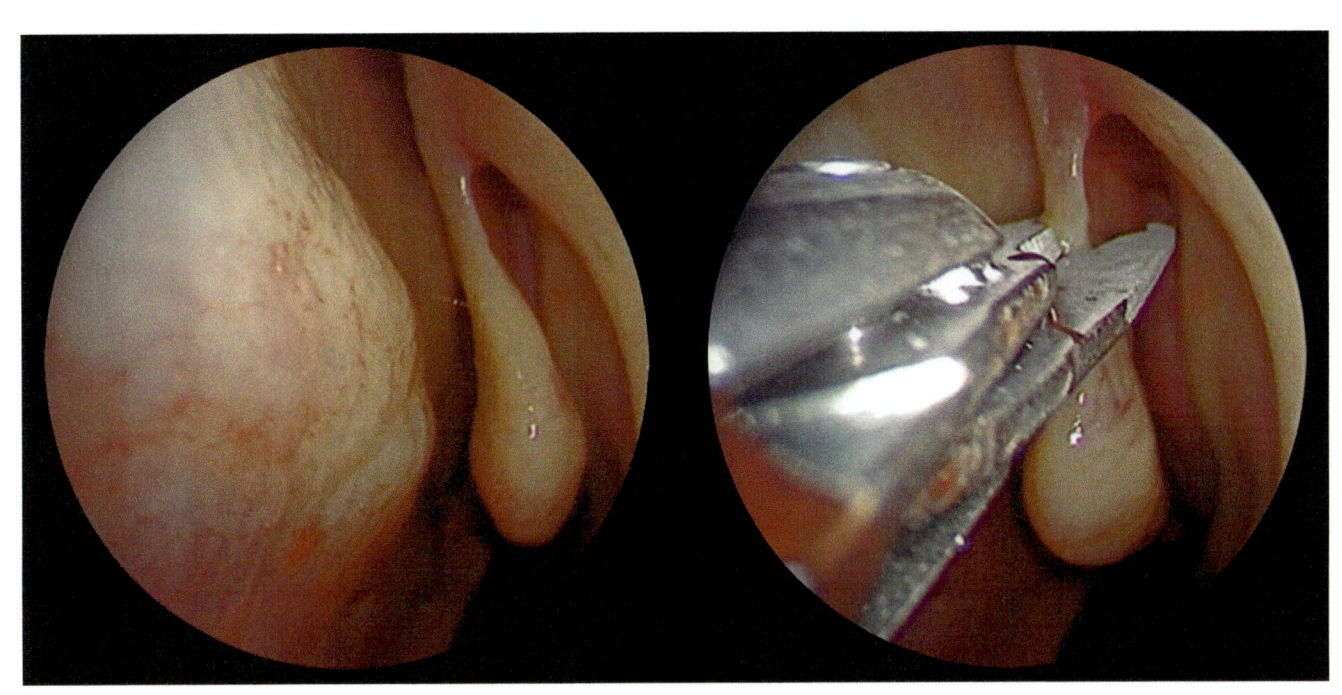

CASO 1

Fig. 7-189. Trinta graus olhando para baixo e para direita: técnica centrípeta em narina esquerda – ressecção da porção meatal da concha média.

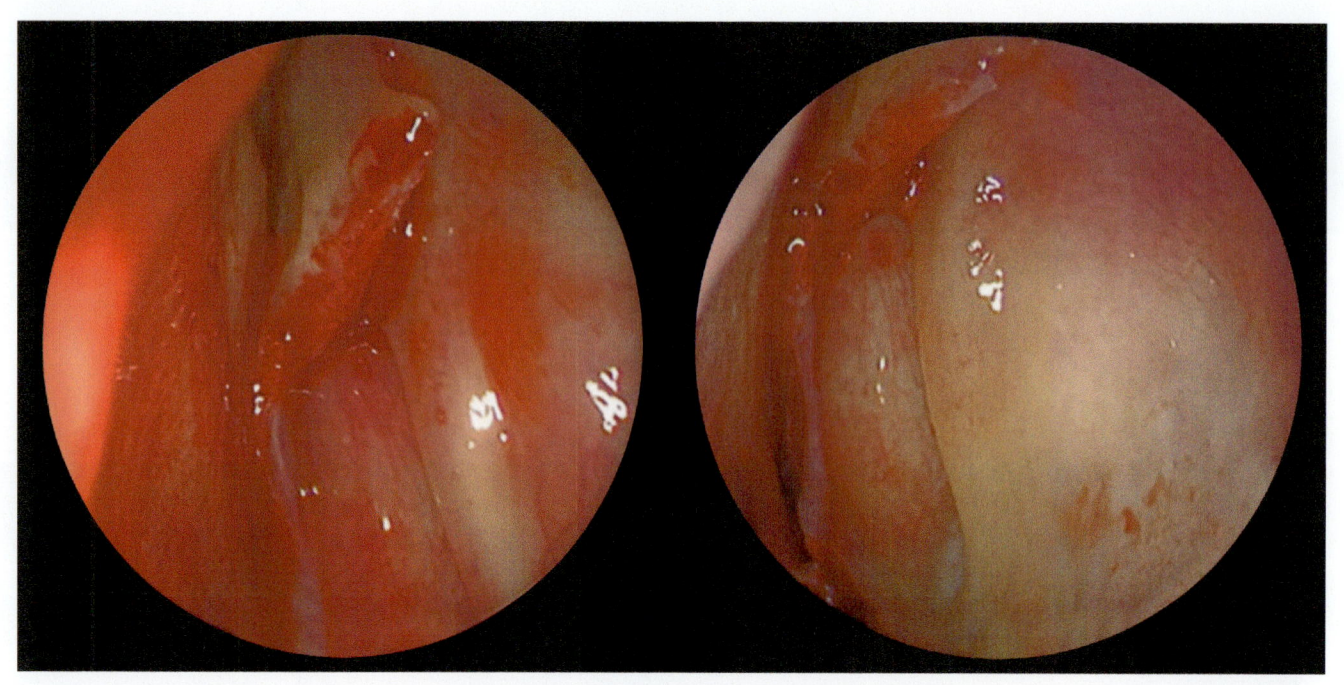

Fig. 7-190. Após a ressecção parcial da concha média, com identificação da lâmina ascendente do maxilar, processo uncinado e bulha etmoidal.

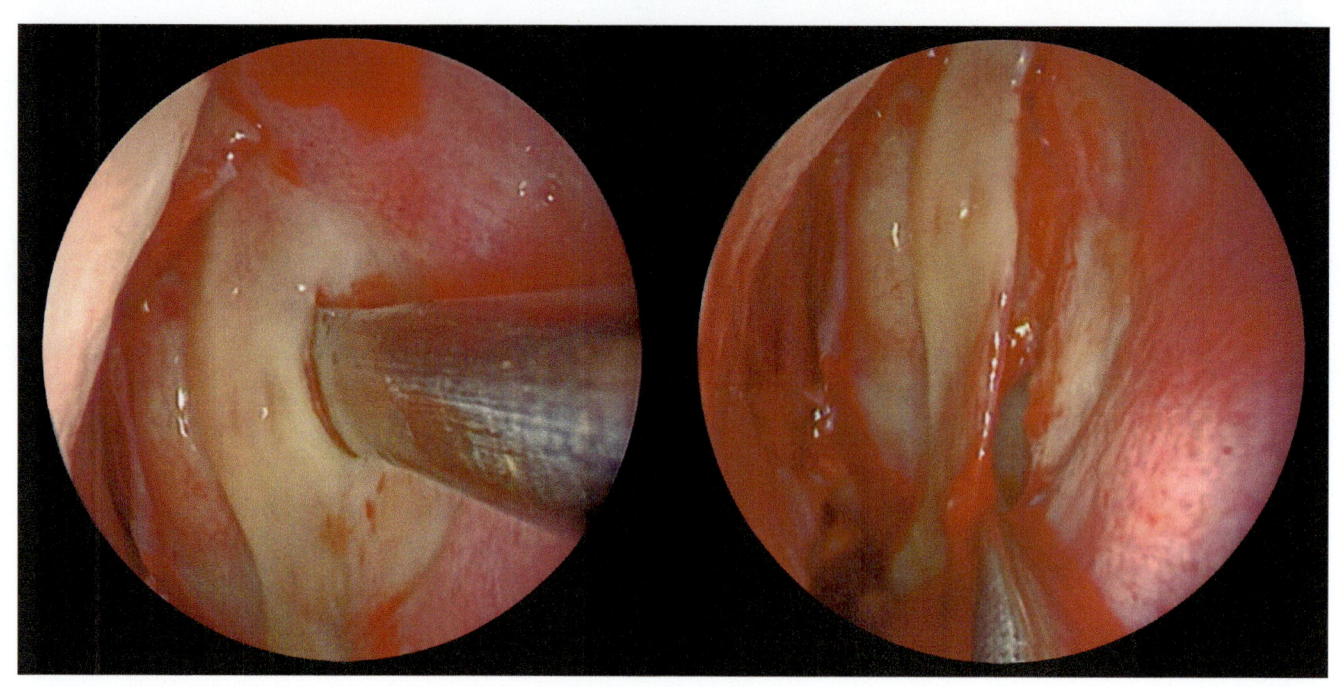

Fig. 7-191. Incisão na lâmina ascendente com identificação do óstio do seio maxilar.

CIRURGIA TÉCNICA CENTRÍPETA

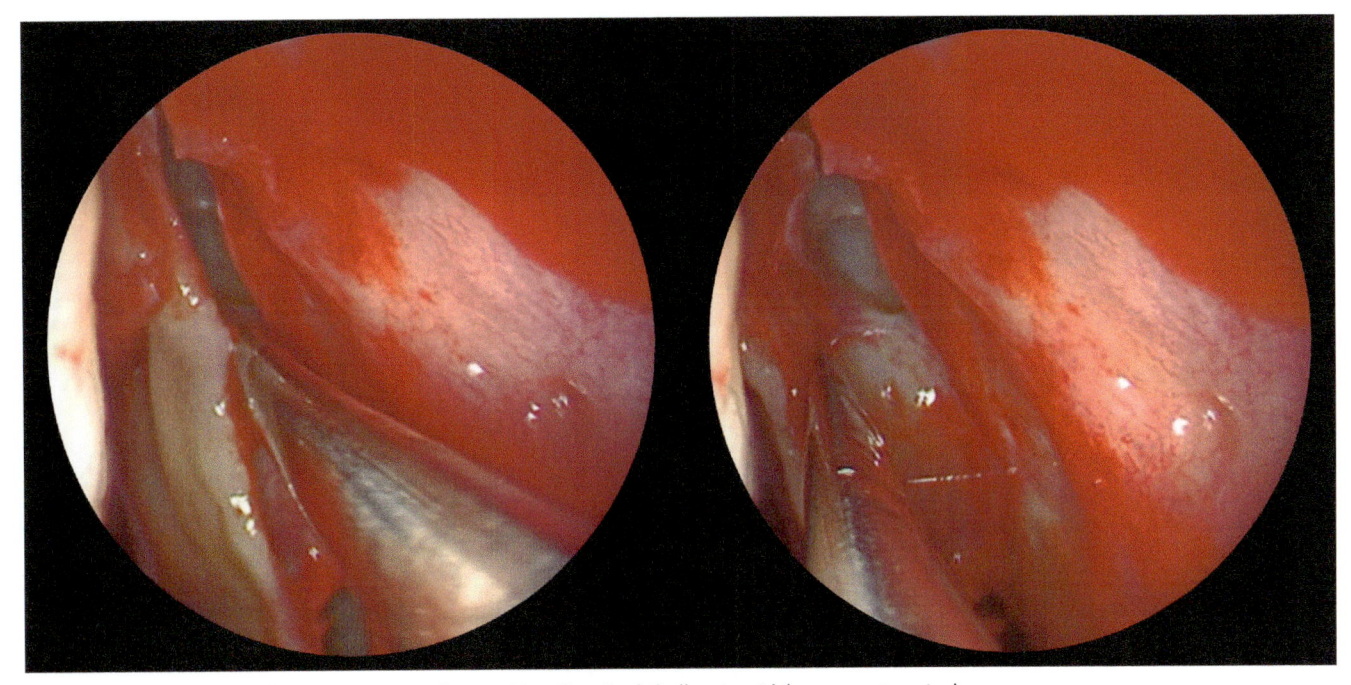

Fig. 7-192. Descolamento do processo uncinado com identificação da bulha etmoidal e recesso terminal.

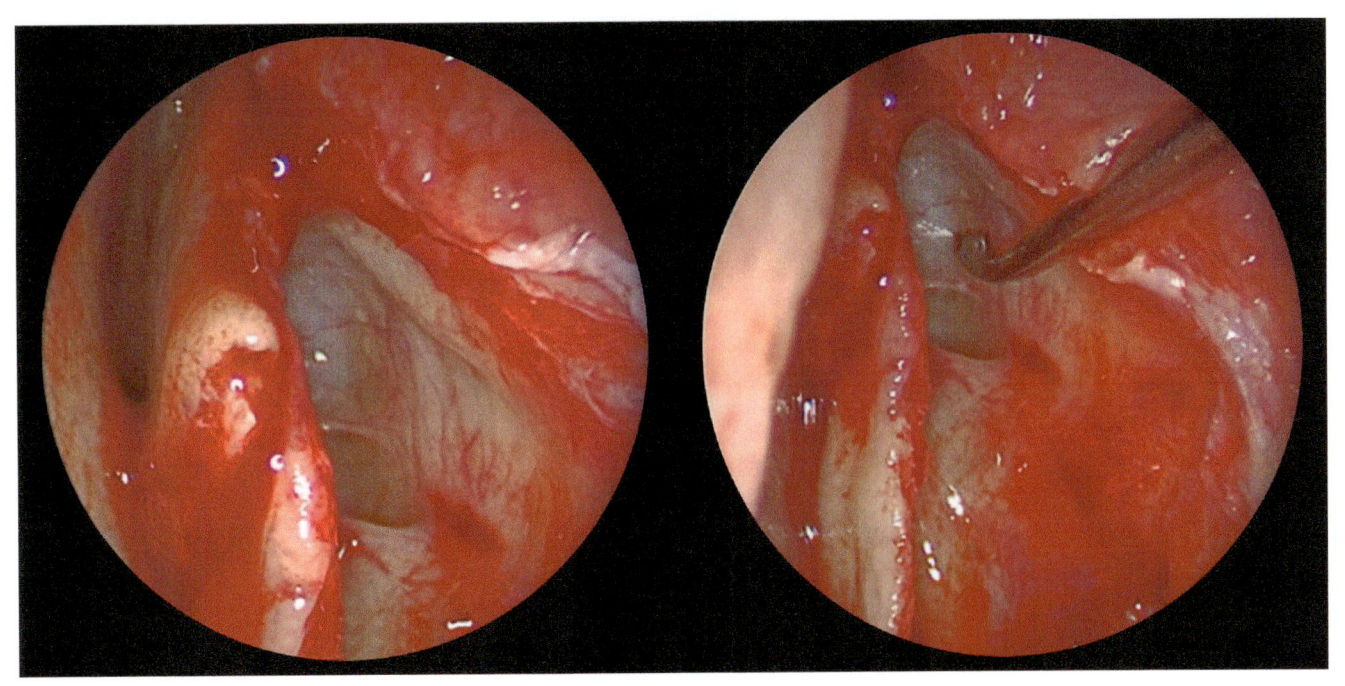

Fig. 7-193. Abertura do recesso terminal – paralelo à lâmina papirácea.

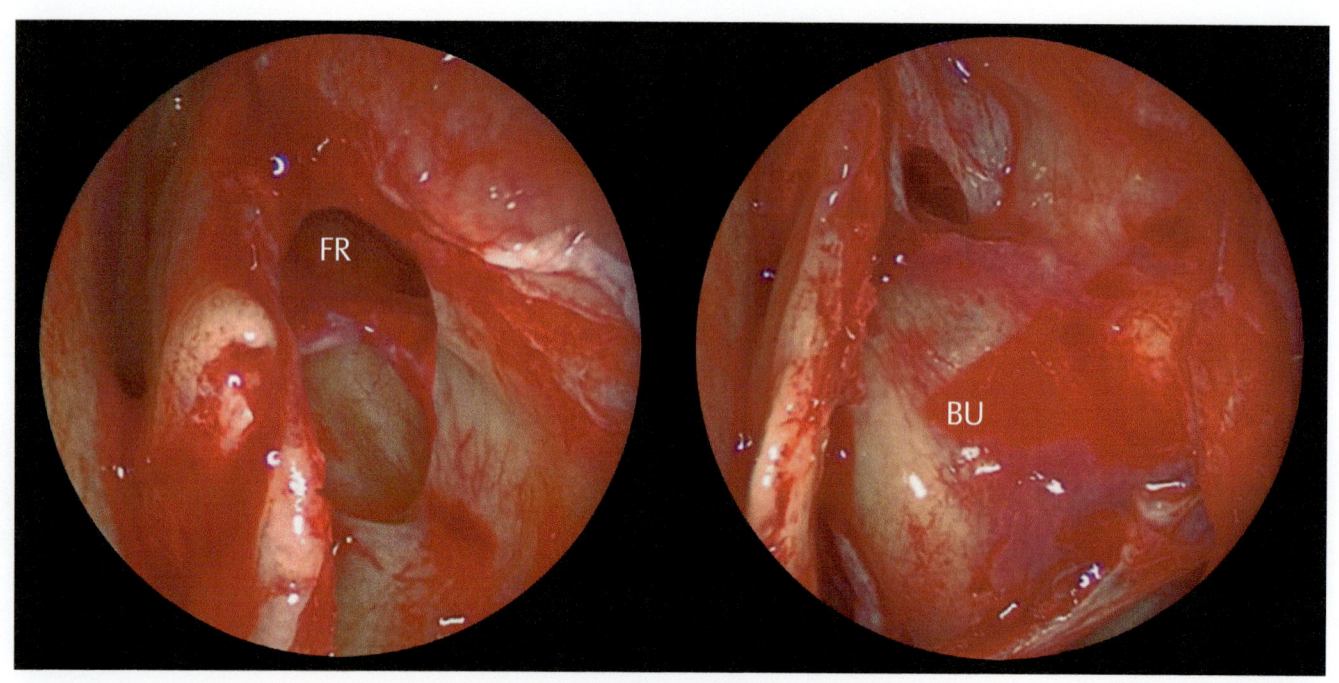

Fig. 7-194. Após abertura do recesso terminal, identificação do seio frontal (FR) e bulha etmoidal (BU).

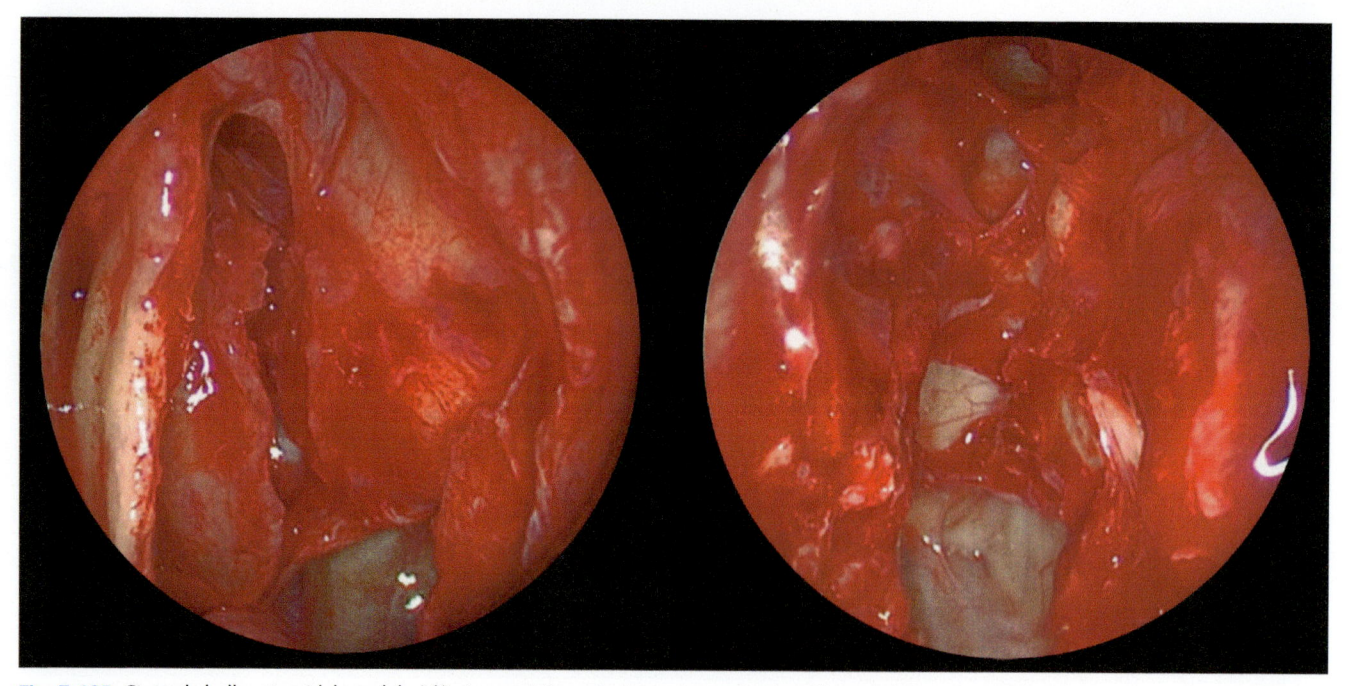

Fig. 7-195. Corte da bulha etmoidal paralelo à lâmina papirácea. Após sua remoção identifica-se a base anterior do crânio.

CIRURGIA TÉCNICA CENTRÍPETA

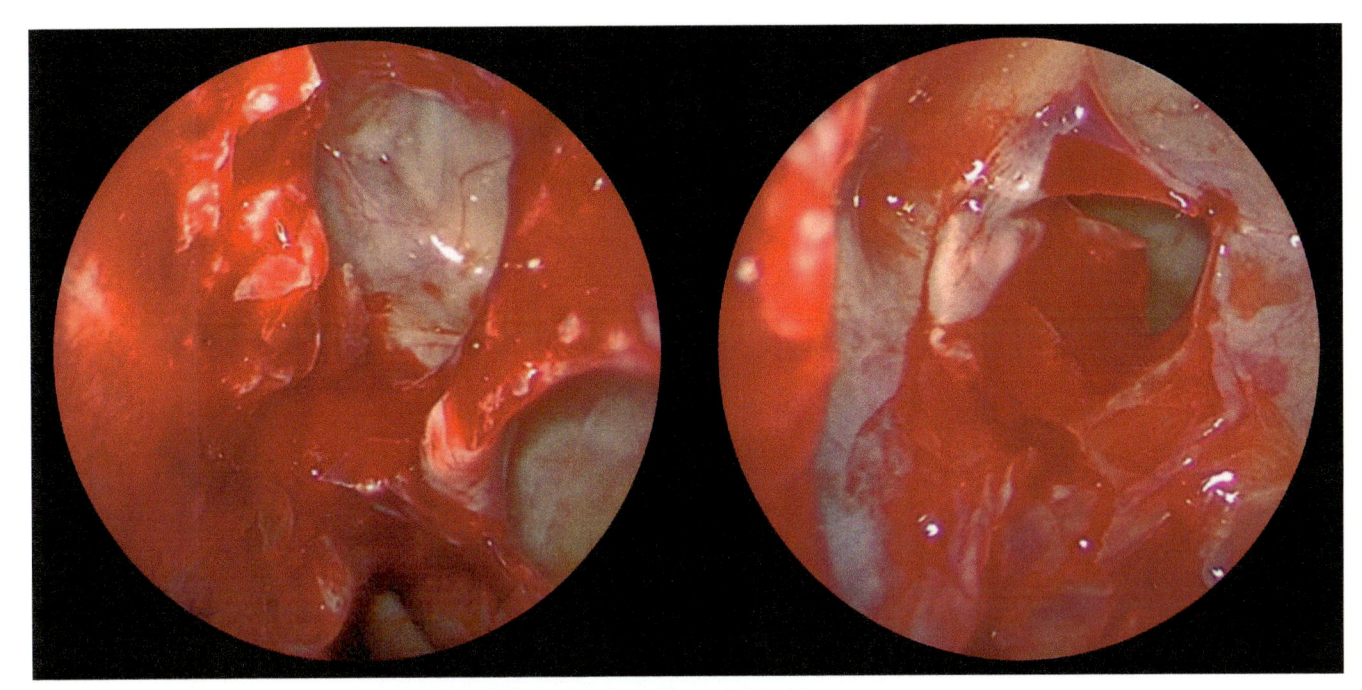

Fig. 7-196. Identificação da lamela basal e sua abertura paralela à parede medial da órbita.

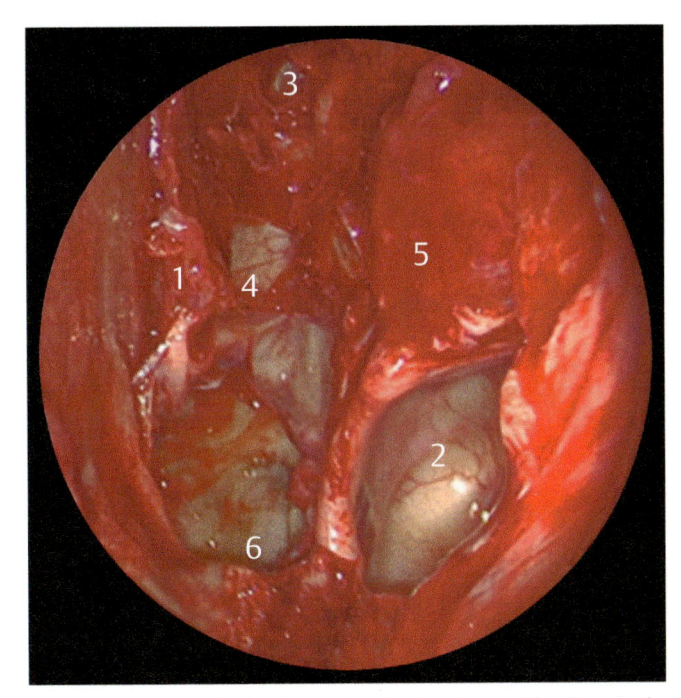

Fig. 7-197. Aspecto final após término da cirurgia com identificação da placa das conchas (*1*), seio maxilar (*2*), seio frontal (*3*), base anterior do crânio (*4*), órbita (*5*) e parede anterior do seio esfenoidal (*6*).

CASO 2

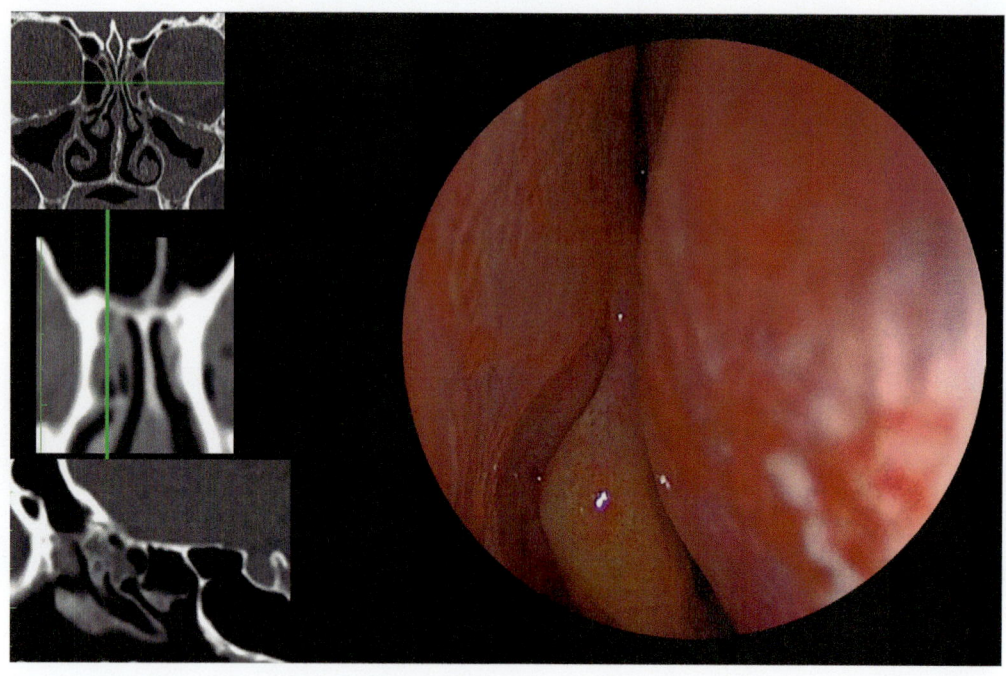

Fig. 7-198. Fossa nasal direita, com visualização endoscópica com identificação de lâmina ascendente, *agger nasi*, porção meatal da concha média, e processo uncinado.

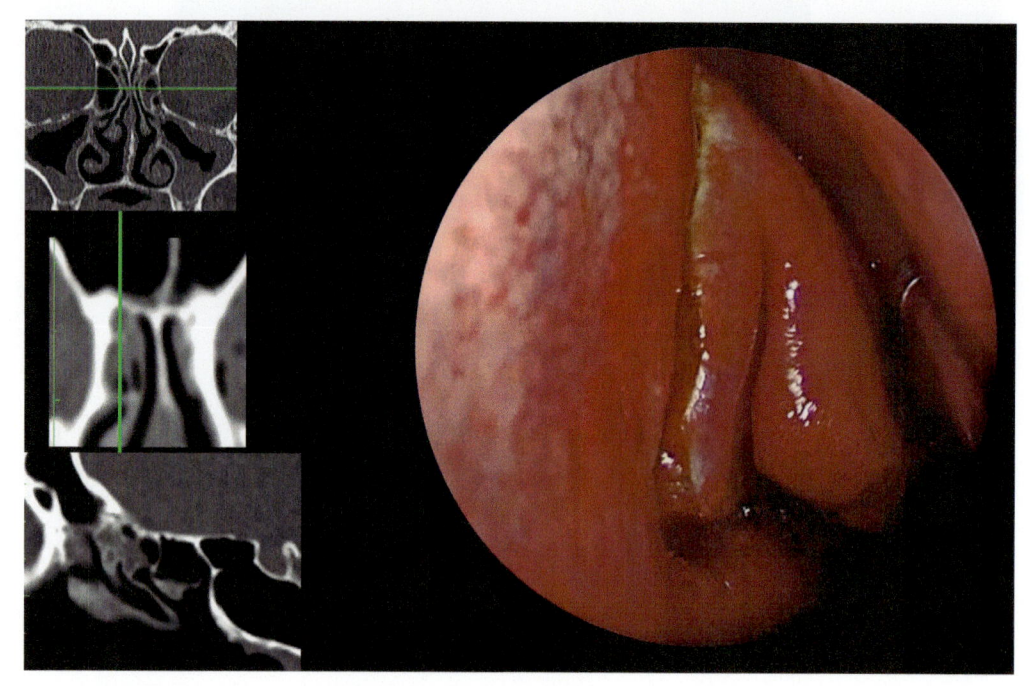

Fig. 7-199. Incisão da técnica centrípeta na lâmina ascendente.

CIRURGIA TÉCNICA CENTRÍPETA

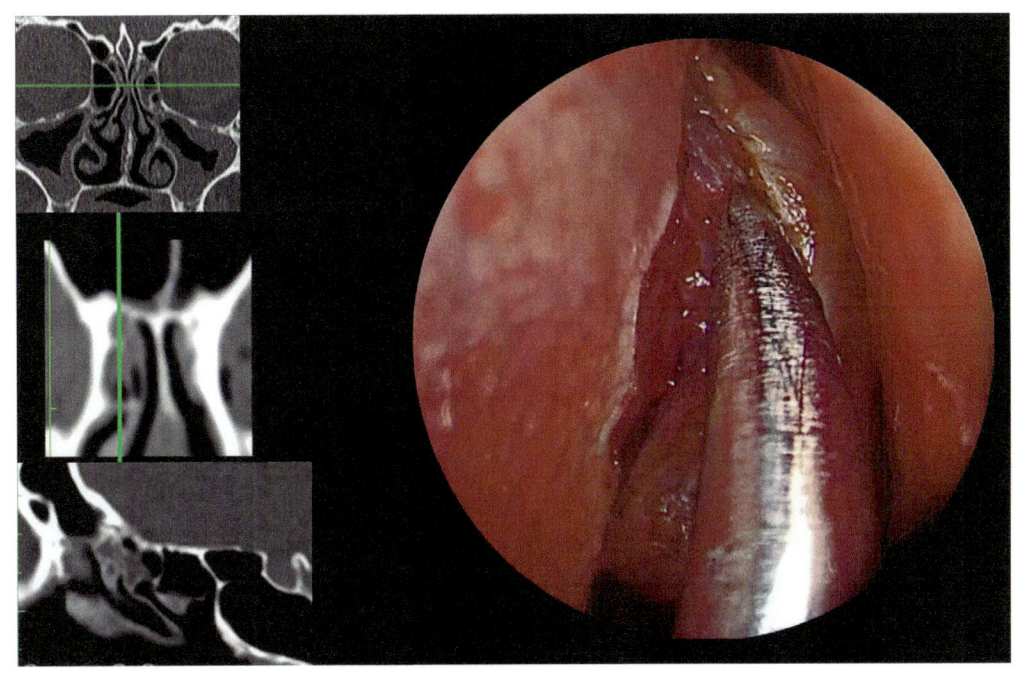

Fig. 7-200. Dissecção após a incisão com identificação da via lacrimal.

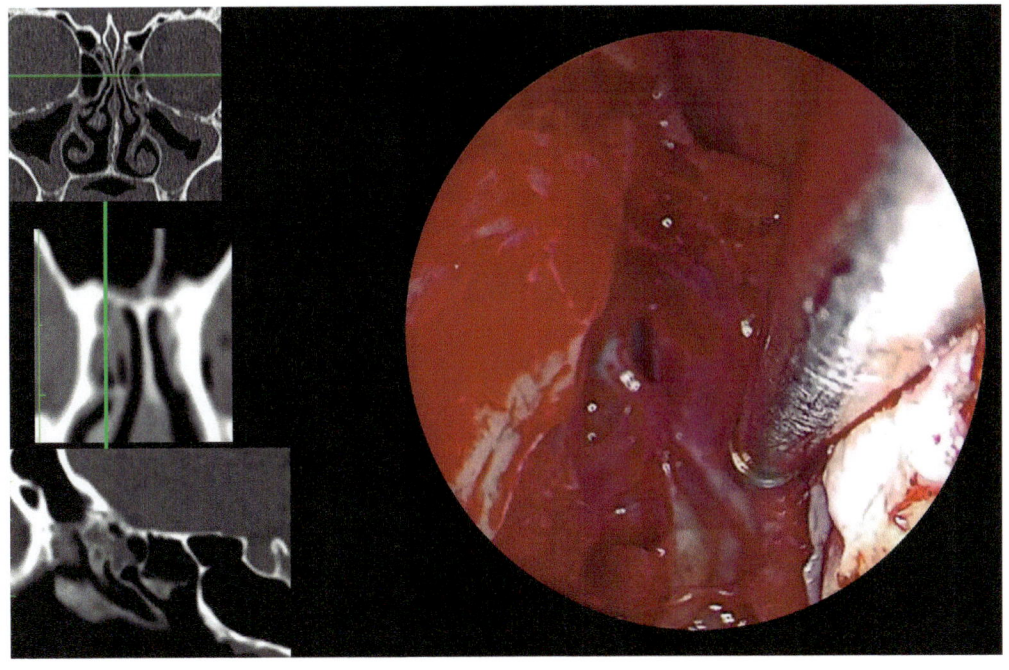

Fig. 7-201. Identificação do recesso do frontal.

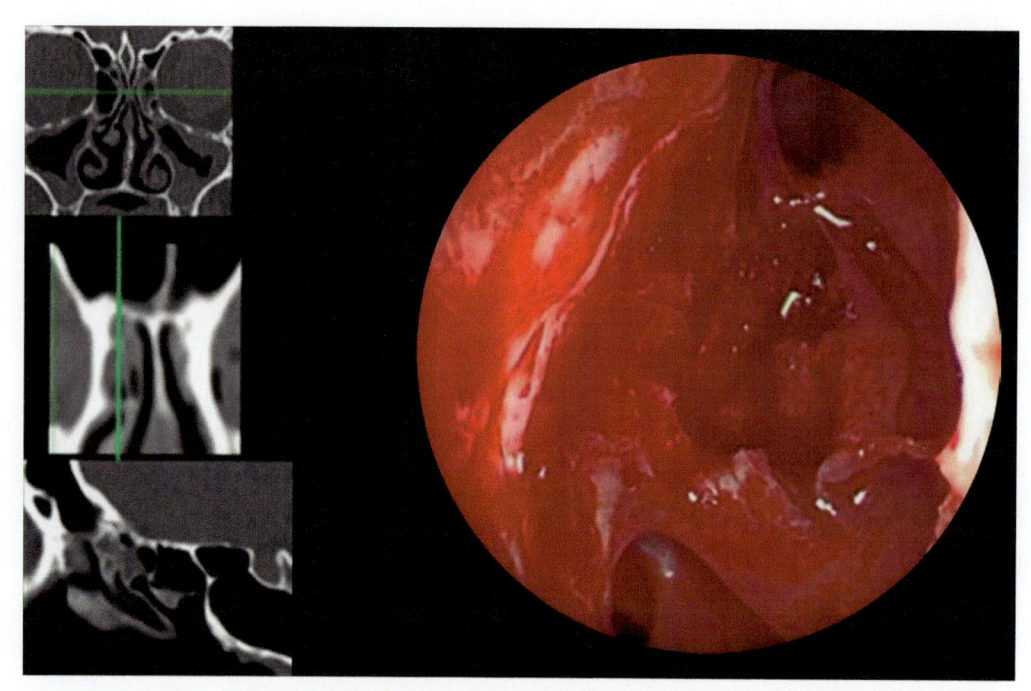

Fig. 7-202. Exposição da lâmina papirácea com identificação do seio frontal e óstio do maxilar.

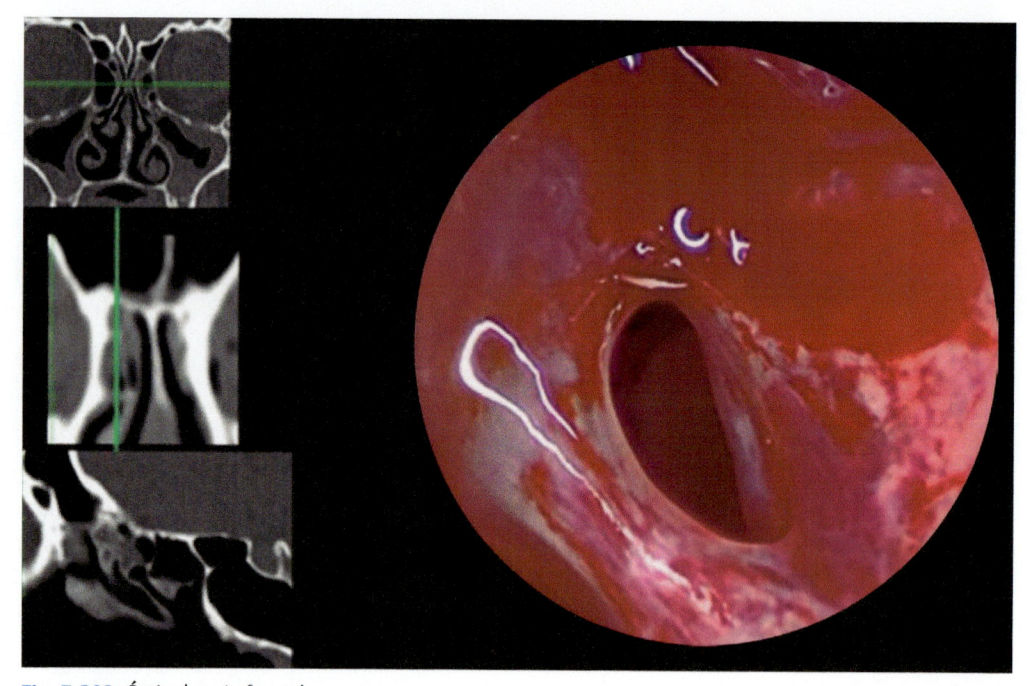

Fig. 7-203. Óstio do seio frontal.

CIRURGIA TÉCNICA CENTRÍPETA

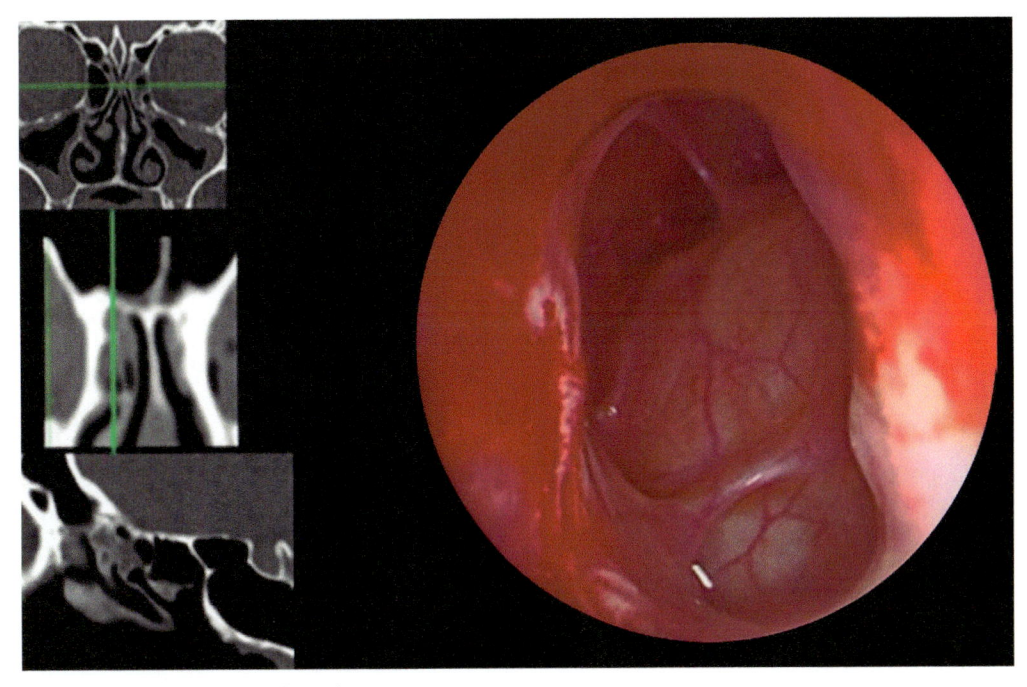

Fig. 7-204. Abertura do seio frontal.

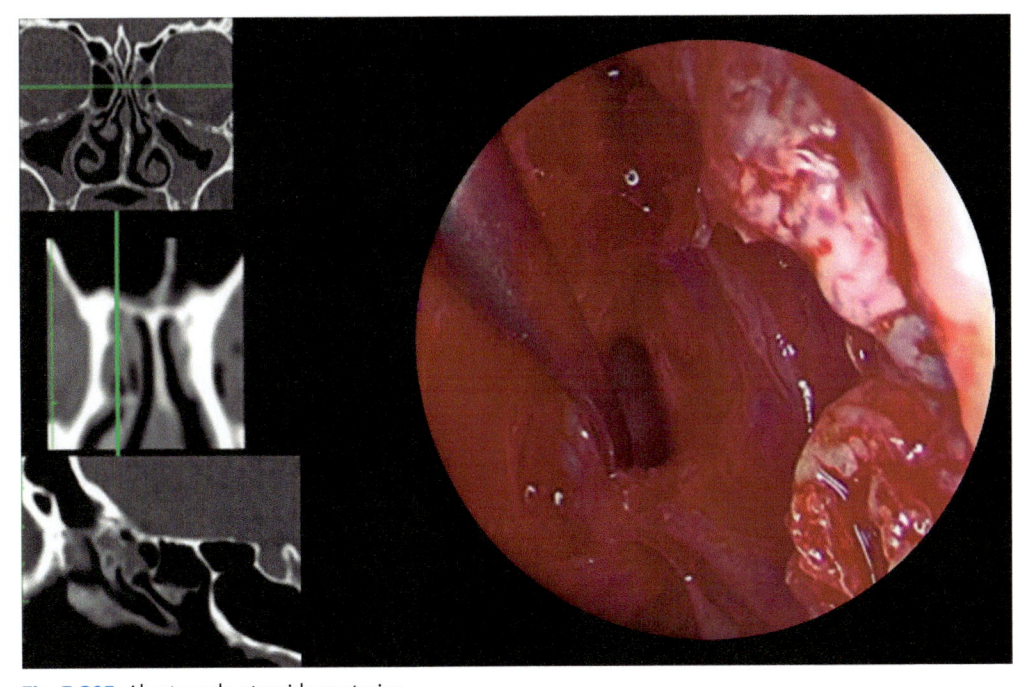

Fig. 7-205. Abertura do etmoide posterior.

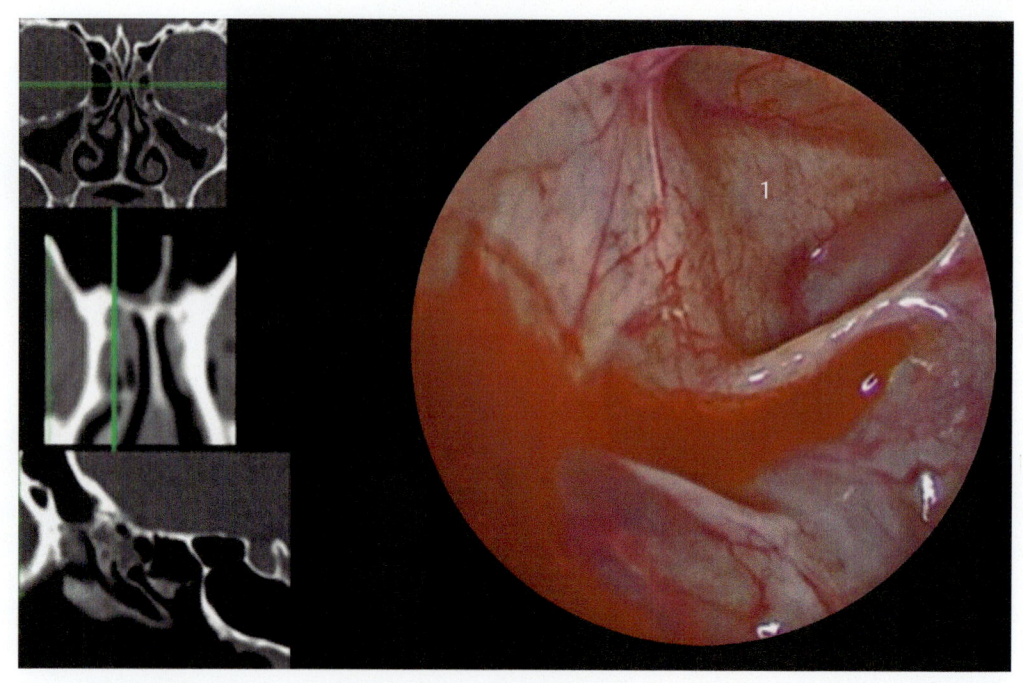

Fig. 7-206. Identificação do nervo óptico (*1*) no etmoide posterior.

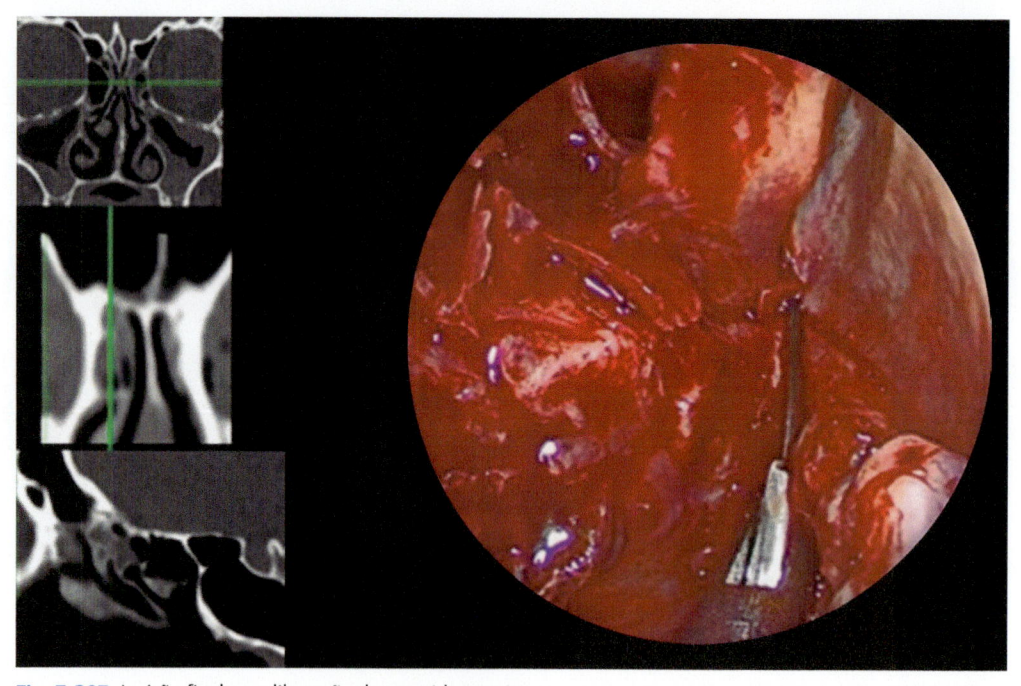

Fig. 7-207. Incisão final com liberação da etmoidectomia.

CIRURGIA TÉCNICA CENTRÍPETA

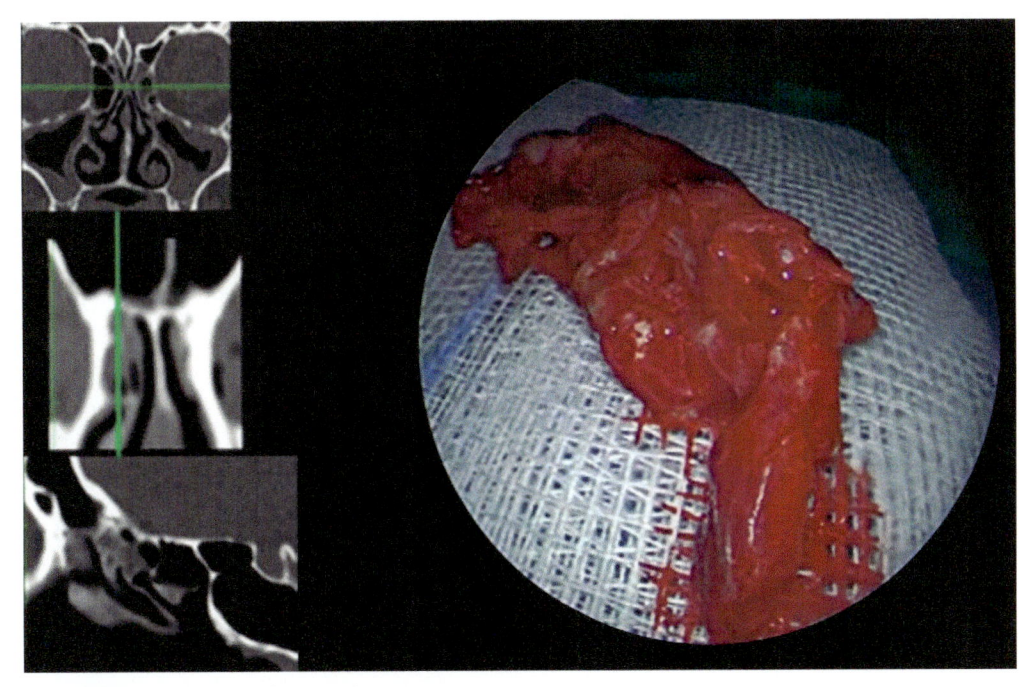

Fig. 7-208. Peça em bloco da etmoidectomia.

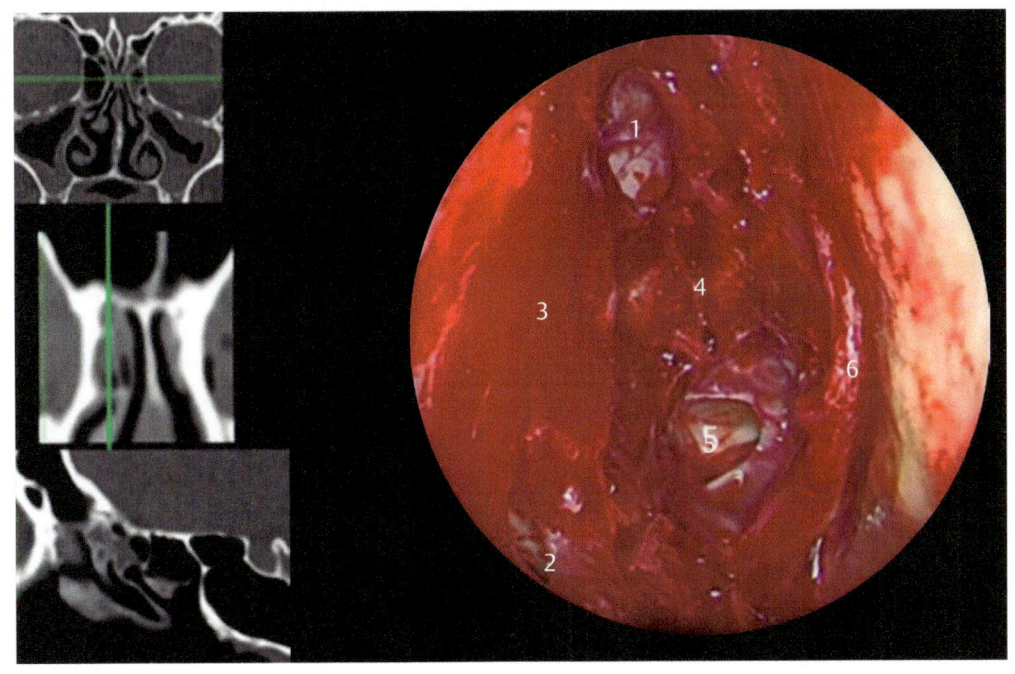

Fig. 7-209. Visão final da cirurgia com seio frontal (*1*), seio maxilar (*2*), lâmina papirácea (*3*), base do crânio (*4*), seio esfenoidal (*5*), placa das conchas (*6*).

CASO 3

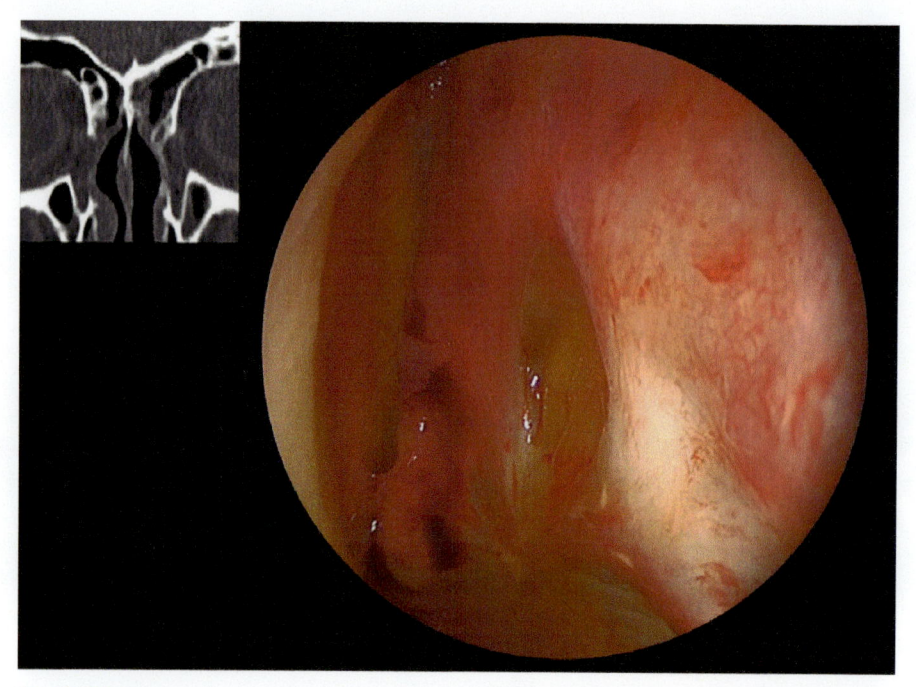

Fig. 7-210. Reoperação em razão da permanência de células etmoidais anteriores, bloqueando o recesso do frontal.

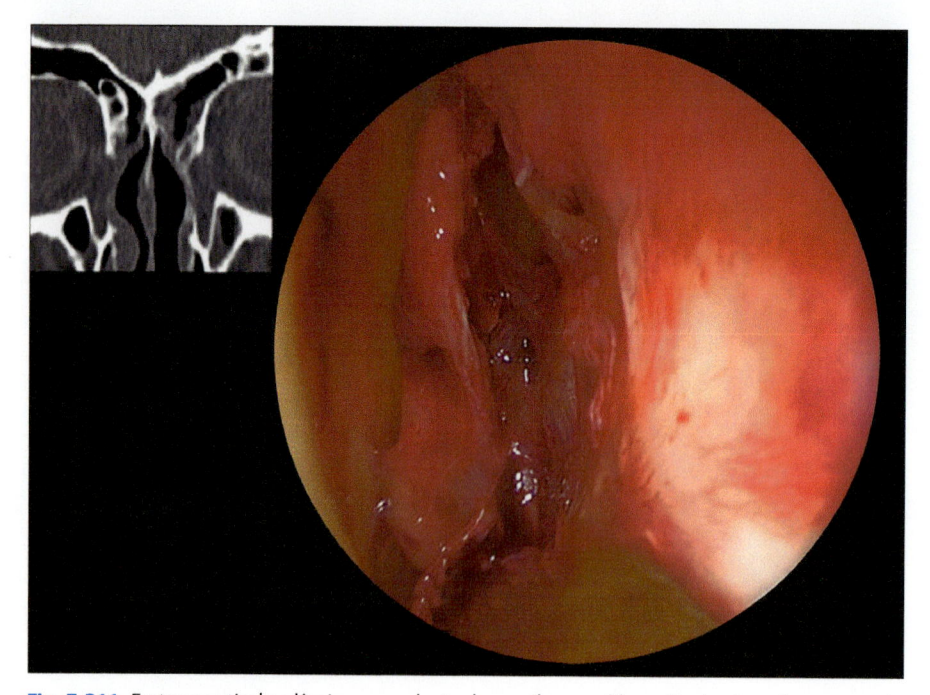

Fig. 7-211. Fratura vertical na lâmina ascendente do maxilar com liberação da placa do *agger nasi* e visualização do seio frontal.

CIRURGIA TÉCNICA CENTRÍPETA

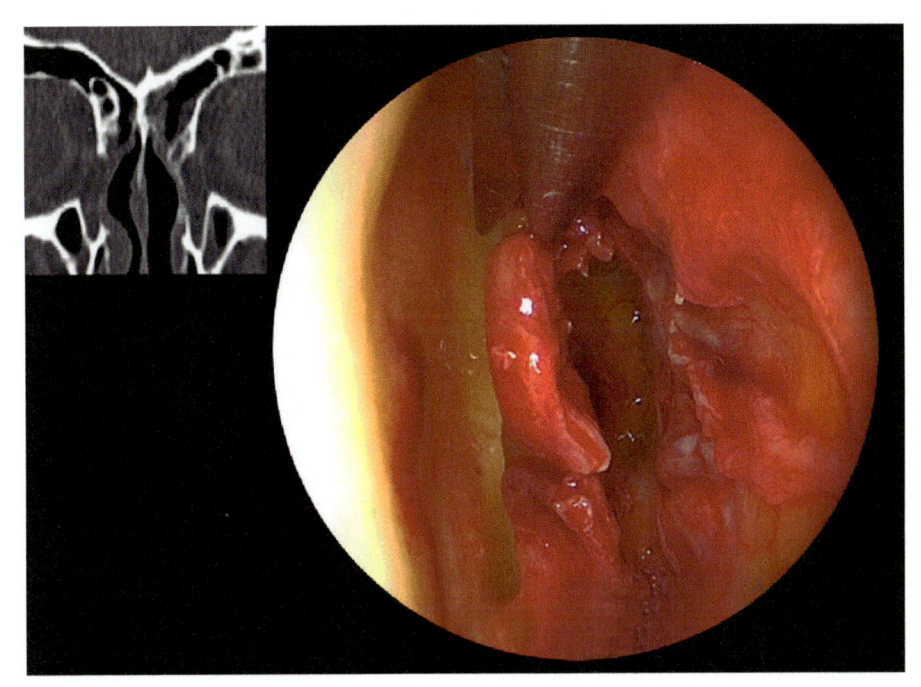

Fig. 7-212. Ressecção da placa do *agger nasi* para evitar lateralização e bloqueio do recesso do frontal.

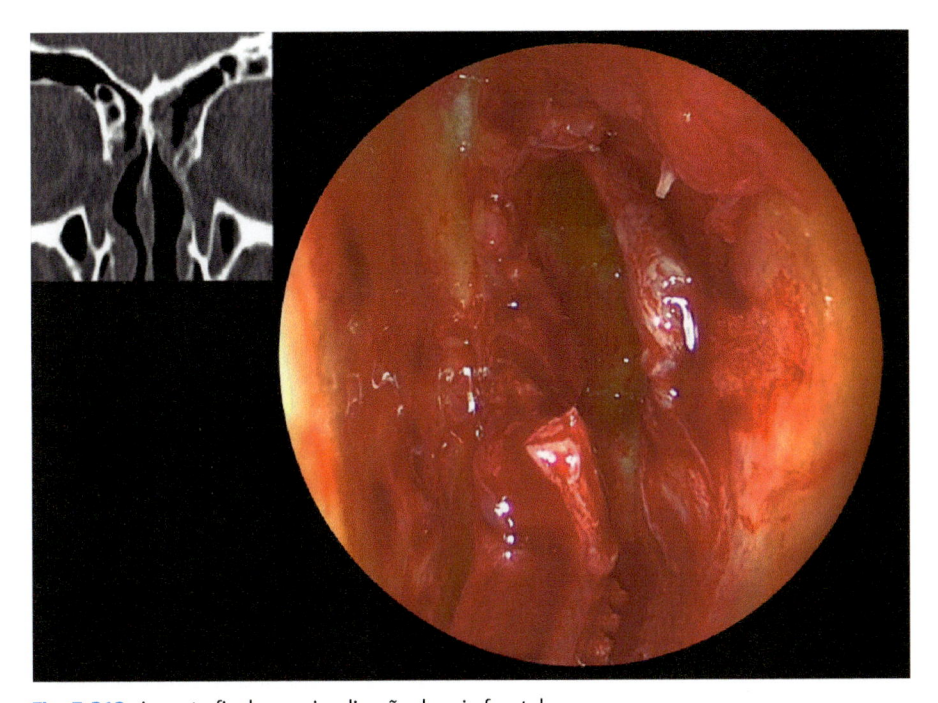

Fig. 7-213. Aspecto final com visualização do seio frontal.

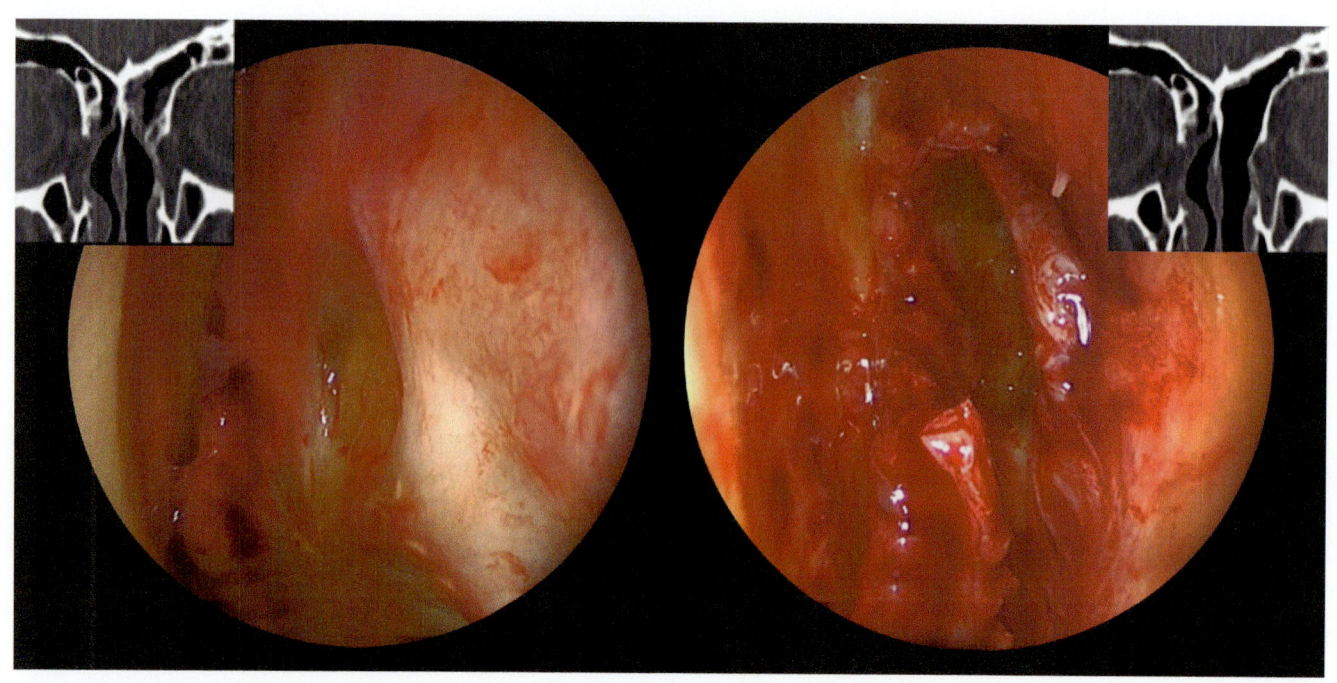

Fig. 7-214. Pré e pós-operatório imediato.

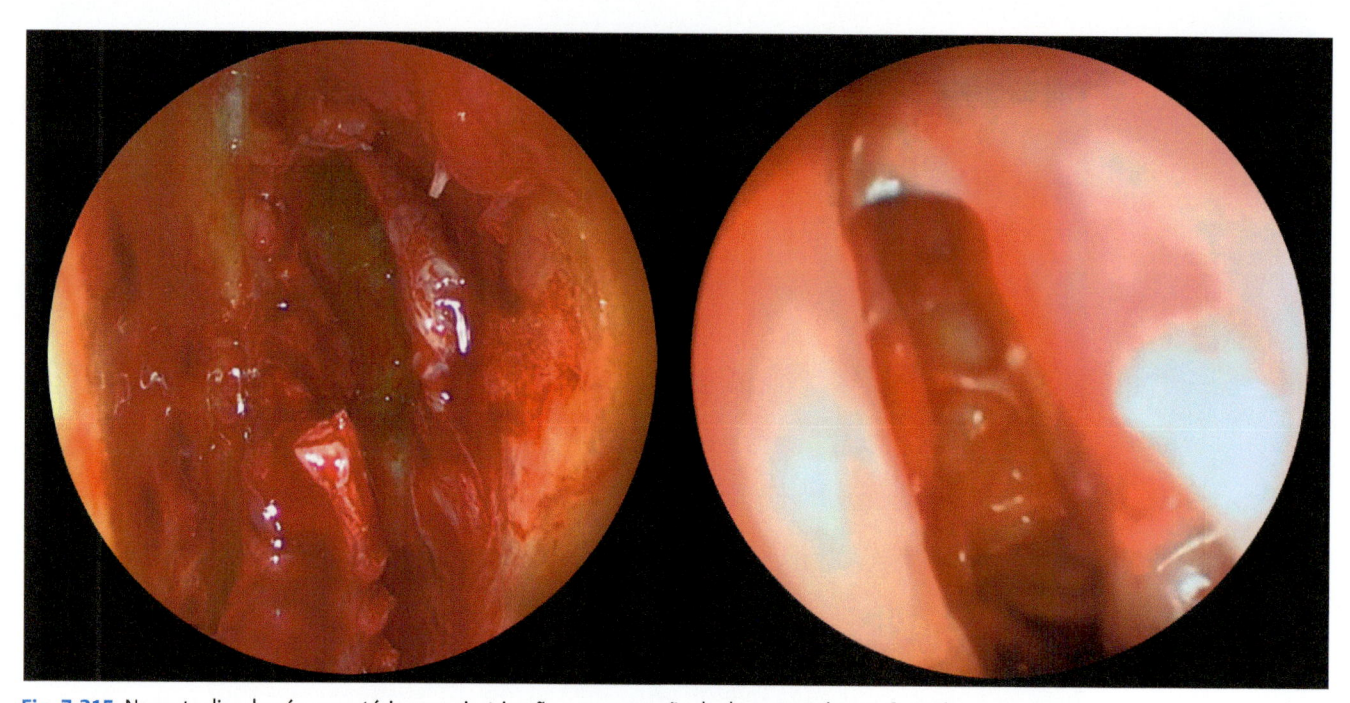

Fig. 7-215. Noventa dias de pós-operatório com cicatrização e manutenção da drenagem do seio frontal.

BIBLIOGRAFIA

Al-Abri R, Bhargava D, Al-Bassam W, Al-Badaai Y, Sawhney S (2014) Clinically significant anatomical variants of the paranasal sinuses. Oman Med J 29:110-113.

Becker SS. Surgical management of polyps in the treatment of nasal airway obstruction. Otolaryngol Clin North Am 2009;42:377-85.

Biedlingmaier JF. Endoscopic sinus surgery with middle turbinate resection: results and complications. Ear Nose Throat J. 1993.

Bisdas S, Verink M, Burmeister HP, Stieve M. Becker H. Three-dimensional visualization of the nasal cavity and paranasal sinuses. Clinical results of a standardized approach using multislice helical computed tomography. J Comput Assist Tomogr 2004;28:661-9.

Cassano M, Felippu A. Endoscopic treatment of cerebrospinal fluid leaks with the use of lower turbinate grafts: a retrospective review of 125 cases. Rhinology 2009;47:362-8.

Castelnuovo P, Battaglia P, Turri-Zanoni M, et al. Endoscopic endonasal surgery for malignancies of the anterior cranial base. World Neurosurgery 2014 Dec;82(6 Suppl):S22-31.

Caversaccio M, Heimgartner S, Aebi C. Orbital complications of acute pediatric rhinosinusitis: medical treatment versus surgery and analysis of the computer tomogram. Laryngorhinootologic. 2005;84:817-21.

Chandler JR, Langenbrunner DJ, Stevens ER. The pathogenesis of orbital complications in acute sinusitis. Laryngoscope 1970;80:1414-28.

Chu ST. Endoscopic sinus surgery under navigation system - analysis report of 79 cases. J Chin Med Assoc 2006;69:529-33.

Comer BT, Kincaid NW, Kountakis SE. The association between supraorbital ethmoid air cells and orbital proptosis in patients with chronic rhinosinusitis. Int Forum Allergy Rhinol 2013 Feb;3(2):147-9.

Cruz AAVe, Guimarães FC. Órbita: 1 - Anatomia orbital. Arq Bras Oftalmol 1999;62(1).

Cumberworth VL, Sudderick RM, Mackay IS. Major complications of functional endoscopic sinus surgery. Clin Otolaryngol Allied Sci 1994;19:248-53.

Dutton JM, Hinton MJ. Middle turbinate suture conchopexy during endoscopic sinus surgery does not impair olfaction. Am J Rhinol Allergy 2011;25(02):125-7

Ecevit MC. Sutay S, Erdag TK. The microdebrider and its complications in endoscopic surgery for nasal polyposis. J Otolaryngol Head Neck Surg 2008;37:160-4.

Emmez H, Durdag E, Uslu S, Pasaoglu A, Ceviker N. Intracerebral tension pneumocephalus complicating endoscopic sinus surgery: case report. Acta Neurochir (Wien) 2009;151:1001-2.

Huang BY, Lloyd KM, DelGaudio JM, Jablonowski E, Hudgins PA. Failed endoscopic sinus surgery: spectrum of CT findings in the frontal recess. Radiographics 2009;29(1):177-95.

Felippu A, Mora R, Guastini L, Peretti G. Transnasal approach to the orbital apex and cavernous sinus. Annals of Otology, Rhinology & Laryngology 2013;122(4):254-62.

Felippu A. Nasal centripetal endoscopic sinus surgery. Ann Otol Rhinol Laryngol 2011 Sep;120(9):581-5.

Filho BCA, Weber R, Pinheiro Neto CD, Lessa MM, Voegels RL, Butugan O. Anatomia endoscópica da artéria etmoidal anterior: estudo de dissecção em cadáveres. Brazilian Journal of Otorhinolaryngology [Internet] 2006;72(3):303-8.

Fokkens WJ, Lund VJ, Mullol J, Bachert C, Alobid I, Baroody F, et al. European position paper on rhinosinusitis and nasal polyps 2012. Rhinol Suppl 2012;(23):1-298.

Friedman M, Caldarelli DD, Venkatesan TK, Pandit R, Lee Y. Endoscopic sinus surgery with partial middle turbinate resection: effects on olfaction. Laryngoscope 1996 Aug;106(8):977-81.

Gomes SC, Cavaliere C, Masieri S, Van Zele T, Gevaert P, Holtappels G, et al. Reboot surgery for chronic rhinosinusitis with nasal polyposis: recurrence and smell kinetics. Eur Arch Otorhinolaryngol 2022 Jun 6.

Gulati SP, Wadhera R, Kumar A, Gupta A, Garg A, Ghai A. Comparative evaluation of middle meatus antrostomy with or without partial middle turbinectomy. Indian J Otolaryngol Head Neck Surg. 2010;62(4):400-2.

Han JK, Higgins TS. Management of orbital complications in endoscopic sinus surgery. Curr Opin Otolaryngol Head Neck Surg 2010;18:32-6.

Heermann H. Endonasal surgery with utilization of the binocular microscope [in German]. Arch Ohren Nasen Kehlkopfheilkd 1958;171:295-7.

Huang BY, Lloyd KM, DelGaudio JM, Jablonowski E, Hudgins PA. Failed endoscopic sinus surgery: spectrum of CT findings in the frontal recess. RadioGraphics 2009;29(1):177-95.

Hudon MA, Wright ED, Fortin-Pellerin E, Bussieres M. Resection versus preservation of the middle turbinate in surgery for chronic rhinosinusitis with nasal polyposis: a randomized controlled trial. J Otolaryngol Head Neck Surg 2018;47(1):67.

Humphreys IM, Hwang PH. Avoiding complications in endoscopic sinus surgery. Otolaryngol Clin North Am 2015;48(5):871-81.

Ilieva K, Evens PA, Tassignon MJ, Salu P. Ophthalmic complications after functional endoscopic sinus surgery (FESS). Bull Soc Belge Ophtalmol 2008;308:9-13.

Junior FVA, Rapoport PB. Analysis of the Agger nasi cell and frontal sinus ostium sizes using computed tomography of the paranasal sinuses. Brazilian Journal of Otorhinolaryngology 2013;79(3):285-92.

Kasemsiri P, Prevedello DM, Otto BA, Old M, Ditzel Filho L, Kassam AB, & Carrau RL. Endoscopic endonasal technique: treatment of paranasal and anterior skull base malignancies. Brazilian Journal of Otorhinolaryngology 2013;79(6):760-79.

Kasiz, J, Stammberger H. The roof of the anterior ethmoid: a place of least resistance in the skull base. Am J Rhinol 1980;4:191-9.

Keerl R, Stankiewicz J, Weber R, Hosemann W, Draf W. Surgical experience and complications during endonasal sinus surgery. Laryngoscope 1999;109:546-50.

Kennedy OW. Functional endoscopic sinus surgery.

Lanza DC. Complications of ethmoidectomy: a survey of fellows of the American Academy of Otolaryngology-Head and Neck Surgery. Otolaryngol Head Neck Surg 1994;111:589-99.

Kim KS, Choi YS, Kim HJ, Yoon JH. The risk of olfactory disturbance from conchal plate injury during ethmoidectomy. Am J Rhinol 2003 Sep-Oct;17(5):307-10.

Mariano, FC et al. The Middle Turbinate Resection and Its Repercussion in Olfaction with the University of Pennsylvania Smell Identification Test (UPSIT). Int Arch Otorhinolaryngol 2018 July;22(3):280-3.

Mendiratta V, Baisakhiya N, Singh D, Datta G, Mittal A, Mendiratta P. Sinonasal anatomical variants: CT and endoscopy study and its correlation with extent of disease. Indian J Otolaryngol Head Neck Surg 2016;68:352-8.

Morgenstein KM, Krieger MK. Experiences in middle turbinectomy. Laryngoscope 1980 Oct;90(10 Pt 1):1596-603.

Mosher HP. The surgical anatomy of the ethmoidallabyrinth. Ann Otol Rhinol Laryngol 1929;38:869-901.

Nadas S, Duvoisin B, Landry M, Schnyder P. Concha bullosa: frequency and appearances on CT and correlations with sinus disease in 308 patients with chronic sinusitis. Neuroradiology 1995;37:234-7.

Nakashima T, Kimmelman CP, Snow JB Jr. Structure of human fetal and adult olfactory neuroepithelium. Arch Otolaryngol 1984;110:641-6.

Neskey D, Eloy JA, Casiano RR. Nasal, septal, and turbinate anatomy and embryology. Otolaryngol Clin N Am 2009;42:193-205.

Patel ZM, Govindaraj S. The prevention and management of complications in ethmoid sinus surgery. Otolaryngol Clin North Am 2010;43:855-64.

Patricio HC, Felippu A, Pinheiro-Neto CD, Sennes LU. Study of the relation between medial orbitofrontal artery and anterior skull base performed by computed tomography angiography. Rhinology 2018;56(2):172-7.

Ramakrishnan VR, Kingdom TT, Nayak JV, Hwang PH, Orlandi RR. Nationwide incidence of major complications in endoscopic sinus surgery. Int Forum Allergy Rhinol 2012;2(1):34-9.

Rudmik L, Soler ZM, Mace JC, Schlosser RJ, Smith TL. Economic evaluation of endoscopic sinus surgery versus continued medical therapy for refractory chronic rhinosinusitis. Laryngoscope 2015 Jan;125(1):25-32.

Sanjuan de Moreta G, Cardoso-López I, Poletti-Serafini D. Centripetal endoscopic sinus surgery in chronic rhinosinusitis: a 6-year experience. Am J Rhinol Allergy. 2014;28(4):349-352.

Schipper J, Ridder GJ, Aschendorff A, Klenzner T, Arapakis I, Maier W. Does computer-aided navigation of endonasal sinus surgery improve process quality and outcome quality? Laryngorhinootologie 2004;83:298-307.

Seredyka-Burduk M, Burduk PK, Wierzchowska M, Kaluzny B, Malukiewicz G. Ophthalmic complications of endoscopic sinus surgery. Braz J Otorhinolaryngol. 2017 May-June;83(3):318-23.

Shen PH, Weitzel EK, Lai JT, Wormald PJ, Lin CH. Retrospective study of full-house functional endoscopic sinus surgery for revision endoscopic sinus surgery. Int Forum Allergy Rhinol 2011 Nov-Dec;1(6):498-503.

Socher JA, Cassano M, Filheiro CA, Cassano P, Felippu A. Diagnosis and treatment of isolated sphenoid sinus disease: a review of 109 cases. Acta Otolaryngol 2008;128:1004-10.

Stammberger H. Endoscopic surgical treatment of mycoses of the paranasal sinuses. Laryngol Rhinol Otol (Stuttg) 1984;63:48-55.

Stammberger H. Functional endoscopic surgery of the nose and its sinuses: the Messerklinger technique (in press). Decker, Toronto, 1989.

Stankiewicz JA, Chow JM. The low skull base: an invitation to disaster. Am J Rhinol 2004;18:35-40.

Stokken JK, Halderman A, Recinos PF, Woodard TD, Sindwani R. Strategies for improving visualization during endoscopic skull base surgery. Otolaryngologic Clinics of North America 2016;49(1):131-140.

Tan NCW, Goggin R, Psaltis AJ, Wormald PJ. Partial resection of the middle turbinate during endoscopic sinus surgery for chronic rhinosinusitis does not lead to an increased risk of empty nose syndrome: a cohort study of a tertiary practice. Int Forum Allergy Rhinol 2018;00:1-5.

Tan SH, Brand Y, Prepageran N, Waran V. Endoscopic transnasal approach to anterior and middle cranial base lesions. Neurol India 2015;63(5):673-80.

Toffel PH, Aroesty DJ, Weinmann RH 4th. Secure endoscopic sinus surgery as an adjunct to functional nasal surgery. Arch Otolaryngol Head Neck Surg 1989 July;115(7):822-5.

Ulualp SO. Complications of endoscopic sinus surgery: appropriate management of complications. Curr Opin Otolaryngol Head Neck Surg 2008;16:252-9.

Voegels RL, Thomé DC, Iturralde PPV, Butugan O. Endoscopic ligature of the sphenopalatine artery for severe posterior epistaxis. Otolaryngology Head and Neck Surgery. 2001;124(4):464-7.

Weber RK, Hosemann W. Comprehensive review on endonasal endoscopic sinus surgery. GMS Curr Top Otorhinolaryngol Head Neck Surg 2015 Dec 22;14:Doc08.

Wigand ME, Steiner W, Jaumann MP. Endonasal sinus surgery with endoscopical control: from radical operation to rehabilitation of the mucosa. Endoscopy 1978 Nov;10(4):255-60.

Zoli M, Guaraldi F, Pasquini E, Frank G, Mazzatenta D. The endoscopic endonasal management of anterior skull base meningiomas. J Neurol Surg B Skull Base. 2018 79(Suppl 4):S300-S310.

ÍNDICE REMISSIVO

Entradas acompanhadas por um *f* em itálico indicam figuras

A
Agger nasi
   placa de, 23, 38, 39, 40, 43, 44, 46, 48, 50, 108
      ressecção da, *145f*
Anatomofisiologia, 1
   seios paranasais, 1
Anel de Zinn, *59f*, 63
Aparelho
   rinossinusal, 7
Apófise
   crista Galli, 79
Artéria
   etmoidal
      anterior, 71

B
Bulha
   etmoidal, 9, 10, 13, 38, 134
      corte da, *136f*
      representação da, *11f*
   inserção da
      na parede orbitária, *127f*

C
Câmara
   aerodinâmica, 8
   esfenoidal, 7, *8f*, 18
Cirurgia
   endoscópica
      nasossinusal, 31
         complicações, 56
   técnica centrípeta, 133
      caso 1, 133
      caso 2, 138
      caso 3, 144
Complexo
   maxiloetmoidal
      anatomia óssea do, *73f*
Concha
   média, *19f*, 20
      porção meatal da, *133f*
      ressecção da, *130f*
      ressecção da, 101
         corte horizontal, 102
      segmento horizontal da, 28
      segmento vertical da, 21
   superior, 20
Crista Galli, 79, 81, 85
   e o seio etmoidal, 85

D
Dissecção
   técnica centrípeta, 125]
      caso 1, 125
Ducto
   nasolacrimal, 71

E
Endoscópio(s), 92
   angulados, 94
   escolha do, 92
   execução, 92
Etmoidectomia, 31, 66, 103
   centrípeta, 89, *121f*
      desenho esquemático da, *122f*
      início, 89
      limite anatômico, 89
   cirurgia endoscópica, 31
      nasossinusal, 31
   falhas cirúrgicas, 37
   limite posterior da, 119

F
Faca
   endoscópica, 109
Face
   seios da, *1f*
      TC de, *43f*
Falhas
   cirúrgicas, 37
Fissura
   orbitária, 61

Forame
 esfenopalatino, 27, *27f*
Fossa
 nasal, 1, 2, 99
  direita, 45, *138f*

G
Gânglio
 ciliar, 60

H
Hiato
 semilunar, 9

L
Lamela(s), 28
 basal, 8, 13, 14, 29

M
Margens
 cirúrgicas
  entendendo as, 57
   anatomia do limite
    lateral, 57-73
    superior, 73-87
Massa
 polipoide, 96
Meato
 médio, 10
Músculo
 reto
  medial, 64
Maxila
 processo frontal da, 109
Maxilar
 processo frontal do, *112f*
  fratura da projeção superomedial do, *127f*

N
Nervo óptico
 identificação do, *142f*

O
Órbita
 assoalho da, 61
 ossos da, 58
 parede medial da, 10, 57, 112
 vascularização arterial da, 69
Osso
 etmoidal, *6f*, 24, 74
 lacrimal, *108f*, 109
Osteótomos, 120
 uso de, 120
Óstio
 do seio frontal, 140

P
Parassimpatectomia
 seletiva, 96
Passo a passo, 99
 etmoidectomia, 103
 incisão, 104-123
 ressecção
  da concha
   média, 101
Pedículo
 esfenopalatino, 96
Pinça
 de ressecção, 96
Placa
 das conchas, 21, 118
 do *agger nasi*, 23, 38, 39, 40, 43, 44, 46, 48, 50, 108
  ressecção da, *145f*
 meatal, 25
Poliposes, 96, 121
Processo
 uncinado, 10, 38, *134f*
  descolamento do,
   imagem endoscópica do, *12f*
  liberação da porção superior do, *126f*

R
Rinossinusite
 crônica, 96

S
Saco lacrimal
 reconstrução tridimensional do, *73f*
Seio esfenoidal, 18
 abertura do, 120, *129f*
 localização do 18
 parede anterior do, *117f*
Seio etmoidal, 31, *75f*, 78
 abertura do, *141f*
 definição, 74
 reconstrução anatômica do, *76f*
 remoção em bloco do, *130f*
 teto do, 86
Seio frontal, 77
 abertura do, 141
 identificação do, *136f*
 óstio do, *140f*
Seios maxilares, 2
 óstio dos, *111f*
Seios paranasais, 1, 31
 anatomofisiologia, 1
  segmento horizontal
   da concha média, 28
    lamela(s), 28
     basal, 29
  segmento vertical
   da concha média, 21
    cauda, 27

placa das conchas, 21
  placa do *agger nasi*, 23
  placa meatal, 25
 cirurgia dos, 32
 pneumatização dos, 67

T

Tamponamento
 nasal, 121
Técnica
 centrípeta, 89, 147
  dissecção, 125
  endoscópio, 92
  instrumentos, 96

U

Unciforme
 exposição do, 110, 111
Uncinado
 incisão do, *126f*

V

Via lacrimal
 esquerda, *72f*

Z

Zinn
 anel de, *59f*, 63